颜德馨

衡法养生新论

主编 严 夏 王大伟

U0308193

中国中医药出版社
·北 京·

图书在版编目（CIP）数据

颜德馨衡法养生新论 / 严夏，王大伟主编 . —北京：中国中医药出版社，2020.6

ISBN 978 - 7 - 5132 - 5515 - 8

Ⅰ. ①颜… Ⅱ. ①严… ②王… Ⅲ. ①补气（中医）—养生（中医）②补血—养生（中医） Ⅳ. ①R212

中国版本图书馆 CIP 数据核字（2019）第 058936 号

中国中医药出版社出版

北京经济技术开发区科创十三街 31 号院二区 8 号楼

邮政编码　100176

传真　010 - 64405750

保定市西城胶印有限公司印刷

各地新华书店经销

开本 710×1000　1/16　印张 15　字数 246 千字

2020 年 6 月第 1 版　2020 年 6 月第 1 次印刷

书号　ISBN 978 - 7 - 5132 - 5515 - 8

定价　69.00 元

网址　www. cptcm. com

社 长 热 线　010 - 64405720

购 书 热 线　010 - 89535836

维 权 打 假　010 - 64405753

微信服务号　zgzyycbs

微商城网址　https：// kdt. im/ LIdUGr

官 方 微 博　http：// e. weibo. com/ cptcm

天猫旗舰店网址　https：// zgzyycbs. tmall. com

如有印装质量问题请与本社出版部联系（010 - 64405510）

《颜德馨衡法养生新论》
编 委 会

国医大师颜德馨简介

颜德馨（1920—2017），男，生于江苏丹阳，祖籍山东，上海市第十人民医院主任医师、教授，全国首届国医大师、著名中医理论家、中医临床学家。颜德馨教授系先贤亚圣颜渊之后裔，其父乃江苏省丹阳市名中医颜亦鲁，家学渊源，自幼熟诵《内经》《伤寒杂病论》等中医经典，中医功底深厚，毕业于上海中国医学院，后调入上海铁路局中心医院主持中医工作，1990年即成为首批全国老中医药专家学术经验继承工作指导老师。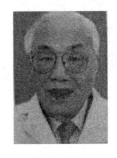2000年，颜德馨教授举办了中医大师传承班；2001年在上海市卫生局领导下主持组建上海市中医心脑血管病临床医学中心；2009年，被卫生部等授予"国医大师"称号。

颜德馨教授立足于气血学说，提出"气为百病之长，血为百病之胎"理论，倡导"怪病必有瘀""久病必有瘀"等学术观点，创建出以调气活血为主的衡法治则，被誉为"衡法之父"；将传统气血学说发展到一个新高度，尤擅诊治疑难杂症，提出"疏其血气，令其调达而致和平"为主要治则；长年从事瘀血与衰老的科学研究，临床上擅长运用衡法处方用药，配合膏方指导养生。

颜德馨教授历任中国中医药学会理事、国家中医药管理局科技进步奖评审委员会委员，上海铁道大学医学院研究室主任，上海铁道中心医院主任医师，上海市中医药工作咨询委员会顾问，上海市医学领先专业专家委员会委员，上海中医药大学、上海市中医药研究院专家委员会委员，长春中医药大学、成都中医药大学、上海中医药大学特聘教授、博士生导师，中华中医药学会终身理事，国家自然科学基金评委，美国中国医学研究院学术顾问，台湾中医针灸学会、中国医药研究会学术顾问等职；曾荣获"上海市名中医""全国名中医""全国防治非典型肺炎优秀科技工作者""中医药抗击非典型肺炎特殊贡献奖""中华中医药学会终身成就奖""首届中国医师奖"，为文化部第一批国家级非物质文化遗产"中医生命与疾病认知方法"项目传承人；发表学术论文200余篇，著有《餐芝轩医集》《活血化瘀疗法临床实践》《医方囊秘》《气血与长寿》《中国历代中医抗衰老秘要》《颜德馨医艺荟萃》《颜德馨诊治疑难病秘笈》《中华名中医治病囊秘——颜德馨卷》及《衰老合瘀血》等，曾获多项科技成果奖。

主编简介

严夏（1964—），男，广东高明人，广东省中医院主任医师、教授，全国名老中医颜德馨教授、全国名中医薄氏腹针发明人薄智云教授学术继承人，主要从事中西医结合治疗心血管疾病的临床工作。

严夏教授对颜德馨教授的学术思想和临证经验有深刻把握，继承并发扬了其"衡法"，善于运用气血衡法指导临床心血管疾病诊治，尤其擅长冠心病、高血压、心律失常等常见心疾的中医治疗，在临床辨证、辨病、辨体质，中医内治、外治，以及身心同治、养生综合调治方面积累了丰富的经验。

严夏教授现任广东省医学会医疗事故鉴定专家库专家、中华医学会广州市急诊分会常委、广东中西医结合学会心血管病专业委员会常委、广东中西医结合学会急救医学专业委员会副主任委员、中国中西医结合学会中南分部副主任委员。严夏教授善于总结临床经验并撰写学术论文，近5年内在国家级杂志发表学术论文28篇；积极开展科研工作，主持省部级和厅局级科研课题3项，参与国家中管局课题1项；参加教学改革，开展多媒体教学，参与的"中医急诊学内容和教学方法的实践与改革"获2004年广州中医药大学教学成果奖一等奖。

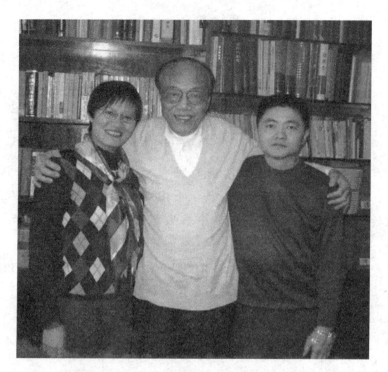

颜德馨教授与弟子严夏教授（右一）、杨志敏教授

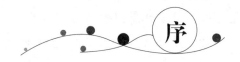

序

随着中国社会经济的快速发展，国民生活方式发生了深刻变化，城镇化及人口老龄化进程在加快，心血管疾病的发病率呈快速上升的态势，今后10年心血管疾病患病人数仍将持续增长，成为严重威胁国民健康和生命的重大公共卫生问题，故加强心血管疾病的防治日显重要。中医强调"上工治未病"，主张未病先防、已病防变，而养生就是实践这一理念的最好途径。

"自古名医多长寿"，其秘笈在于身体力行，践行养生。养生之道，上士养心，动静结合，平衡有度。

人之一生，唯气与血。《灵枢·本脏》曰："人之气血精神者，所以奉生而周于性命者也。"气为阳，血为阴。一旦气血失调，人体即发生各种疾病，故"气为百病之长，血为百病之胎"。《内经》云："疏其血气，令其调达，而致和平，此之谓也。""谨察阴阳所在而调之，以平为期。"故气血以充足、温通、平衡为贵，此为衡法。临证处方用药多从"通"字着眼，以达治病求源的治疗目的，指导养生则能"阴平阳秘，精神乃治"。正如清代王清任谓："气通血和，何患不除？"

《内经》云"心者，君主之官也""五脏六腑之大主也"，认为"心主神明"，对全身的机能活动起主宰和协调作用，在人体生命活动中有着至尊至高的地位。"心主身之血脉"，脉是血液运行的通道，为"血之府"，脉连于心，心血赖于心阳之鼓舞，方能周循脉中，输布精气至五脏六腑、四肢百骸而濡养全身。若能"养心""全神"，气血平衡，五脏安和，自然百病不生。

本书由广东省中医院严夏教授、王大伟教授共同主编，该团队在衡法思想的指导下，融合中医养生之和谐、平衡的核心思想，针对心系疾病的发生发展规律，给予在药物调衡、饮食均衡、情志养神、四时调摄、针灸调治、体质调平六方面的指导，调气和血以养心神、治未病，指导读者以达到"形与神具，而尽终其天年"，身心健康，得享遐龄！

虽养生保健之书籍浩瀚如烟海，但本书深得养生精髓，深入浅出、实用性强，是广大读者，尤其是心血管疾病患者的养生法宝。故乐为之序！

吴焕林

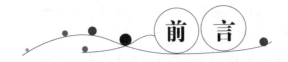

前　言

　　心血管疾病指现代医学之冠心病、高血压、慢性心功能不全等疾病，此类疾病一般属于中医学之胸痹、眩晕、怔忡等范畴。目前我国心血管疾病的发病率及致死率居高不下，给社会、家庭带来巨大的压力。尽管人们对心血管疾病的危险因素做了大量的研究，也通过各种器械介入手段及药物来治疗和防治其发生，但结果仍不尽如人意。另外，随着科学技术及医学理论的不断发展，人们意识到，精神与躯体，或者说心与身，在人的生命系统中是一个有机的整体，并且共同作用于个体的所有活动。现代医学模式已经从"生物医学模式"转变为"生物-心理-社会模式"，也有学者从身心疾病与心血管疾病的相关性提出了有益的探讨。这种方法与中医学的"天人合一""形神合一"的观念不谋而合。

　　中医养生，气通血和，形与神俱，身心健康，方为正道。

　　人之一生，唯气与血。气为阳，血为阴。气行则血行，气滞则血瘀，血瘀则气愈滞。人体在正常情况下气血流畅，五脏安和，自然百病不生。一旦气血失调，人体即发生各种疾病。《素问·至真要大论》总结出"调气和血，燮理阴阳""疏其血气，令其调达"的治疗大法，并指出"谨察阴阳所在而调之，以平为期"。颜德馨教授在学术上推崇气血学说，提出"气为百病之长，血为百病之胎"的观点，倡立"久病必有瘀，怪病必有瘀"理论，并认为气血以充足、温通、平衡为贵，自创衡法，处方用药多从"通"字着眼，以达到治病求源的治疗目的。

　　心系疾病不离气血。气血流畅，百病不生；气血乖违，则气滞、血瘀、痰生、火起、风动，诸症从生。如阳虚阴凝，瘀血阻络，心脉不通，心失所养，则可见心悸、胸痛诸症，甚或猝然胸中大痛，发为真心痛。若气虚不足，血不上达，则易致心失所养，神无所寄，而见心悸、怔忡等。气有余便是火，火热扰乱心神，则见心悸、心烦不得卧等。

目前人们对中医养生的重视日益加强，然而由于中医养生学科的内容广博，当今市场上缺乏既客观又"因人施养"、科学系统的指导方法。另外，从具体的养生方案而言，大部分偏于一家之言，缺乏体现中医精髓的专科综合养生方案。

正所谓，养生之道，下士养身，中士养气，上士养心。

要做好中医养生必须先有一支专业的医疗团队和一个正确的指导思想。颜德馨教授的衡法思想，其特点符合中医养生的核心思想，且其"气血一元论"治病求本，高屋建瓴。心为"五脏六腑之大主"，"主神明"，心的生理功能与气血的关系密切，尤其在心血管领域，衡法养生具有其他理论不可比拟的优势。本书的特色在于传承并发扬了气通血和的衡法养生理念，提出健康以气血均衡、"养心"与"全神"为要。根据心血管患者的症状、体征、体质等方面，给予药物调衡、饮食均衡、情志养神、四时调摄、针灸调治、体质调平六方面的指导，为其拟一专业系统的健康处方，以提高临床疗效，以期达到真正的气通血和，形与神俱，身心健康。本书阐述之衡法养生从心开始，论治气血以养生治病延年，运用衡法以调气血、养心神、治未病。

广东省中医院 严夏

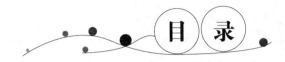

目 录

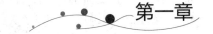

第一章

衡法的理论基础

第一节　衡法溯源

中医学理论的创新与突破，常常以治疗法则的改变作为医学观念改变的标志。中医学传统的"汗、吐、下、和、温、清、补、消"的治病八法虽然内容极其丰富，但发展到今天已不能完全适应人们对中医治疗的需求，现代中医使用的治病方法在八法的基础上逐渐发生了演变。国医大师颜德馨教授提出的"衡法"，为治疗疑难病症提出了一整套崭新的理论和行之有效的方法。衡法是以气血理论为学术基础，采用"调气和血、燮理阴阳"的治疗大法，主张平衡气血、调整阴阳、改善内环境以扶正祛邪，此法能够较全面地反映疏通气血、平衡阴阳的作用，并运用于疑难杂病的治疗中，尤其是在心脑血管疾病和抗衰老的理论与实践中，临床疗效显著。

一、衡法的学术源流

衡法以气血理论为基础。气血理论渊源于《内经》《伤寒杂病论》，历代医家对气血理论的研究和临床实践都有较深的推进，至清代叶天士、王清任等对气血研究更是独树一帜，当代气血学说又有了新的探索和发展。

（一）唐代以前气血理论的起源与形成

《内经》和《伤寒杂病论》对气血理论的形成做出了卓著的贡献。《内经》系统论述了气血的病因病机理论、疾病从气血论治的治则治法。《伤寒杂病论》在《内经》的理论基础上，以六经辨证的原则论治外感热病，以脏腑辨证的原则论治内伤杂病，以气血辨证贯穿于辨证论治法则。

气血理论贯穿《内经》始终，其认为人之一身，不离气血。《素问·调经论》云："人之所有者，血与气耳。"《灵枢·天年》曰："血气已和，营气已通，五脏已成，神气舍心，魂魄必具，乃成为人。"《素问·五脏生成》说："肝受血而能视，足受血而能步，掌受血而能握，指受血而能摄。"《灵枢·本脏》认为："人之血气精神者，所以奉生而周于性命者也。经脉者，所以行血气而营阴阳，濡筋骨利关节者也。"说明气和血在人体生命活动中占有重要的地位，是机体各种功能活动的表现和动力。

在《内经》中对气血的病因病机理论有详尽的论述。《素问·调经论》提出"血气不和，百病乃变化而生""血气未并，五脏安定""气血以并，阴阳相倾，气乱于卫，血逆于经，血气离居，一实一虚""血气者喜温而恶寒，寒则泣不能流，温则消而去之"；认为气血不和是疾病发生的基本病机，是疾病发生发展的内在因素，引起气血不和的原因众多，如感受风寒湿热之邪导致痹痛痈疽等症。如《素问·痹论》云："痹在于骨则重，在于脉则血凝而不流，在于筋则屈不伸，在于肉则不仁，在于皮则寒。"究其病机，也是气滞血瘀造成。因寒性凝滞，经脉气血易受闭阻；七情所伤，气血逆乱可致各种病症，如《素问·举痛论》曰："余知百病生于气也，怒则气上，喜则气缓，悲则气消，恐则气下，寒则气收，炅则气泄，惊则气乱，劳则气耗，思则气结。"内外相因，气滞血瘀致积，如《素问·举痛论》说："血气稽留不得行，故宿昔而成积矣。"阳气虚弱，鼓动无力，也可致气血运行迟缓而生病变，如《灵枢·岁露论》载："人气血虚，其卫气去，形独居，肌肉减，皮肤纵，腠理开……遇贼风则其入深，其病人也，卒暴。"

对调节气血的治法，《内经》强调凡阴阳气血不平，寒热虚实相峙，表里内外不和，可用调和法治之。《素问·至真要大论》云："谨守病机，各司其属，有者求之，无者求之，盛者责之，虚者责之，必先五脏，疏其血气，令其调达，而致和平。"根据病邪居留部位而调之，《素问·调经论》谓："病在脉，调之血，病在血，调之络，病在气，调之卫。"根据虚实随而补之，《素问·阴阳应象大论》曰："形不足者，温之以气，精不足者，补之以味。"其他则如《素问·阴阳应象大论》所说之"血实宜决之"，《素问·至真要大论》之"结者散之""留者攻之"，《素问·三部九候论》之"实则泻之，虚则补之，必先去其血脉而后调之"等活血祛瘀的治法。

《难经》对气血的作用进行高度概括，并指出气血运行不畅可导致疾病。《难经·二十二难》说："经言是动者，气也；所生病者，血也。邪在气，气为是动；邪在血，血为所生病。气主煦之，血主濡之。气留而不行者，为气先病也；血壅而不濡者，为血后病也。故先为是动，后所生（病）也"。气属阳，血属阴，气的功能以推动、温煦为主，血的功能以营养、滋润为主。气血之间存在着气为血帅、血为气母的关系。

汉·张仲景的《伤寒论》系统地阐述了多种外感疾病及杂病的辨证论治，理法方药俱全，在中医发展史上具有划时代的意义和承先启后的作用。《伤寒论》确立了六经辨证体系，运用四诊八纲，对伤寒各阶段的辨脉、审证、论治、立方、用药规律等，以条文的形式作了较全面的阐述。而"气血辨证"则是贯穿于"六经辨证"的核心。如《金匮要略·惊悸吐衄下血胸满瘀血病》及《伤寒论》关于蓄血的内容，对血病中出血及瘀血病机和治法进行了论述，还创立了一系列调治气血的方剂。

（二）唐宋金元时期气血理论的发展

隋·巢元方在《诸病源候论》专设《气病诸候》一卷，认为气病有虚实之分，虚者由精气内夺，实者由邪气偏盛。虚证可见气耗、气消、气脱等；实证可见气结、气乱、气逆等。气病与情志过极关系密切，亦与寒热偏胜有关，又劳损可致元气虚衰，积聚可使气机壅阻。以肺主一身之气，肾为元气之根，故气病与肺肾疾患影响尤深。血病与气亦有密切联系，以气为血帅，气病常易导致血疾。《血病诸候》则着重论述几种常见血证的病因病机。唐·孙思邈尤其重视脏腑经脉气血通塞情况，完整地提出了以脏腑气血寒热虚实为中心的杂病分类辨治法。宋·陈无择在《三因极一病证方论·卷之九·折伤瘀血证治》中说："或因大怒，血停蓄不散……两胁疼痛……皆由瘀血在内。"提出大怒伤肝，肝郁气滞，血行不畅，进而停着，脉络痹阻，可致两胁疼痛。《普济方》中称："人之一身，不离乎气血，凡病经多日治疗不愈，须当为之调血。"离经之血留内，亦可影响气机通畅，进而致瘀，颇有见解。金元四大家虽各有偏主，但于气血理论而无偏弃，尤以张子和与朱丹溪发挥有加。张子和重视气血流畅之理。《儒门事亲·推原补法利害非轻说》指出："贵流不贵滞，贵平不贵强。"《儒门事亲·凡在下者皆可下式》认为攻邪法可使"陈莝去而肠胃洁，癥瘕尽而营卫昌"，善用攻下法，以通畅气机、化瘀活血。《丹溪心法·卷三·六郁》说："气血冲和，万病不生，一有拂郁，诸病生焉。"朱丹溪强调气血拂郁是诸病之源，所言"血郁"即为早期或轻症之瘀血，故创立解郁散结以活血的治法，且主张对"有瘀血停滞"之疾病，"当以破血行气药"。

(三) 明清时期气血理论的充实和完善

明·张景岳进一步概括了气血病机，《景岳全书·论调气》说："盖气有不调之处，即病本所在之处也。"强调各种疾病均为气机不调所致。《景岳全书·杂证谟·血证》提出"血有虚而滞者，宜补之活之，以当归、牛膝、川芎、熟地、醇酒之类""血有寒滞不化及火不归原者，宜温之，以肉桂、附子、干姜、姜汁之属"，提出治血瘀要辨证论治。并认为"补血行血无如当归""行血散血无如川芎""生血凉血无如生地""敛血清血无如芍药"，凡"气逆而血留""气虚而血滞""气弱而血不行"者，"因血必由气，气行则血行，故凡欲治血，或攻或补，皆当以调气为先"，反复强调了气血之间的关系。清·王清任的《医林改错》是一部活血化瘀疗法的专著，对瘀血病因、病机、诊断、治疗做了系统全面的阐述，创立活血化瘀为主的方剂 32 首，主治各类瘀血病 50 余种。他对气血理论和瘀血证治尤具独特见解，对血瘀理论的发展、活血化瘀的应用具有重要和深远的意义。如《医林改错·气血合脉说》："治病之要诀，在明白气血……所伤者无非气血。"《医林改错·痹症有瘀血说》："黄芪赤风汤……能使周身之气通而不滞，血活而不瘀，气通血活，何患疾病不除。"可见王氏重视气血失调在发病学中的重要性。唐宗海发前人之所未发，"用治血证，十愈八九"，著成"理足方效"的《血证论》，对出血及血瘀的病机及证治进行了详尽的阐释，弥补了此前血证理论和临床诊治的空白。对于血证病机，唐氏认为应重视脏腑，抓住气滞、血瘀、火热之间的关系。唐氏认为血证死生的关键，主要在于气的运行是否正常，并通过多种血证的治疗，摸索出血证治疗的四大法则，即"止血""消瘀""宁血""补血"四者。

二、衡法的创立

国医大师颜德馨教授，勤求古训，对《内经》《难经》《伤寒杂病论》等经典论著进行深入研究，博览百家，以擅治疑难病、急性病而著称医林。对前贤医家，颜教授尤其推崇王清任的革新精神，在临证中大量吸取王氏的活血化瘀思想。20 世纪 60 年代，颜教授提出"久病必有瘀""怪病必有瘀"的新观点和衡法的新治则，为诊治疑难病症建立了一套理论和方法。颜教授根据疑难病多病程缠绵、病因复杂、症状怪异的特点，认为无论内伤或外感，凡病之久者，多因气血失畅所致，气血凝滞，瘀血深伏络脉，引起体内阴阳气血失衡、脏腑功能失常。并主张通过调理气血来疏通脏腑功能，令血液通畅，气机升降有度，进而祛除各种致病因子，达到治愈疾病的目的。

衡法，具有平衡和权衡之义，以活血化瘀药为主，配以行气、益气等药组合而成，能够调畅气血，平衡阴阳，扶正祛邪，固本清源。气血理论是衡法的主要理论根据，调气活血药物的双向调节作用是衡法的药理表现。临床实践中可将衡法归纳为 10 种配伍方法：益气活血法、理气活血法、育阴活血法、散寒活血法、清热活血法、通络活血法、祛痰活血法、软坚活血法、攻下活血法、止血活血法。

衡法因具有"固本"和"清源"双重效应，故可广泛适用于阴、阳、表、里、虚、实、寒、热等多种疾病，尤以血瘀证为最适合。对于心脑血管疾病，颜教授强调其病理基础是气血失和，治疗重在调气活血，维持人体机能平衡，临床上运用以气血一元论为基础的衡法，进行辨证论治，颇具疗效。疑难杂病方面，颜教授提出气血失衡是疾病发生的基本原因，疑难杂病的病机均涉及气血，常表现为寒热错杂、虚实互见，在治疗上利用活血化瘀药物，调畅气血，调解气机升降，平衡气血阴阳，改善机体内在环境。

衡法强调气血与衰老的关系，独创瘀血实邪为导致人体衰老的主要机制，气虚血瘀是衰老的主要原因，益气化瘀是延缓衰老的可靠途径。颜教授著《气血与长寿》《中国中医抗衰老秘诀》等养生专著，并拍摄科教片《抗衰老——气血与长寿》，在国内外引起广泛重视和强烈反响。

20 世纪 80 年代，颜德馨教授主持的科研项目"瘀血与衰老的关系——衡法 II 号抗衰老的临床和实验研究"，提出瘀血实邪是人体衰老的主要原因的新观点，该课题荣获国家中医药管理局科技进步奖二等奖。衡法的研究历经多年的学术探索，2006 年科技部"973 计划"设立"中医基础理论整理与创新研究专项"，把颜德馨教授衡法的"气血病机学说"纳入研究范围。目前衡法在临床中发挥了良好的临床指导作用，具有广阔的应用前景，值得我们深入研究。

（陈本坚）

第二节　气血平衡

"气血学说"是中医学理论体系中的重要组成部分，"气"与"血"

是构成生命的基本物质，在维持机体生命活动和新陈代谢中占有很重要的地位。如《素问·调经论》说："人之所有者，血与气耳。"气血冲和，则百病不生；气血失衡，则百病丛生。

一、气的生成与运动

人体之气，可分为元气、宗气、营气及卫气，《内经》概之为经气。"元气"是人体最根本、最重要的气，是人体生命活动的原动力，其由肾所藏的先天之精化生，借三焦之道路通行全身，以推动五脏六腑的功能活动，在推动人体生长发育和生殖机能中起到非常重要的作用。"宗气"为谷气与自然界清气相合而成，属后天之气的范畴，宗气积于胸中（胸中为气海），上循息道而司呼吸，下贯心脉而行血。营气与卫气均生于水谷，源于脾胃，"营气"为血中之气，运行于脉中而具有营养作用，内注五脏六腑，外营四肢；"卫气"是行于脉外而具有保卫作用的气，它循于皮肤之中，分肉之间，以温养肌肉皮肤，其主要功能是保卫体表，抗拒外邪。

气的运动称作气机，其运动形式可简单归纳为升、降、出、入四种基本形式，《素问·六微旨大论》有云："升降出入，无器不有。"具体而言，上者下行，下者上升，阳气下交，阴气上承，是为"升降"；由里出表，由表入里，由阳入阴，由阴出阳，即为"出入"。

气的升降出入，对于人体的生命活动至关重要，具体体现在各脏腑的功能活动及脏腑之间的协调关系。肺主气，包含主呼吸之气和全身之气，肺是体内外气体交换的场所，故《素问·阴阳应象大论》曰"天气通于肺"，人体通过肺的呼吸作用，吸入自然界的清气，呼出体内的浊气，使体内外的气体不断地进行交换。《素问·经脉别论》曰"经气归于肺，肺朝百脉"，气积于胸中，通过"百脉"布散全身，维持人体五脏六腑和各组织器官的正常功能，故《素问·五脏生成》有"诸气者，皆属于肺"之说。肾主纳气，肾有摄纳由肺吸入的自然界清气的功能，肺吸入之气必须经过肾气的摄纳才能下及于肾，肾气充足，摄纳正常，才能使肺呼吸通畅、均匀，故有"肺为气之主，肾为气之根"之说。脾气主升，胃气主降，脾与胃相为表里，共为"后天之本"，同构"气血化生之源"。脾气将其与胃共同消化吸收而生成的水谷精微上输于肺，再通过心肺的作用化生为气血以营养全身，胃为"水谷之海"，胃气将其受纳、腐熟的水谷下传于小肠，由其"分清别浊"，清者（即精微物质）通过脾的运化和转输，布散全身而营养人体，浊者通过大肠变为大便排出体外。中医学非常重视胃气，古有"人以胃气为本""有胃气则生，无胃气则死"之说。《中藏经》有云："胃气壮则五脏六腑皆壮也。"因此，胃气的强弱将直接影响脏腑的功能活动。

综上得知，人体整个生命活动均离不开气的升降出入。同时，人与自然界之间的联系也离不开气的运动，如人的吸清呼浊，摄入食物、水液，排出汗液、尿液及粪便等都是气运动的表现。一旦气的升降出入运动停止，也就意味着生命活动的终止。故《素问·六微旨大论》曰："出入废则神机化灭，升降息则气立孤危。故非出入，则无以生长壮老已；非升降，则无以生长化收藏。是以升降出入，无器不有。"

二、血的生成与运动

水谷精微和肾精是血生化的基础。《灵枢·决气》曰："中焦受气，取汁变化而赤，是谓血。"即是说明中焦脾胃受纳运化饮食水谷，吸收其中的精微部分，进入脉中，而变成红色的血液，由此可见，水谷之精化生的营气和津液是化生血的主要物质基础。《四圣心源·精华滋生》曰："水谷入胃，脾阳磨化，渣滓下传，而为粪溺，精华上奉，而变气血。"《脾胃论·用药宜忌论》曰："水入于经，其血乃成。"意即食物进入胃，经过消化分解，成为支持生命新陈代谢的重要原料和营养物质，即为津液，津液由经络渗入血脉之中，成为化生血的基本成分之一。津液使血液充盈，并濡养和滑利血脉，而使血液环流不息，故《灵枢·痈疽》曰："中焦出气如露，上注溪谷，而渗孙脉，津液和调，变化而赤为血。"

可见，水谷精微和精气在脾胃、心、肺、肾等脏腑的共同作用下，经过一系列气化过程，而得以化生为血液，但是主要和两个因素密切相关。一是脾胃的运化功能，二是气的充足通畅，这是人体脏器正常工作的前提。

三、气血平衡，百病不生

血行脉中，营养全身，中医认为心气的功能是血液运行的动力。气属阳，主动，性热；血属阴，主静，性凉。血的运行依靠气的推动、温煦，同时气的固摄作用又使得血液行于脉中，不溢于脉外。可以说，气与血异名而同类，同出于脾胃，相互带动，相互促进。气能生血、行血、摄血；

血能藏气。气为阳，血为阴。气主煦之升也，血主濡之润也。气与血两者不可分离，不可分割，故有"气为血之帅，血为气之母"一说。

气与血二者密不可分，血的宁静和气的推动、固摄，血性凉润和气的温煦，当两者达到一个阴阳的平衡，气血就能得到正常的运行，人体也能够正常活动。血液循行于五脏六腑、皮肉筋骨，有赖于各个脏腑的共同作用，从而达到营养和滋润人体脏腑、组织和器官的作用。血的运行与脏腑功能是相辅相成的良性循环。《素问·痿论》云"心主身之血脉""肺朝百脉"，除此之外，还有"脾统血""肝藏血"的说法。如《素问·五脏生成》曰"肝受血而能视，足受血而能步，掌受血而能握，指受血而能摄"，王冰注释《素问·五脏生成》亦曰："肝藏血，心行之，人动则血运于诸经，人静则血归于肝脏。"

人体五脏六腑、四肢百骸的营养来源，人精神状态的基础和反应，皆依靠气血。《内经》云："人之所有者，血与气耳。"气为阳，血为阴，两者不可分离，气血和则百病消，气血不和百病乃变化而生，人因病而衰。《景岳全书》亦云："人有阴阳，即为血气。阳主气，故气全则神旺；阴主血，故血盛则形强。人生所赖，惟斯而已。"旺盛的气血使人体精力充沛、记忆良好、思维活跃、应变敏捷，自然能够容光焕发、神采奕奕。

（一）气血平衡以养神

《灵枢·平人绝谷》曰："神者，水谷之精气也。"神是人体生命活动的体现，来自于先天之精气，依靠于后天之水谷精气的滋养。故气足则神旺，气衰则神败，这便是《素问·移精变气论》所说："得神者昌，失神者亡。"

而血是机体神志活动的主要物质基础。《灵枢·营卫生会》云："血者，神气也。"血液充足，人的神志才能清楚，精神才能充沛，思考才能敏捷。《难经·二十二难》曰："血主濡之。"神是机体气血集中的反映和表现，所谓"血脉和利，精神乃居"便是最好的阐释。

（二）气血平衡以扶正

中医学博大精深，几千年前古人就已认识到气血作为人体的重要物质基础，其运行对机体代谢起着重要作用，若气血调和，阴平阳秘，则病无以生；若气血失衡，阴阳不调，则诸病皆来。随着生物技术的发展，人们开始将宏观与微观相结合，逐步意识到"气血"学说与免疫系统的密切关系。

气血居于脉管，流行不止，环周不休，相互依存，相互为用，宛若阴阳关系，促进机体代谢，在人体的生长壮老过程中发挥至关重要的作用。气血旺则正气壮，气血衰则正气弱。现代研究表明，人体的免疫功能由免疫器官与免疫细胞来完成。骨髓、胸腺、脾脏、淋巴结等免疫器官，促进人体免疫细胞生成，而免疫细胞中，诸如淋巴细胞、白细胞、红细胞、血小板等，都是血液的重要成分，它们以血液为载体，运行于各大系统，抵御病邪入侵。因而，无论是中医的"气血"学说，或是现代医学的免疫观点，都是殊途同归，始终不离一个"正"字。

具体而言，气血平衡理论与免疫学说之间的相同点，主要体现在御病、调和和监控三方面。

气血的作用首先体现在御病方面。"正气存内，邪不可干""邪之所凑，其气必虚"。气血之间唯有协调为用，才能正常运行，相互滋生，御邪于外，若气虚气滞则血行无力，血液凝滞，发为血瘀，血瘀日久不去，则新血不生，脉管干涸，周身脏器失去正常代谢基础，瘀滞堆积体内，久而发病；血虚无以载气，日久亦导致气耗，加重气虚，形成恶性循环。故气血调和，才能发挥正常推动、温煦、化生统摄、濡养和运载等功能，最终阴平阳秘，精神乃治，人乃安和。人体免疫防御也体现这一理念，皮肤与黏膜构成人体的第一道防御屏障，当病原微生物突破时，第二道防御屏障起效，体液中的 B 细胞与 T 细胞分别参与体液免疫与细胞免疫，吞噬分解病原微生物，防止疾病发生，若机体免疫功能缺陷或低下，体液中各类免疫细胞或免疫因子缺乏，无法消灭入侵的病原，病原在体内繁殖致病，随即进一步侵害人体的免疫系统。因而可以看出中医气血学说与现代免疫学说在御病方面极为相似。

气血在机体中起到调和稳定作用。气血调和，不仅能御邪于外，更能稳定安内，内外兼顾，进而推动和激发人体包括免疫功能在内的各种生理活动。

气血也在监控方面发挥作用。当人体气血不足时，机体发出信号，调动肾之精气。肾藏之精为先天之精，精化气，气化血，代偿机体气血不足，故谓精血同源。若气血亏虚，加上肾中精气不足，机体便会失去代偿能力，气血无法得到及时补充，各脏器失去濡养，便易外感或内生诸疾，如引起积聚、癥瘕等。而免疫系统也发挥类似作用，当人体免疫功能低下时，机体同样发出信号，传到下丘脑，通过下丘脑－垂体－肾上腺皮质系统途径，分泌激素，促进机体代谢，激发机体免疫，维持机体的内环境动态平衡。若体内各类传导通路发生阻滞，如神经内分泌通路或机体代偿信号紊乱，免疫系统无法及时调整，则易感邪发病。

根据临床观察及研究资料统计分析，脾气虚、肾气虚、气血两虚患者容易导致免疫功能低下或缺陷。从中医角度来看，脾为后天之本，主司运化水谷精微，为气血生化之源，脾气亏虚，运化无力，水谷精微无法得到运转，脏器失去精微濡养，机能日久低下，免疫随之下降，所谓"后天失养，五脏不坚"，说的正是这个道理。肾为先天之本，其所藏精气为元气，肾气亏虚则筋骨不坚，脉络不充，形体消瘦，免疫力低下甚至缺陷，而肾气亏虚，日久易致肾阳亏虚，命门火衰，火不生土，脾气亦亏。患者气血亏虚，无以营养周身，亦导致免疫机能低下。对此，可从气血双补、健脾益气、补助肾气三方面入手，可运用黄芪、党参、白术、黄精、当归、大枣、制何首乌、白芍等药物，也可运用中医经典处方，如四君子汤、四物汤、八珍汤、肾气丸等，同时注意通补兼施。

"气血冲和，百病不生""正气内存，邪不可干"。人体对抗邪气，维持健康，依赖于人体正气，正气的充盛，也需要气血调和。正如清代王清任所说"气通血和，何患不除"？

（谢平畅）

第三节　气血失衡

中医理论认为，气属阳，血属阴，两者不可分离，对立统一，故有"气为血帅，血为气母"的说法。正常状态下二者互根互用，疾病状态下二者相互影响，"气行则血行，气滞则血瘀"，表现为气病及血、血病及气，最终气血同病。如《不居集》记载："一身气血，不能相离，气中有血，血中有气，气血相依，循环不已。"

一、气失衡

《素问·宝命全形论》道："天地合气，命之曰人"，可见气是构成、维持人体生命活动的最基本物质。如果气在人体的升降出入运动中失去平衡，称为"气机失衡"，一般可分为气虚、气逆、气陷、气滞等。

（一）气虚

气虚的形成原因多由先天禀赋不足、后天失于调养，及脏腑功能失调所致。表现为推动无力、固摄失职、气化不足等。脏腑气虚与其所司功能密切相关。如肺气虚是"主气及司呼吸"的功能衰退；心主血脉及心藏神，故心气虚的特点是"主血脉"和"藏神"功能的衰退；脾胃气虚则表现为"腐熟水谷"和"运化精微"的功能衰退以及中气下陷等；肾主藏精、生髓、纳气等，故肾气虚的特点是"藏精""生髓""气化""封藏"以及"纳气"等功能衰退。气虚进一步发展，还可导致精、血、津液代谢异常。如气虚可导致血虚、血瘀和出血，也可引起津液的代谢障碍。脾气虚不能运化水湿而成痰饮、水肿就是一个很好的例子。

（二）升降失常

气的升降失常主要包括气陷、气脱、气滞、气逆和气闭等。

1. 气陷

气陷是气的升降失常的一种表现形式，主要是指气的上升不及或下降太过。气陷是以气虚无力升举、举托为主要特征的疾病状态，多由气虚未能及时救治，进一步恶化所致。因五脏之中，脾主升，故气陷与脾气虚的关系最为密切，脾气虚弱，无力举托导致脾气下陷，故称"中气下陷"。

2. 气脱

多由于正气极度虚损，以致气不能固守于内而散失，或因大汗、大出血、频繁吐泻等，致气随津泄或气随血脱所致。临床主要表现为神智障碍、面色㿠白、大汗淋漓、四肢厥冷、脉微欲绝等症。各脏腑之气脱均有相应表现，如脾气虚脱则"肌肉大脱，泻利不止"，肾气虚脱则"诸液滑遗"等。

3. 气滞

主要为情志不舒，或病邪阻滞不通，影响到气机正常运行，从而导致脏腑经络气机郁滞不通，功能障碍，从而出现各种疾病表现。中医理论认为，气的正常运行与肺、脾、肝三脏关系极为密切，故临床上以肺气壅滞、脾胃气滞、肝郁气滞为多见。

4. 气逆

是指气的上升太过或下降不及。理论上各脏腑均能出现气逆，但临床中常常以肺、胃、肝等脏腑为多见。如肺气上逆，可见喘息、咳嗽、咯痰等；胃气上逆，可见泛酸、嗳气、呃逆、恶心、呕吐；肝气上逆，可见头晕、头胀、头痛等。

5. 气闭

气闭的形成原因为肝气不舒、情志不畅，或痰浊、瘀血或外邪等各种致病因素，导致脏腑经络气机闭塞不通所致。气闭病情大都危急，亦有慢性病程，常见为猝然昏厥、不省人事、四肢厥冷、喘脱、面唇青紫等。

二、血失衡

血的失衡可概括为血虚、血瘀、血热、出血等。

（一）血虚

血虚是指血的滋润、濡养功能衰退。中医理论认为"血虚"是指人体内阴血亏少，因消耗过多或生化乏源所致。主症为面色无华、口舌淡白、心悸、失眠、脉细微弱等。

（二）血瘀

血瘀是指各种致病因素导致血液运行不畅，瘀滞于体内的病理状态。

瘀血形成原因多为气机阻滞，气虚无力行血，痰邪阻滞脉络阻，或因外邪入侵等。血液运行不畅，阻滞于脏腑经络，不通则痛。瘀血的疼痛性质多为刺痛，痛处固定不移。

（三）血热

血热是指血分有邪热，多因外感及内生热邪所致。外感主要可以分为外感热邪或外感寒邪入里化热；内热多因为情志郁结化火，伤及血分。中医认为，热主动，故血分有热则血流速度增快，甚者邪热亢盛，热伤脉络，导致血溢脉外而出现出血等临床表现。

血热炽盛病机，主要表现在以下方面：热象多属阳盛则热之实性、热性病证，多见血行加速；热象亦可扰乱心神，心主血脉而藏神，血脉与心相通，故血热则使心神不安，而见心烦，或躁扰发狂。

（四）出血

出血是指血不循经，溢于脉外。常见原因有气虚失摄，邪热迫血妄行或外伤损伤脉络。临床表现为吐血、咯血、便血、尿血、月经过多，以及鼻衄、齿衄、肌衄等。病机可概括为火盛与气虚。

三、气血失衡

在气与血的关系中，气是血生成和运行的动力，血是气的物质基础和载体。气以推动、温煦为主，血以濡养、滋润为主。故血到之处，气必到，然气所到之处，血未必随。气和血在生理上相互依存、病理上相互影响。颜德馨教授临床倡导"气血一元论"的思想。气为百病之长，血为百病之胎，疾病的发生、发展大多涉及气血。气血关系失衡，主要有气滞血瘀、气虚血瘀、气不摄血、气随血脱及气血两虚等方面。

（一）气滞血瘀

气滞血瘀是指气机运行不畅，无以行血，而致血瘀；瘀血阻滞，血行不畅，亦可影响气机，导致气机阻滞；二者互为因果，同时并存。

（二）气虚血瘀

气虚行血无力，血行运行缓慢或瘀滞不行，从而形成气虚与血瘀并存。各种导致气虚的原因均可导致血瘀，如先天禀赋不足，或后天失养等均可导致气虚，从而引发血瘀。

（三）气不摄血

气不摄血是指因气虚导致血液失于统摄，致使血不循经，溢于脉外，而导致各种出血病症，如咯血、吐血、衄血、发斑、便血等。

（四）气随血脱

气随血脱常由于脏器大出血所致，主要表现：脏器组织大量出血时突然出现面色苍白、大汗淋漓，甚至昏厥、脉微欲绝等证候。

（五）气血两虚

气血两虚是指气虚和血虚的证候同时存在。可由气虚导致血虚，亦可由血虚导致气虚。

第四节 总 结

总而言之，颜德馨教授"衡法"调气血的核心思想可以归纳为以下两点。

（一）气为百病之长，血为百病之胎

疾病的形成、演变虽然千因百结，但终归涉及气血，因此可以说气血失和是机体病变的最基础的反映。因此，从气血角度辨证，可以把握疾病的整体病机，从而达到提纲挈领，治愈疾病的目的。

（二）疏其血气，令其调达而致和平

颜德馨教授倡立的衡法，通过调畅气血、平衡阴阳，从而发挥扶正祛邪、固本清源的作用。气血流通平和，是机体健康的标志，也是长寿的基础保障。

（孙武）

第二章

衡法养生理论及应用

第一节　药物衡法

我国名老中医颜德馨教授推崇气血"一元论"，强调气血的运动、调达；临证以气血为纲，运用衡法调气活血，以衡为期，辨证治疗多系统疾病，疗效显著，现以最具有代表性的心系疾病为例，将其经验整理如下。

一、衡法在心系疾病中运用的经验

心血管疾病指现代医学之冠心病、高血压、慢性心功能不全等，此类疾病一般属于中医学之胸痹、怔忡等范畴。

（一）法贯一元论，衡法调气血

中医认为，人之一身，不外阴阳；阴阳二字，即是水火，水火二字，即是气血；如唐容川的《血证论》言："水即化气，火即化血。"气为阳，血为阴，气为血帅，血为气母，气主煦之，血主濡之。"阳气者，若天与日"，阳气在气血的"运动"中起着主导作用。气行则血行，气滞则血瘀，血瘀则气愈滞。气机调畅则可维持"清阳出上窍，浊阴出下窍；清阳发腠理，浊阴走五脏；清阳实四肢，浊阴归六腑"的人体正常生理功能。至于肝之升发，肺之肃降，心火下降，肾水上升等，无不借助脾胃运化之转输。人体在正常情况下，阳气、阴血运动和谐，气血流畅，五脏安和，自然百病不生。一旦气血失调，人体即发生各种疾病，即"气血未并，五脏安定""气血不和"则"百病变化而生"。从《素问·至真要大论》可总结出"调气和血，燮理阴阳""疏其血气，令其调达""谨察阴阳所在而调之，以平为期"的治疗大法，随后历经汉代张仲景、唐代孙思邈、金元四大家、清代叶天士的发展，至王清任《医林改错》的诞生，使气血学说日趋完善。

颜德馨教授在学术上推崇气血学说，提出"气为百病之长，血为百病之胎"的观点，倡立"久病必有瘀，怪病必有瘀"理论，并认为气血以流畅、平衡为贵，自创衡法，处方用药多从"通"字着眼，以达到"疏其血气，令其调达而致和平"的治疗目的。此衡法取平衡、权衡之意，有别于已知的中医诸法。本法既不同于汗、吐、下等"攻法"和单事补益之"补法"，也有异于表里双解、寒热并用、升降及敛散并用等"和法"，乃是一种在临床中无论千因百结，均法贯气血"一元论"、治病求源的统一治疗大法。究病之源为一，治病之大法亦为一。利用调气活血的方法，注重阳气运动，疏通气血，调节气机升降，平衡气血阴阳，改善机体内在环境，使瘀血去，血脉通，改善局部乃至全身的血液循环，促进气血流畅，使人体阴阳在新的基础上得以平衡，从而达到扶正祛邪、固本强身的目的。本法的基本治疗要点有二：一曰温运阳气（其中尤为重视气机升降的枢纽——脾胃）；二曰活血化瘀。具体临证，则在此基础上结合不同病位、病机灵活调节，总以气血平衡为期。

（二）辨气血阴阳，论治心系疾病

心主神明，主血，心系诸病不离气血。气血流畅，百病不生；气血乖违，则气滞、血瘀、痰生、火起、风动，诸症丛生。若气血逆乱，气逆生风，气积生火，风火激上，则迫血妄行；败血、津液外渗，则痰瘀内生。气有余便是火，火热扰乱心神，则见心悸、心烦不得卧；阳虚阴凝，瘀血阻络，心脉不通，心失所养，则可见心悸、胸痛诸症，甚或猝然胸中大痛，发为真心痛；若气虚不足，血不上达，心失所养，而见心悸、怔忡诸症。心系疾病，其治在气血。

1. 温运阳气

温运阳气以治本，要点有二：一为维持阳气充足、通畅；二为调畅气机的升降出入，以衡为期。

（1）维持阳气充足、通畅：心居上焦清旷之区，为阳中之太阳，主一身之阳气，心阳衰竭即心的正常功能衰退，往往出现虚寒证候；心以清阳运动正常为脏腑功能之本，故临床应注意避免使用大剂攻伐伤阳之品。但如遇木焰鸥张，龙雷暴动，相火不安于窟穴，煽风上激者，可上病下取，用釜底抽薪法，直折火势；或采用滋阴潜阳、引火归原法，使火降风息。如大势已平，则仍以通补阳气为要。临床可用培补宗气、升补中气、温补肾元等法，但总以阳气充足、通畅为要。当遇阳气暴脱、阴阳俱脱之危急重症时，更不可忽视维持阳气充足、温运阳气的重要性。颜德馨教授临证常用麻黄附子细辛汤治疗心力衰竭，通脉四逆汤治疗病态窦房结综合征引起的心悸、怔忡、昏厥等症。

（2）调畅气机的升降出入，以衡为期：《素问·六微旨大论》云："非出入，则无以生长壮老已；非升降，则无以生长化收藏，升降出入，无器不有。"气机的不断运动维持着人体正常的生命活动。①"内伤之病，多病于升降"（清代周学海《读医随笔》）。颜教授临床重视人体气机的升降有序，尤其强调脾胃作为气机升降枢纽的作用。认为通过健运脾胃，使清者升，浊者降，则可以维持人体脏腑升降的生理平衡。颜教授临床喜用苍术、黄芪、党参健脾益气。②气机出入的部位在于清窍，如遇闭证，或清窍不通、阳气痹阻之证，常用辛香开窍之品以通阳回苏。如麝香、细辛、冰片、苏合香等宣通阳气、通窍开闭，可用于治疗心痛属寒邪凝滞者，或牙关紧闭、两手紧握之中风闭证者；温运阳气以治标，温阳可化饮，同时有助于活血，起到痰瘀同治的作用。气为血帅，为津液布化之本。一旦气滞，血失统帅而为瘀，津液失其布化，凝聚而为痰。可见气为痰瘀之本，无论痰瘀，皆生于气。津血同源，痰瘀相关，久病必瘀。痰瘀皆为阴邪，浊邪可碍清；心中清阳不利，阴邪当道，故有心悸、胸痹等诸多疾病。温阳以化饮，温运阳气乃取治病求本、"离照当空，阴霾乃散"之意。血得温则行，温运阳气有助于活血化瘀；又脾为气化之枢纽、生痰之源，所以颜教授在临床中，尤为重视维护患者脾胃之阳气。

2. 活血通络

心系疾病与瘀血关系密切，以冠心病心绞痛为例，属络脉之病变，与运血不畅有关，所谓"心痹者，脉不通"（《素问·痹论》）。故临床治疗心系疾病勿忘化瘀。颜教授喜用三七、山楂、失笑散、降香、赤芍药治疗冠心病心绞痛，用琥珀治疗心律失常、夜眠不安，用姜黄、红花、郁金、丹参、山楂、当归等治疗合并血脂异常；同时，在运用活血通络法治疗心系疾病时还应注意辨证，如气虚者加补气药，气滞者加行气药等。配伍归经也颇讲究，如常用石菖蒲引入心经，川芎引药上行。概而言之，气血通畅，则心神得养，功能自健。

3. 配伍风药

颜教授临证调气活血辨治心系疾病，还常配伍使用风药，其用意有四：①风药多为辛轻、发散、宣通、味薄之品，"味厚则泻，薄则通"，辛香者宣，走窜穿透，凡壅塞不通之症，皆可宣而散之。叶天士强调"久病在络，气血皆窒，当辛香缓通"，风药可助通络。选药可用降香、麝香、郁金、石菖蒲之属。②辛香之风药可引药上行，心居人之上焦，"治上焦如羽，非轻不举"，风药多轻清，有助于升举清阳、培补宗气，可用川芎、柴胡、石菖蒲、细辛等。"风升生"，风药可助升发脾胃之清阳。颜教授临床多宗李东垣之法，喜用升麻、柴胡、川芎等升发脾胃清阳。③风可胜湿，风药有助于化痰，如防风、羌活、地龙之属；"火郁发之"，风药有助于透发热邪，如柴胡、蔓荆子、白蒺藜之品；风药本身有活血化瘀作用，如威灵仙、川芎等。心系疾病多见血管痉挛，临床辨证使用息风止痉、搜风通络之地龙、全蝎等常可收良效。

4. 温通补阳

关于心疾的治疗，《难经·十四难》有云："损其心者，调其荣卫。"岳美中先生则提出："阴药非重量，则仓卒间无能生血补血，但阴本主静，无力自动，必凭借阳药主动者以推之挽之而激促之，才能上入于心，催动血行，使结代之脉去，动悸之证止。"认为通过滋阴药与温阳药的有机联合，重在使用温阳药物，引药上入于心，补益气血，调和阴阳，进而可达到治疗心疾的目的。颜教授治疗心血管疾病，提出"阳气不到之处，便为饮邪流注之所"，强调"有一分阳气，便有一分生机"。心阳亏虚，阳气推动无力，则心血不畅，心脉失养，可发为心悸、怔忡，或心痛。正如《伤寒明理论·悸篇》所云："由阳气内弱，心下空虚，正气内动，而悸也。"《金匮要略·胸痹心痛短气病脉证治》云："阳微阴弦，即胸痹而痛，所以然者，责其极虚也。"进一步指出了心病的病机是在阳虚的基础上兼有实邪之太过，即本虚标实，以心阳亏虚为本，瘀浊内停为标。又气行则血行，心的正常功能以阳气为主导，故温通心阳可治本。

心居上焦，诸阳受气于胸中。心中阳气与人身之宗气、中气、元气有关，其中与宗气关系至为密切。宗气为脾胃所化生之水谷精微与肺之清气结合而积于胸中者，具有"走息道而行呼吸，贯心脉而行气血"的功能。宗气虚，不能司呼吸，故喘息、呼吸困难；宗气贯心脉而行气血，宗气陷则清阳不升，胸阳不能温通血脉，故胸中窒闷甚或胸痛；宗气下陷，无力鼓动则心悸、脉细弱而迟或促而结代。张仲景云："大气一转，其气乃散。"其中所谓的"大气"，即胸中之阳气。颜教授临床治疗心血管疾病时，强调温补、培补宗气，常收良效。

升补中气有助于培补宗气。脾胃为气机升降之枢纽，五脏之中，心属火，脾属土，心脾乃母子关系。补脾胃之气，升阳明之气，可使脾胃健，纳运旺，升降调，宗气充，水谷精微得以运化，营血得以充足。颜教授临证常选用苍术、白术、五指毛桃、法半夏健胃运脾，升麻、葛根、川芎、荷叶升发清阳。心病日久损及肾，元气不足，肾阳不得温煦于上，致心脾阳气不足，水液不行而浊阴内困，可发为胸痹、水肿，对此可加用附子、仙茅、淫羊藿等温补肾阳之品，并配伍风药以升发清阳，使药至病所。

综上所述，颜教授运用衡法论治心系疾病，总以气血通畅调达为要。人之一身，气血二字；人之为病，不离气血。调气和血，以衡为期，衡法为治病之总则也。心系疾病其终虽异，其始则同，千因百结，不离气血。运用衡法，调治气血，使阳气温运通畅，血脉通利，气通血活，阴平阳秘，则心系疾病自然可治、能防。

（严夏，陈洁真，王大伟）

二、衡法常用方在心系疾病中的应用

（一）益心方

【组成】

党参 15g，黄芪 15g，葛根 9g，川芎 9g，丹参 15g，赤芍药 9g，山楂 30g，决明子 30g，石菖蒲 4.5g，降香 3g。

【组方立意】

1. 气血乃人身之本

气为血之帅，血为气之母，气赖血以附，血载气以行。气血冲和，万病不生；气血失和，则湿浊痰瘀，诸邪丛生，百病乃生。《灵枢·百病始生》中说："若内伤于忧怒，则气上逆，气上逆则六俞不通，温气不行，凝血蕴里而不散，津液涩渗，着而不去，而积皆成矣。"从病理上说明气机紊乱是痰瘀内生的机理。然痰饮瘀滞为患，又最易阻滞气机，可互为因果。冠心病当责以正虚邪实，心中气（阴）阳不足，血行不畅，停则成痰成瘀；阴邪居于胸中，浊阴碍阳，浊邪害清，心阳不通。心失所养，发为胸痹、心痛诸症。虚与痰、瘀、寒等病机可二者或三者并存，或交互为患，而致胸痹心痛，病情进一步发展，瘀血闭阻心脉则可心胸猝然大痛，发为真心痛。然千因百结，无外乎气血二字。冠心病治在气血。又心为阳中之阳，主一身之阳气，故治心疾尤应顾护阳气。

2. 调气和血治疗冠心病

"调和"与"通阳"是关键，《难经·十四难》云："损其心者，调其荣卫。"《难经·三十难》云："营行脉中，卫行脉外，营周不休。"营卫和谐才能维持血脉调畅，营为血，卫为气，此言"调和"而不言"补泻"，应予注意。所谓调者，"用药能上能下能中"（《周慎斋遗书》），治宜升降同用，健运中州，活血通脉，并"谨察阴阳所在而调之，以平为期"，以期气通血活，恢复机体清升浊降的自然状态。即此"调和"包括三层意义：①重视脾胃，脾胃为气机升降枢纽，故调和气血又以补益中气为要，中气足，则有利于恢复清升浊降的生理，清阳升则心中阳气、胸中宗气得充，浊阴降则痰瘀可除，心脉可通；②用药升降同用，却非寻常理气之品，乃取"通补"之意也，使气血流通，清升浊降，以防愈补愈滞；③用药以平和为主，忌攻伐太过，理气、活血、化痰甚则伤正，必须用峻猛重剂时，中病即止，不宜久服。心居上焦清旷之区，为阳中之阳。主一身之阳气。胸痛诸症，阳微阴弦，心脉不通，心失所养故也，故治心疾还应强调"通阳"二字。《医学真传·心腹痛》曰："漫云通者不痛，夫通者不痛，理也，但通之之法，各有不同。调气以和血，调血以和气，通也；下逆者使之上行，中结者使之旁达，亦通也；虚者助之使通，寒者温之使通，无非通之之法也。"冠心病气血失和，虚为心气（阳）虚、宗气不足，所生之邪不外乎湿痰瘀滞，则予"通阳"，重视补益阳气、理气、活血、化痰。临床中以"调和"与"通阳"四字贯穿治疗冠心病的始终，重视中气，灵活运用益气、活血、化痰等诸法调气和血，使气通血活，心阳得通，自然屡治屡效。

【方解】

益心汤是颜德馨教授治疗冠心病的基本用方，方中重用党参、黄芪益气养心为君，以培补中气、宗气，辅以丹参、山楂、赤芍药活血通脉为臣，葛根、川芎升发清阳，降香、决明子降浊止痛，升降相因，加入菖蒲一味引药入心经，兼有化痰开窍之力。其中川芎为血中之气药，既可活血祛瘀，又可行气通滞；黄芪为补气虚之要药，与党参配伍，则补气升阳之效增强；山楂消食导滞，且有降脂化痰之力。诸药相配，共奏益气养心、活血通脉、化痰祛瘀止痛之功。此方一药多效，选药精当，以调气和血为法，"调和"与"通阳"为特点，充分体现了颜教授治疗冠心病的学术观点。

【辨证加减方法】

1. 胸痹心痛重症或真心痛

证见阳微阴弦,胸痛剧烈,气短乏力,形寒肢冷汗出,面色苍白,舌淡脉微。益心汤中黄芪量至 30~60g,改党参为人参 15g(炖),降香为 9~12g,以加强行气止痛之功,并重用附子温通心阳、祛寒解凝,临床用量为 15~20g,且先煎。附子大辛大热,为补命门真火第一要药,其性雄剽悍,力宏效捷,走窜十二经脉,既行气分,又入血分,既能通阳,又能温阳,还可祛寒燥湿、回阳救逆,上温心阳以通脉,中助脾阳以健运,下补命火以复阳,外固卫阳以止汗,内驱寒凝以止痛,辨证使用常可应手起效。若伴有低血压者,可用药对黄芪与升麻,以加强升发清阳之功。胸痹重且急、四肢逆冷、血压低者,可先予参附注射液静脉推注以回阳救逆,再予益心汤按上法加减服用。

2. 胸痹心痛轻症

现代人生活节奏快,精神紧张,"阳气者,烦劳则张",心火亢则易伤阴血,阴不足,则阳下陷而为热,阴阳未尝偏胜,故无寒热如平人。然胸痹者,是气血不和,致邪痹于中,而滞其升降之气,不可轻予补泻,伤其阳气。可用益心汤调和气血,并加生脉饮,以麦冬、五味子甘寒生津,养心安神。

若为血瘀气滞,心痛如刺、如绞,痛处固定,舌质紫暗,有瘀点或瘀斑,脉沉涩或结代者,应加强益气活血之力,予益心汤选加水蛭、桃仁、红花、三七粉,其中水蛭一味,"破瘀血而不伤新血,专入血分而不伤气分",其散瘀活血之力尤强。颜教授对此药多有心得,认为虚人用量宜少,待其动静,渐次加重,使瘀结之凝血缓缓消散,达到气血调和。临床用量为 1~6g。

若兼见形体肥胖、多唾痰涎,阴天易作,苔腻,脉滑者,多属痰浊为患,可予基础方加瓜蒌、薤白、二陈汤、温胆汤加减,临床喜用法半夏 15g 以温化痰饮,苍术、白术各 10g 健脾运脾、燥湿化痰;痰浊重症者,遵《金匮要略》之"病痰饮者,当以温药和之",用熟附子 9g 先煎,以取"离照当空,阴霾自散"之意。

胸痹之气滞者,表现为闷重而痛轻,痛无定处,时发时止,兼见胁肋胀痛,善太息,尤以妇女多见。《古今医鉴》曰:"男子之气病者常少,女人之气病者常多。治妇人宜以顺气为主，而兼乎散血；治男子宜以养荣为主，而调气次之。"故治疗本证，以益心汤为基础，并用四逆散、逍遥散加减，妇女理气药用量宜稍大。

心胸隐痛而闷，伴心悸气短者，多属心气不足。可加大党参、黄芪用量，并加强益气养心之力，如加用五爪龙（南芪）60~90g。

3."无证可辨"之胸痹

隐性冠心病即无症状性冠心病。临床无胸闷、胸痛症状，似乎无证可辨，而心电图可发现心肌缺血存在，临床上可以结合患者舌象、脉象、年龄、家族史，以及高血压、高血糖、高血脂等危险因素，以益心汤随证加减。高血压、动脉硬化者，加用苍术与荷叶、生龙骨与生牡蛎；高脂血症者予山楂与泽泻，血糖偏高者加用地锦草与玉米须。

临床遇中青年患者，唯以"时有胸闷"为主诉，察其舌淡红、苔薄白，脉亦为平常脉，似乎属平证，查心电图无异常，伴或不伴有冠心病的危险因素。排除其他疾患，仍投以益心汤加减辄效。究其原因，推为此方中升降相因，能调和气血之故也。正如清代王清任谓："周身之气通而不滞，血活而不瘀，气通血活，何患疾病不除？"

（二）心衰1号方、心衰2号方

【组成】

心衰1号方：熟附子6g，炙麻黄9g，细辛4.5g，生蒲黄9g（包煎），丹参15g，葛根15g。

心衰2号方：桃仁9g，红花9g，赤芍9g，当归9g，川芎9g，生地12g，柴胡4.5g，枳壳6g，牛膝9g，桔梗6g，降香2.5g，黄芪15g。

【组方立意】

中医古籍中没有充血性心力衰竭这一病名，与此病相关的症状多散见于"心悸""怔忡""喘证""水肿""痰饮""心水"等病证中。如《素问·逆调论》云："夫不得卧，卧则喘者，是水气之客也。"《金匮要略》中说："心水者，其身重而少气，不得卧，烦而躁，其人阴肿。"中医"心衰"之名始见于唐代《备急千金要方》"心衰则伏"，宋代《圣济总录·心脏门》云："心衰则健忘，不足则胸腹胁下与腰背引痛，惊悸，恍惚，少颜色，舌本强。"又云："心虚之状，气血衰少，面黄烦热，多恐悸不乐，心腹痛，难以言，时出清涎，心膈胀满，善忘多惊，梦寐不宁，精神恍惚，皆手少阴经虚寒而致。"

心属火，《灵枢·阴阳系日月》"心为阳中之太阳"，有温煦、推动的作用，可维持生命运动，使之生生不息。心阳旺盛，才能温运血脉，振奋精神，温煦四肢百骸。反之，心阳虚衰，则可导致血脉凝涩、精神萎靡，肢体委顿。"心主身之血脉"（《素问·痿论》）、"诸血者皆属于心"（《素问·五脏生成》），表明心既有推动血液流行全身，又有接纳血液从全身流回的功能。血液的正常运行全赖心阳之旺盛，"气以阳生"，心阳足，则心气旺，"气为血之帅，血为气之母"，"气行则血行，气虚则血瘀"；心阳虚损，阴寒内生，"血遇寒则凝"，瘀血亦生；而血脉瘀滞，阳气无以宣通，则复伤心阳，使心衰加重。心阳亏虚、血瘀阻络，以致津液运行不畅，则痰、水、饮诸邪生焉，故心阳亏虚，瘀血阻滞为心衰的病机关键。其治疗大法当用温阳活血以治其本、利水化痰以治其标。

颜德馨教授根据其"气为百病之长，血为百病之胎"的理论，认为心衰的基本病机为本虚标实，与气血失常关系密切，心体阴而用阳，心之气阳衰弱即心的正常功能衰退，往往出现虚寒证候。心主血脉，心气不足，推动乏力，必然表现为瘀血证候。心衰的病机关键是心阳气虚、心血瘀阻，提出"有一分阳气，便有一分生机""瘀血乃一身之大敌"的观点。在临床上，颜教授以温阳活血为大法，而具体到每个病人又当区分是以阳虚为主，还是以血瘀为主。心阳亏虚为主者，温运阳气是要法，阳气生，则可助气化，气化调达，则瘀血自除；血瘀心脉为主者，行气活血是关键，气血调达，脉络通畅，则心气始生，阳气复宣。故应用麻黄附子细辛汤加味而成的心衰 1 号方及血府逐瘀汤加味而成的心衰 2 号方治疗本病，效果满意。

【方解】

心衰 1 号方中附子大辛大热，走而不守，助阳补火，散寒解凝，有退阴回阳之功。配伍辛温发散之麻黄、温经散寒之细辛、升阳散邪之葛根，使心阳得宣，寒凝得解，为治本之药。丹参、蒲黄同入少阴，可活血化瘀、通络止痛，以解心经瘀血，为治标之药。故此方标本兼治，可收温运阳气、活血化瘀之功。

心衰 2 号方是在血府逐瘀汤基础上加减而成的。方中以桃仁、红花、赤芍、川芎为君，以活血化瘀、畅通血脉。气虚则血瘀，故用黄芪以补气；气为血帅，故臣以桔梗、柴胡、枳壳、牛膝、降香，以理气行滞。其中桔梗开胸膈、宣肺气，以行上焦气滞；柴胡、枳壳疏肝理气，以畅中焦气滞；牛膝、降香导瘀下行，以通下焦气滞，如此使三焦气畅，瘀血可除。佐以生地、当归，养血和血；甘草为使，调和诸药，防止他药伤胃。诸药相配，活血兼以养血，理气兼以补气，攻补兼施，共奏调畅气血之功。

【现代药理研究】

1. 心衰 1 号方的现代药理研究

麻黄碱的药理作用与肾上腺素相似，但较和缓而持久，能兴奋心脏，伪麻黄碱有显著利尿作用；附子具有明显的强心作用，其对心血管的作用可能是通过 α 受体及 β 受体的兴奋而实现的，熟附片煎剂能引起麻醉猫和犬的血压下降，也能引起下肢血管的显著扩张，减少心脏负荷；细辛具有强心、抗心肌缺血和升高血压的作用，表现为正性肌力、正性频率作用，并能增加冠脉流量；丹参对心血管系统的作用是增加冠脉流量、保护急性心肌缺血缺氧所致的心肌损伤，降低心肌耗氧量；蒲黄有明显增加家兔冠脉流量的作用；葛根素则有明显的扩张冠状血管的作用，已被证明其为一种 β 受体拮抗剂。

2. 心衰 2 号方的现代药理研究

本方由血府逐瘀汤加黄芪、降香组成。现代研究表明，血府逐瘀汤能明显降低大鼠血浆丙二醛（MDA）含量，对血浆中脂质过氧化物（LPO）有抑制作用，可有效提高机体内超氧化物歧化酶（SOD）的活性，而超氧化物歧化酶（SOD）则是体内直接清除自由基的主要成分之一，其含量和活性与细胞活力和寿命有明显的相关性。血府逐瘀汤能减少脂质过氧化物的形成，来保证机体免受过氧化损伤，提高心肌耐缺氧的能力。具有扩张冠状动脉、改善心肌缺血作用。黄芪是近年来治疗心衰的单味中药中研究最多的药物，动物实验证实，黄芪可加强心肌细胞的代谢及补偿能力，对缺糖缺氧条件下培养大鼠心肌细胞具有明显的保护作用，黄芪有中等利尿作用，人体试验表明，本品可增加尿量和氯化物的排泄。此外，黄芪可增强机体免疫功能，对体液免疫、细胞免疫等均有促经或增强作用，对干扰素系统有明显的刺激作用，具有自身诱生、促进诱生和活性发挥等作用。降香挥发油及其芳香成分 200mg/kg 灌胃可明显抑制大鼠实验性血栓形成，明显提高孵育兔血小板环磷酸腺苷（cAMP）的水平，对兔血浆纤溶酶活性有显著促进作用，提示有抗血栓作用。此外，降香还有显著增加冠脉流量，减慢心率的作用。

（三）膏方在冠心病治疗中的应用

方剂的剂型演变历史悠久，源远流长，早在《内经》中就有汤、丸、散、膏、酒、丹等的记载，其中煎膏又称为"膏滋"，是将中药饮片经过反复煎熬、去渣浓缩后，再加入冰糖或蜂蜜收膏而成，近几年来，随着人们生活水平的逐步提高和保健意识的日益增强而渐渐兴盛起来，在临床中经常运用膏方治疗心血管疾病，尤其是冠心病领域，效果满意。

1. 膏方治疗冠心病的原因

冠心病当属中医学的"胸痹""真心痛"等范畴，本病的病理特征为脏腑虚损、功能失调，从而形成气虚血瘀证。患者在缓解期时，胸痛的症状一般不明显或较少发作，但机体虚损的症状却非常明显，其中尤以气虚为关键，故在本病缓解期的治疗上，多应以调治本虚、补益心气为主。

中医大师秦伯未老先生曾说过"膏方者，盖煎熬药汁成脂溢而所以营养五脏六腑之枯燥虚弱者，故亦俗称膏滋药"，因而对于因病致虚或因虚致病者，均可应用膏方进行调养。且"膏方并非单纯之补剂，乃包含救偏却病之义"，故而膏方既有治病祛病的功效，又能防病延年、强身健体，特别适用于慢性疾病稳定期的巩固治疗以及年老体弱者的日常调养。

2. 膏方治疗冠心病的原则

（1）辨证论治，辨证与辨病相结合。在选择药物方面，应根据中医理论，在辨证论治的基础上严谨用药，寒者热之，热者凉之，虚则补之，实则泻之，既注意药物的协同配伍，又避免十八反、十九畏。冠心病的病因病机非常复杂，但究其根本不外乎本虚标实，心气虚为本，瘀血阻络为标。因冠心病在疾病发展过程中，每一阶段都可能出现不同的转归，故根据不同阶段、不同证型，采取不同的治疗方法就显得格外重要。对于稳定期的患者，此时邪气势弱，但正气仍虚，必须把握时机，鼓舞正气。气为血之帅，血为气之母，二者相辅相成，血的运行全靠气之推动，正气不足势必会影响血液的运行，从而形成瘀血，此时可以颜氏益心方（黄芪、党参、丹参、赤芍、葛根、降香等药物组成）为基本方，方中重用党参、黄芪，以固护元气，再配伍养血活血之品，补而不滞，攻守兼顾，以达到稳定病势、扶正祛邪、祛病强身的功效。

另外，在辨证的同时应当注重辨病，病证结合可以更准确地概括病情的发展变化，使选药更加精准。由于冠状动脉受损的部位、范围、程度的不同，其表现亦有所不同，临证时，应依据不同的情况，辨病用药。例如，冠状动脉狭窄严重或有心肌梗死病史的患者，可选用丹参、川芎、葛根、水蛭等以破血逐瘀；伴有心律失常者，常选用琥珀粉、甘松等以稳心定悸；伴有慢性心力衰竭及水肿喘促者，常选用桂枝、附子、野山参等以温阳化气。

（2）补中寓治，治中寓补，补治结合。在冠心病的治疗过程中，虽然经过前期治疗，疾病得到暂时缓解，但正气已虚，仍有宿邪伏于体内。脏腑元气耗伤的同时又可以导致气化不足、血运不畅，进而产生了"痰""瘀"等病理产物，而这些病理产物反过来又加重了脏腑的虚损，导致病情反复、缠绵难愈。一味投补或一味祛瘀，均有适得其反的可能。严教授认为，膏方不同于其他补药，它不仅是滋补强壮的药品，更具有补中寓治，治中寓补，补治结合的特点，是治疗慢性疾患的最佳剂型。所以制方之时，既要考虑"形不足者，温之以气；精不足者，补之以味"，诊察患者气血阴阳之偏胜，还要针对原有宿疾，考虑到"损有余而补不足"，运用药物之偏性加以纠正，做到调补兼施，寓治于补，以达到"阴平阳秘，精神乃治"。因此，在制定冠心病稳定期的膏方中，当以"补益"为主，但祛邪之法仍不可废，应酌情使用祛瘀、化痰之剂，选用桃仁、红花、蒲黄、五灵脂、九香虫、苍术、全瓜蒌等。

（3）随证加减，量体施方，主证与次证相兼顾。膏方为大剂调补之品，常需服用1个月以上，故而在遣方用药方面，需深思熟虑，应根据患者的不同体质特点进行个体化治疗。冠心病患者，常兼有某些其他疾病，如高血压、高脂血症、糖尿病等，故在临床应用膏方时，常需结合其他兼证来变通加减，全面考虑主证次证，有高血压者，膏方中常加入柴胡、枳壳、香附、延胡索、郁金等；对于高脂血症者，膏方中常运用山楂、泽泻等；如患者本身脾胃功能较弱，此时虽为虚证，但易出现腹满、痞胀、噎嗝、便溏等消化不良的症状，即"虚不受补"，对于此类患者，在用药时就必须注意在补气健脾的同时，加入理气化湿或运脾和胃的药物，如白术、苍术、天台乌药、法半夏等，如此，往往可以达到意想不到的效果。

（杨喆，陈洁真）

三、常用中药配伍在衡法养生中的应用

自古"用药如用兵"，凡良医临证，皆如两军对垒，与病患须臾相对

之间，便要迅敏思维、察言观色、切脉别证、详察形候，看似波澜不惊，实则如千头万绪之中探查毫羽，一纸处方，便功力尽显，有如大将在开战之前鸟瞰敌阵，明辨虚实，静如伏虎，动如苍龙，于攻于守，心中了了，顷刻之间便可固疆破敌。

如将医者比作大将，则处方之药即为手中之士兵，欲要却敌，先要明了士兵的禀性。中医临床经常要用到药对，药对是介于中药学和方剂学之间的一门学科，是具有确切疗效的、中医临床应用中常用的、使用相对固定的两味中药材的组合，是中药配伍应用中最基本的形式，我在临床中往往会大量用到药对，现举例一二，以抛砖引玉。

1. 人参　附子

人参味甘、微苦，性平，入脾、肺、心经，性禀中和，不寒不燥。本品既有大补元气、复脉固脱之效，以治久病气虚，或急性暴病及大量失血后所致的四肢厥冷、神昏不语、虚汗淋漓、气微欲绝、脉微散无根等症；又能补益脾肺，治疗肺脾气虚所致的气短懒言、语音低微、四肢倦怠、食欲不振、精神萎靡、脉虚无力或久泻脱肛等症；还能止渴生津，用于治疗消渴、热病伤津之疾；以及益心气、安神明、增智力、定惊悸，用于治疗气血两虚所致的心神不安、心悸怔忡、失眠健忘等症。另外，本品还是扶正祛邪的代表药物，不仅能在未病之时提高人体的免疫力，还能在已病之时增强机体的抗病能力。

附子又名附片，味辛、苦，性大热。本品纯阳有毒，其性走而不守，能内达、能外透，能升能降，凡寒凝痼冷痹结于经络、脏腑、血脉、筋骨者，皆能温、散、开、通；凡阳气将脱，冷汗淋漓、四肢逆冷、绝汗如油者，皆可回阳救逆、力挽狂澜。本品不仅可治疗大吐、大下、大汗后或心肾阳虚欲绝导致的亡阳证；还能逐寒燥湿用以治疗风寒湿三邪侵入人体所致的肌肉疼痛、筋骨麻木、关节不利等症；以及温助肾阳，治疗肾阳虚衰所致的生殖机能低下，男子阳痿、女子宫寒不孕。附子的用量、用法需要特别注意。首先，在用量方面，因地域、气候及医生判断方面存在着巨大差异。总体来说，北方用量偏大，南方用量偏小，而在西南地区，用到30g更是家常便饭，尤其是四川、云南等地。大量使用附子时必须久煎，有时要煎 3 ~ 5 个小时，甚至 10 余个小时。

配伍功效：附子善温阳散寒，具有回阳救逆作用。人参善补五脏元气，具有益气救脱之功。二药配伍，上助心阳，下补肾阳，中益脾阳，补益元气，回阳固脱，附子得人参则回阳而无燥热伤阴之弊，人参得附子则补气而兼温里之功。

2. 附子 干姜

干姜味辛，性热。本品辛开温通、回阳通脉。能引血分药入血中气分而生血。既能温通心阳，又能温散里寒，可治疗脾胃虚寒引起的脘腹冷痛、呕吐泄泻等症，又能治疗亡阳虚脱而引起的四肢逆冷、脉微欲绝等，以及治疗阳气亏虚，水寒内停所致的咳嗽气喘、痰白清稀或痰带白沫等症。

配伍功效：附子辛温大热，走而不守，为通行十二经纯阳之药，外通皮毛而解表寒，里达下焦而温痼冷，彻内彻外，诸脏诸腑，果有真寒，无可不治；干姜气足味厚，守而不走，可引附子入肾而祛寒回阳，又暖脾胃而散寒，回阳通脉以救逆。另外，干姜可制附子之峻烈毒性，使其毒性减轻。二药合用，回阳救逆之力倍增，故前人谓之"附子无干姜而不温"。

3. 党参 黄芪

党参味甘，性平，入肺、脾经，具有补中益气、生津止渴的功效，可用于治疗四肢困倦、短气乏力、脾胃虚损、口干口渴、食少便溏等症；又具有补气养血的功效，用于治疗慢性出血性疾病所致的气血两亏及血虚萎黄、心悸气短之证；还可以补脾养肺，用于治疗肺脾两虚所致的慢性咳嗽。

黄芪味甘，性微温，入肺、脾经。本品质轻、皮黄、肉白。质轻则升，入表实卫，肉白入肺，皮黄入脾，为补气升阳之圣药。生用具有升发之性，不仅可以升阳举陷，用于治疗中气下陷、中气不足、子宫脱垂、脱肛及其他内脏下垂者，又能温分肉、实腠理、泻阴火、补肺气、消水肿、生肌养血、排脓托毒，用于治疗体弱表虚，以及消渴、疮疡破溃等症。炙品可补中气、益元气、温三焦、振脾阳。

配伍功效：党参补益正气，实气于内；黄芪固护卫气，充气于外。党参善于阴而补中，黄芪偏好阳而实表。二药相合，一阴一阳，一表一里，相互为用，相得益彰。

4. 升麻 柴胡

升麻味辛、甘，性微寒。入肺、脾、胃、大肠经。本品体轻升散，能疏散风热、解毒透疹，治外感风热疫毒所致的头痛、咽痛、发热不甚，以及斑疹初期及斑疹透发不畅；又能解毒散郁、清热泻火，可治阳明胃热所致的头痛、牙龈肿痛、口舌生疮，以及皮肤瘙痒、疮疡肿毒等症；还能升阳举陷，提振清阳，治疗中气下陷所致的气短乏力、内脏脱垂、崩漏不止等症。

柴胡味苦、辛，性微寒。入心包络、肝、胆、三焦经。本品味薄气升，擅长和解退热，是治疗邪入半表半里所致的寒热往来、心烦欲呕、胸胁苦满、口苦咽干、头晕目眩、食欲不振的要药；又能疏肝解郁、宣畅气血、散结调经，用于治疗肝郁气结所致的胸胁胀满、头晕头痛、耳目不利以及月经不调、乳房结节胀痛等症；还可升举阳气，本品能引清气上行而治疗清阳下陷所致的内脏下垂、腰腹沉重、月经过多、小便频数等症。本品解表退热时用量需大，疏肝解郁时用量要适中，升提阳气时用量要小。

配伍功效：二药都有解表透热的功效，对于外感风热邪毒，可单用也可合用。而联合应用更多见于阳气下陷、清阳不升所致的诸症上。升麻可升引阳明清气，柴胡主升少阳清气，升麻升气于右，柴胡升气于左。二药相辅，一左一右，合力托举，可使升提之力倍增。而万物非轻不举，所以如欲使二药联合发挥升阳之功时，用量不宜过大。

5. 石菖蒲　郁金

石菖蒲，味辛，性温。入心、胃经。本品气味芳香，辛温行散之力较强，故为宣气通窍之佳品。既能芳香化湿、醒脾健胃，用于治疗湿阻中焦所致的气机不畅、胸脘满闷、不思饮食等症；又能祛痰化浊、开窍宁神，用于治疗湿浊蒙蔽清窍所致的神志昏乱、耳鸣耳聋等症，以及痰热壅滞心包所致的癫狂、痫症。

郁金味辛苦，性微寒。入心、肺、肝、胆经。该药体轻气窜，其气先上行而微下达。入于气分可行气解郁，达于血分可凉血破瘀，乃为疏肝解郁、祛瘀止痛、行气消胀的要药。不仅可治疗气滞血瘀所导致的胸胁闷痛、腹痛、胃痛、痛经、经闭以及痞块癥瘕等；还擅长凉血清心、行气开郁，可治疗湿痰浊蒙蔽清窍所致的神志不清、胸脘痞闷，以及癫狂、惊痫等症；还能凉血止血、祛瘀生新，可治疗热邪伤络而兼有瘀血引起的吐血、尿血等症；另外，本品还有利胆退黄、利尿清热的功效，可用于治疗黄疸、胆结石、肾结石等。

配伍功效：石菖蒲性温，芳香化湿，郁金性寒，凉血清心；石菖蒲开窍化痰，郁金行气祛瘀。二药相互为用，相得益彰。两者配伍对于痰湿阻滞、气滞血瘀所致的冠心病心绞痛效果尤佳。

6. 丹参 丹皮

丹参味苦，性微寒。入肝、心、心包经。本品色赤味苦，性平而降，专入血分，凡因气血瘀滞所致的诸种疾病，如经来色暗、痛经、闭经、癥瘕积聚（包括肝脾肿大、腹部囊肿、包块等）、瘀血腹痛（痛处较为固定，病程久，舌有瘀斑或有跌打损伤史等）、关节肿痛、丹毒、痈肿等皆有良效；还能祛瘀生新，宋代陈自明说"一味丹参，功同四物"，因此丹参特别适用于血虚而微有热象者；本品还可凉血安神，《本经》谓之能"除烦满"，适用于温病热入营血所致的血热心烦，昼静夜躁，或斑疹隐隐等。

丹皮又名牡丹皮。味辛、苦，性微寒。入心、肝、肾经。本品性寒苦泄，其气清芬，其色红赤，主入血分，可凉血活血。既能泻血中伏火，又能散热壅血瘀，可用于治疗血分有热的吐血、咳血、尿血、月经过多、出疹发斑；阴虚血热而致的骨蒸劳热；血瘀停滞所致的闭经、浮肿癥块、肠痈初起尚未化脓所致的发热、呕吐、右下腹痛等症。

配伍功效：丹参善于活血化瘀、祛瘀生新；丹皮长于凉血散瘀、清透阴分伏火，二药配伍，凉血活血、祛瘀生新、清透邪热之力增强，适用范围非常广泛。

7. 桃仁 杏仁

桃仁味苦、甘，性平。入心、肝、大肠经。桃得春气最厚，即得生气最足，能入血分而化瘀生新，其药性缓和而纯，无峻烈克伐之弊。既可破血散瘀，凡因瘀血、蓄血引起的疾病，均可随证加减，如妇女血瘀经闭、膀胱蓄血、热毒内郁气血壅滞所致的肺痈、肠痈、跌打损伤、痈毒初起均可应用；又可润肠通便，可治疗年老体虚，或久病血虚津亏，或产后失血而致的大便秘结。

杏仁味苦、辛、微甘，性温，有小毒。入肺、大肠经。本品辛苦甘温而利，辛能散邪，苦可下气，润能润肠，温可宣滞，但凡一切外感及内伤所致肺气上逆，咳嗽喘促均可应用；又可润肠通便，特别适用于肺气不降所致的大肠气秘、大便干结者。

配伍功效：桃仁虽可破血祛瘀，但因其药性平和，圆润和缓，所以单用起来往往效果平平，但特别之处就是此药可治疗热毒瘀结所致的肺痈，症见发热、咳嗽、胸痛、咯吐腥臭浊痰，甚则咯吐脓血痰，可见其药性中本应还有止咳平喘之功。桃仁入于血分，偏于活血，杏仁走气分，偏于降气，二药配伍，一气一血，其功益彰，行气活血、止咳平喘、润肠通便。

对于气滞血瘀之诸般疼痛、津枯肠燥之便秘，疗效尤显；如配伍旋覆花、代赭石、茜草根等，则对噎膈（食道癌）亦有良好疗效。

8. 桃仁　红花

红花味辛，性温。入心、肝经。本品辛散温通，擅长活血通经、祛瘀止痛。少用可活血养血，多用则可破血行瘀。用于治疗血瘀心胸疼痛、小腹胀痛、痛经、闭经、胎死腹中、产后恶露不尽、瘀血积滞；本品不仅偏于活血，止痛之力也很强，用于治疗跌打损伤、瘀血肿痛，以及关节酸痛等症。

配伍功效：桃仁治下腹有形之血瘀；红花治散于全身而无定处之血瘀。桃仁破瘀力强，红花行血力胜。二药伍用，相互促进，可共奏活血通经、祛瘀生新、消肿止痛之功。

9. 三棱　莪术

三棱味辛、苦，性平。入肝、脾经。本品苦平降泄，入肝脾血分，破血中之气，功专破血祛瘀、行气止痛、软坚消积。主治血瘀气滞所致的腹中结块（包括肝、脾肿大）、痰滞、食积以及妇女血瘀经闭等症。

莪术味辛、苦，性温。入肝、脾经。本品辛温行散、苦温降泄，入肝脾气分，功专行气破血、散瘀通经、消积化食。用于治疗腹中气滞血瘀，积之日久所引起的疢痞癥瘕（偏在脐旁左右及脐下处，状如条状，如小儿臂者，或如弓弦紧急，称为疢；偏在脘腹正中或略偏于右者，称为痞；偏在下腹部者，称为癥；时有时无者称为瘕）；又能治疗饮食积滞以及跌打损伤之症。

配伍功效：三棱入肝脾之血分，乃血中气药，善于破血中之气，以破血通经；莪术入肝脾之气分，乃气中血药，可破气中之血，以破气消积；三棱可软坚散结，消除坏血、坚积的功力优于莪术，莪术可行气破血、消积散瘀的功力优于三棱。二药虽均为破血之药，但从临床实践来看，并无峻烈之弊端，张锡纯在《医学衷中参西录》中专设"三棱、莪术解"，认为这两味药尽管都可破血，但是安全性很高，不易耗伤气血。

10. 乳香　没药

乳香味辛、苦，性微温，入心、肝、脾经。味辛，可散瘀活血；性温，能活血通经。凡因气滞血瘀，凝涩不通而致的跌打肿痛、心腹疼痛、痛疽疮疡、肌肉不生、疮口溃烂等皆可随证选用；还可伸筋活络，治疗风寒湿痹、中风偏枯所致的筋脉拘挛等症。

没药味苦、辛，性平，入肝经。本品辛平芳香，既能通滞散结止痛，又能生肌排脓敛疮，为行气散瘀止痛的要药。用于治疗痈疮肿毒、跌打损伤、经闭癥瘕、产后腹痛、风湿痹痛等症。

配伍功效：乳香能于血中行气，舒筋活络、消肿止痛；没药苦泄力强，善于活血散瘀、消肿止痛。乳香以行气为主，没药以活血为要，二药一偏于气，一偏于血，合用则气血兼顾，相得益彰。

11. 蒲黄　五灵脂

蒲黄味辛甘，性凉，入心包、肝经。生用性滑，有凉血活血、通经活络、通利小便的作用。炒用性涩，有止血的作用。可治疗血瘀化热所致的胃痛、腹痛、心痛、痛经、产后瘀滞、咳血吐血、尿血便血及崩漏下血等症。近代动物实验研究报道，本品还具有收缩子宫的作用，可用于产后恶露不尽而疼痛者。蒲黄治疗瘀血证的范围比较局限，主要用于胸腹部的瘀血证，尤其是腹部瘀血（尤其是妇科）更为多用，而对于瘀血引起的头痛、肢体疼痛，则效果不佳。

五灵脂味苦、甘，性温，入肝、脾经。有通利血脉、散瘀止痛之功。炒炭用可止血，醋炒更能增强活血止痛的效果。古人认为其有"血闭能通（生用），经多能止（炒用）"，并能治疗"男女一切心腹胁肋诸痛"，用于治疗气血瘀滞所致的各种疼痛。

配伍功效：二药合用即为名方"失笑散"。蒲黄辛香行散，性凉而利，专入血分，擅长凉血止血、活血化瘀；五灵脂气味俱厚，专走血分，长于活血行瘀、行气止痛。二药合用，一凉一温，通利血脉、活血散瘀、消肿止痛之力更强。

12. 当归　川芎

当归味辛甘，性温，入心、脾、肝经。本品辛甘温润，甘温养血，辛温驱寒，为血中气药，并有"血中圣药"之称，既能补血养血，又能柔肝止痛。用于血虚所致的头痛、目眩、心痛心悸、疲劳、腹痛、痛经、经期错后、闭经、月经不调、月经过少，以及风湿痹痛、跌打损伤、疮痈肿痛等症。此外，本药还能养血润燥、滑肠通便，用以治疗阴血不足所致的肠燥便秘。

川芎味辛，性温。本品亦为血中气药，走而不守，辛温走窜，有行气活血、搜风、开郁等作用，可上行头目，下行血海，用于治疗心悸心痛、经闭痛经、月经不调、难产、胞衣不下、头目疼痛、疮痈肿痛、跌打损伤、风湿痹痛等症。另外，川芎也可归为祛风解表药，能够发散风寒，可用于风寒外感，甚至风热外感兼有头痛症者。如汪昂《医方集解》的荆防败毒散、人参败毒散、九味羌活汤、川芎茶调散中都有此药。本品性温升散，燥湿力强，李时珍非常强调湿盛引起的腹泻用川芎，可"效若响应"，正因如此，越鞠丸的川芎即可开郁，又可燥湿，故为君药。现代药理研究认为，本品在动物实验中有降低血压的作用，小剂量使用可使受孕动物的宫缩增强，而大剂量使用，反而可使宫缩减弱。

配伍功效：当归养血为主，川芎以行气为要。二药伍用，互制其短而展其长，气血兼顾，养血调经、行气活血、散瘀止痛之力更强。

13. 丹参　檀香

檀香味辛，性温。入脾、胃、心、肺经。本品辛香温通，专入气分，为理气开郁之品，能引脾胃之气上升而增进食欲，又可调脾肺、理胸膈、温中散寒、行气止痛，用于治疗寒凝气滞、脘腹冷痛、寒疝痉挛、呕吐清水等症；又可治疗气滞血瘀、胸闷胀痛、胃脘刺痛，以及冠心病、心绞痛等症。

配伍功效：檀香入肺脾气分，善于宣发气滞，畅膈宽中，散寒止痛；丹参入心、肝血分，扩张冠脉血管，活血化瘀、散瘀定痛。二药配伍，一气一血，气血双调，行气活血、通络止痛之功尤胜。

14. 石菖蒲　降香

降香又名紫藤香、降真香。味辛、性温。入心、肝、脾经。本品辛香温散，色赤入血。既能降气避秽化浊，治疗秽浊内阻、恶心呕吐、腹部疼痛；又能散瘀止血定痛，治疗气滞血瘀、心胃气痛、冠心病心绞痛，以及吐血、咯血、外伤疼痛等症。

配伍功效：二药皆可芳香化浊，菖蒲长于通窍醒神，降香善于止痛避秽，合用则化湿活血、止痛开窍之力更强。

（杨喆）

附：医案故事

药物治疗医案（《古今医案按·怔忡》）

【原文】

高果哉治钱塞庵相国怔忡不寐，诊得心脉独虚，肝脉独旺。因述上年驿路还乡，寇盗充斥，风声鹤唳，日夜惊惧而致。高用生地、麦冬、枣仁、玄参各五钱，人参三钱，龙眼肉十五枚，服数剂。又用夏枯草、羚羊角、远志、茯神、甘草、人参，大效。仍以天王补心丹，常服全愈。

【白话解】

钱相国患有惊悸怔忡、失眠多梦的病症，高果哉诊其脉见心脉虚弱，肝脉独强。询问其病史，自诉去年回乡之时，路途中屡被强盗袭击骚扰，每日都处在心惊胆战、草木皆兵的状态中。高果哉认为钱相国是因受惊恐惧导致的怔忡不寐，于是用生地、麦冬、枣仁、玄参各五钱，人参三钱，龙眼肉十五枚煎汤服下，后又用夏枯草、羚羊角、远志、伏神、甘草、人参煎汤，症状得到很好的缓解。后又让钱相国经常服用天王补心丹，病终得愈。

【按评】

怔忡，首见于《济生方·惊悸怔忡健忘门》中："惊者，心卒动而不宁也；悸者，心跳动而怕惊也；怔忡者，心中躁动不安，惕惕然后人将捕之也。"该病以阵发性或持续发作为特点，是患者自觉心中剧烈跳动的一种急性病证，常和惊悸合并称为心悸。与现代西医所说的心律失常临床表现相似。关于其病机，《古今名医汇粹》有所总结："夫怔忡惊悸之病，或因怒气伤肝，或因惊入胆气，母令子虚，因而心血为之不足；又或遇事烦冗，思想无穷。则心君亦为之不宁，故神不安，而怔忡惊悸之所由生也。"《素问·举痛论》有云："惊则气乱……惊则心无所倚，神无所归，虑无所定，故气乱矣。"

本案中，患怔忡的根源为惊惧，诊其脉，见心弱肝强，心脉弱为心血亏虚，心阴不足；肝脉强，为肝气盛，肝阳偏亢。不寐，即失眠，《内经》谓之"夜不瞑"或"目不瞑"。本案中的不寐，是由情志过极，暴受惊恐，神魂不安，而致的心血亏虚，肝阳偏亢，火盛神动而致的神志不宁。《景岳全书·不寐》有云："真阴精血不足，阴阳不交，而神有不安其室耳。"且《内经》有云"恐伤肾"，所以本案治疗总以滋阴降火、宁心安神、定志益精为法。

关于酸枣仁，《神农本草经》有云："补中益肝，坚筋骨，助阴气，皆酸枣仁之功也。"《本草纲目》中也有记载，枣仁"熟用疗胆虚不得眠，烦渴虚汗之症；生用疗胆热好眠，皆足厥阴少阳药也"。本案中用酸枣仁滋阴降火、安神定志，再配以生地、麦冬、玄参滋阴增液，人参大补心气，龙眼肉养血安神，着重在补液降火滋阴；羚羊角，《药性论》称其味甘。

入肝、心经。有平肝息风、清热镇惊、解毒的功效，在此处的作用主要为重镇安神。远志，《本草纲目》有云："此草服之能益智强志，故有远志之称。其功专于强志益精，治善忘。盖精与志，皆肾之所藏也。肾精不足，则志气衰，不能上通于心，故迷惑善忘。"在本案中主要用于定志益精。再予伏神宁心定志，夏枯草清肝泻火，重在宁心安神定志；最后用天王补心丹补心安神、滋阴清热巩固疗效。天王补心丹出自《世医得效方》，主要功效为滋阴清热、养血安神。滋阴补血以治本，养心安神以治标，标本兼治，心肾两顾，但以补心治本为主，共奏滋阴养血、补心安神之功。本案中，先用汤剂，再用丸剂，所谓汤者，荡也，去大病用之；丸者，缓也，舒缓而治之。（《汤液本草·东垣用药心法》）先汤后丸，标本兼顾，自然药到病除。

（郭昶）

第二节　饮食衡法

"民以食为天"，饮食是维持人类生存的必备条件之一，也是维持人体生、长、壮、老的必要环节，是维护人体精、气、神的物质基础。唐代孙思邈指出"安身之本，必资于食；不知食宜者，不足以存生也。是故食能排邪而安脏腑，悦神爽志，以资气血"。因此，合理搭配、平衡饮食，可以保持人体的正常功能，提高机体的抗病能力，还可以治疗疾病。

元代忽思慧在《饮膳正要》一书中指出："保养之法莫若守中，守中则无过与不及之病，调顺四时，节慎饮食……"可见饮食调养的关键在于"守中""平衡"。衡者，即平衡之意也。人之所以生病者，无非阴阳失衡而已，而阴阳失衡之关键在于气血失衡，因"气为百病之长，血为百病之胎"也。故临床处方用药，无不使其气血平衡、阴平阳秘。正所谓药食同源，食物亦有四气五味，寒热温凉之别，合理选择食材，可用食物之偏以纠正体内气血之偏，使其气血平衡而达到延年益寿的目的。此即《素问·脏气法时论》云："五谷为养，五果为助，五畜为益，五菜为充，气味合而服之，以补精益气。"

一、饮食衡法的理论内涵

笔者运用衡法理论指导"心"系疾病患者的饮食，以养生防病，临床常能获效。临证 30 余载，笔者认为饮食的平衡之法主要包括：谨和五味、食量有节、寒温有度、调和四气、因时制宜等五个方面。

（一）谨和五味

五味，即酸、苦、甘、辛、咸五种。它既是中医用来解释、归纳中药药理作用和指导临床用药的理论依据之一，也是指导临床食疗选材的重要依据。了解不同食物所具有的性味，有助于正确选用食疗方中的食物，以取得预期的效果。

《素问·六节藏象论》曰："天食人以五气，地食人以五味，五气入鼻，藏于心肺，上使五色修明，音声能彰。五味入口，藏于肠胃，味有所藏，以养五气，气和而生，津液相成，神乃自生。"可见饮食五味是保证人体脏腑功能正常运行的物质基础，也是人体气血化生的供应来源。

但若偏嗜五味，不仅有碍于五脏所藏之精气，如《素问·生气通天论》云："阴之所生，本在五味；阴之五官，伤在五味。"同时亦可影响相关脏腑，导致脏腑间功能失调，即"味过于酸，肝气以津，脾气乃绝。味过于咸，大骨气劳，短肌，心气抑。味过于甘，心气喘满，色黑，肾气不衡。味过于苦，脾气不濡，胃气乃厚。味过于辛，筋脉沮弛。"

因此，"谨和五味"是人体达到健康长寿所应谨慎遵循的基本原则，也是治疗"心"系疾病的必要辅助之一。

1. 苦先入心

《素问·阴阳应象大论》云："阳为气，阴为味。""五味"属阴，可直接滋养和化生五脏精血。"心"性属火，火曰炎上，具有温热向上的特点，而苦味寒凉，有通泻之功，故能泄上逆之气，尤其适用于"心火上炎"的患者。如苦瓜味苦性寒，用苦瓜炒菜，佐餐食用。取其苦能滑泄之力，达到清热、明目、泻火的效果。再如茶叶苦甘而凉，适宜夏日饮用，有清利头目、除烦止渴的好处。

2. 心欲软，急食咸以软之，用咸补之，甘泻之

心者，为人之阳脏，乃阳中之太阳；其主阳气，以阳气为用。心主血脉，心藏神的功能全赖于心阳的温煦。心主火，须柔和而非燥烈，时时需要肾水济之，以求"水火既济"之态，此即《素问·脏气法时论》"心欲软"之义。否则心火容易亢盛，热扰神明，出现心烦失眠、面赤口渴、身热、便秘溲黄，甚或狂躁谵语、神识不清等心火上炎、亢盛之证。根据五

味对"五脏所欲"的补泻原理，咸味药入肾属水，能润下，且"咸走血"，故咸能清心凉血。临床如见上述心火上炎之证，药多用大青叶、玄参、紫草、芒硝、犀角等凉血之品。此即《素问·脏气法时论》所云："心欲软，急食咸以软之，以咸补之。"

甘味药壅滞，易郁生火邪，为心所恶，即"甘泻之"，但当出现如痴如呆、反应迟钝、昏昏欲睡等心神内敛太过、心火不足、心阳不振的表现时，当用甘药，以振奋心阳，此即"以甘泻之"之义。如治心阳不足的拯阳理劳汤、保元汤中用甘温的人参、黄芪、白术。

3. 心苦缓，急食酸以收之

心为火脏，主神明，在病理变化中，容易出现心气涣散不收，主要表现为心悸、气短、自汗等心阳不足之证，甚者可出现阳气虚脱之证。根据五味对"五脏所苦"的补泻原理，《素问·脏气法时论》云："心苦缓，急食酸以收之。"故在治疗上要注意敛汗收气，防止阳气虚脱，酸味药能收能敛，如酸枣仁、五味子、芍药等，亦如李可破格救心汤中山萸肉一味，"大能收敛元气，固涩滑脱"。

4. 五味入五脏

《景岳全书·真脏脉》云："凡五脏之气必互相灌溉，故各五脏之中，必各兼五气。"同理，"五味"亦可通过对各自脏器的影响来达到调节、治疗"心"系疾病的目的。

（1）心与肺：心肺同居上焦，心气上通于肺，肺主治节而助心行血。因此，心与肺在病理上相互影响，主要表现在气和血的功能失调方面。

1）肺气虚弱，宗气不足，不能助心行血，心气亦弱。心气虚弱，心血不能充养于肺，肺气亦虚。心、肺之气虚相互影响终致心肺气虚，临床上表现为心悸气短、咳嗽喘促、动则尤甚、声低气怯、胸闷、咳痰清稀等症状。

《素问·脏气法时论》云："肺欲收，急食酸以收之。"酸味药能收敛外泄之肺气，顺肺气之所欲，即常用的酸收敛肺气之品有五味子、白芍、乌梅等。

2）肺失宣降。肺在五行属金，金性肃敛，五脏气机升降中，肺气宜降不宜泄，宜宣不宜散。若肺失宣肃，均可影响心主血脉的功能，导致血液运行迟滞，而出现胸闷、气短，以及心悸、唇青、舌紫等心血瘀阻的病理表现。

辛味发散，易耗肺气，违肺收之性，但当由于外邪等因素导致肺气郁闭，不能正常宣降时，应使用辛味药，使肺气得以宣散。

肺主宣发肃降，若肺气不宣，或失于肃降，则致气逆而上，即"肺苦气上逆"。如果肺气失宣，气逆而致胸满咳喘之证，应选用杏仁、桔梗、紫菀、贝母等微苦之品降逆肺气。此即《素问·脏气法时论》提出的"肺苦气上逆，急食苦以泄之"。

（2）心与脾：心主血，脾生血又统血，故在病理上心与脾之间相互影响，主要表现在血的生成和运行方面。心阳不振或心血不足会影响脾之运化，使脾之功能失常。反之，脾虚健运无权，不能益气生血，则心失所养，亦能为病。

1）脾气虚弱，运化失职，则血的化源不足；或脾不统血，失血过多，都能影响于心，导致心血不足。临床上，既有脾气虚弱之面黄、神疲、食少便溏，以及统摄失职之出血，又有心悸、失眠、健忘、脉细等心血不足之症。故《素问·脏气法时论》云："脾欲缓，急食甘以缓之""甘补之"。甘味能入脾，和中补虚，此时宜多用"甘"味之品。如莲子、龙眼肉、红枣等益脾养心、开胃安神。

2）脾属湿土，喜燥恶湿，若湿气太过，则会运化失司，脾虚失运，则痰湿内阻，上蒙心神；久而痰湿内蕴化火，痰火内盛，扰乱心神。故《素问·脏气法时论》云："脾苦湿，急食苦以燥之。"

苦能燥湿，但临证之时尚需依据寒湿、湿热的不同，选用苦温或者苦寒燥湿之品。如寒湿内侵，中阳受困，脾气被遏，运化失司，当出现脘腹痞闷，食欲减退，大便溏薄，口淡不渴，舌淡胖苔白腻，脉濡缓等寒湿内盛的表现。此时应予苦温燥湿之苍术、厚朴等。若为湿热蕴结脾胃，受纳运化失职，升降失常，表现为脘腹痞闷、纳呆呕恶、便溏尿黄、舌红苔黄腻、脉濡数等湿热内蕴之象。此时应予苦寒燥湿之黄连、黄芩等。

（3）心与肝：心主血，肝藏血；心主神志，肝主疏泄：心与肝的病理影响，主要表现在血液和神志两个方面。

1）血液方面：心肝阴血不足，往往互相影响，心血不足，肝血常因之而虚。肝血不足，心血亦因之而弱。所以，在临床上常常是心悸怔忡、面色不华、舌淡、脉细无力等心血不足的症状和头晕目眩、爪甲不荣、肢麻筋挛、视力减退、妇女月经涩少等肝血亏损的症状同时并见。

酸入肝，即以酸味引入肝经，如白芍、酸枣仁、山萸肉等滋肝阴、补肝体，从而达到肝血得养，心血亦充的目标。

2）神志方面：心肝两脏功能失调常表现出精神异常，如心肝血虚，血不养心，肝失濡养，则神无所主，疏泄失职。因此，肝血亏虚的患者，除有肝血不足的症状外，还会出现心悸不安、失眠多梦等神不守舍的症状。若心阴不足，虚火内炽，则出现心悸、心烦、失眠、多梦的同时，往往还会兼见急躁易怒、头晕目眩、面红目赤等肝气上逆，浮而上亢的症状，这是心肝之阴血亏损，而心肝之阳气无所制约的结果。甚则心肝火旺，相互影响，气郁化火生痰，痰与气（火）相结，阻蔽心窍，扰于心神，又可导致癫狂等精神失常。

《素问·脏气法时论》云："肝欲散，急食辛以散之。"故治宜疏肝解郁，如柴胡、枳壳、香附、川芎、青皮、郁金、远志等疏肝理气药，多属辛味之品，此即"辛以散之"。

（4）心与肾：心与肾之间主要为水火既济的关系。心肾之间阴阳水火精血动态平衡失调，即为心肾不交。其主要病理表现是肾水亏而心火旺，以及心肾阳虚水泛。

1）肾阴不足，心阳独亢：肾水不足，不能上承以济心阴，心阴不能制约心阳，使心阳独亢而致肾阴亏于下，心阳亢于上的病理变化，出现心悸、心烦、失眠、多梦，以及腰膝酸软、男子遗精、女子梦交等。此为"心肾不交"或"水火不济"。此时宜用咸味药，入肾补阳，如磁石、珍珠母、鹿茸、海狗肾、阳起石等，此类壮肾阳之品，即"咸泻之"也。

2）心肾阴虚，阴虚火旺：心肾阴虚，不能制约心阳，以致心火上炎，而见五心烦热、消瘦、口干少津、口舌生疮、心悸、失眠、健忘等。《素问·脏气法时论》云："肾欲坚，急食苦以坚之。"药如知母、黄柏、生地、玄参等苦味之品，泻亢盛之相火，固遗泄之肾精，此亦"苦能坚"。

3）心阳不振，水气凌心：心阳不振，不能下温于肾，以致寒水不化，上凌于心，阻遏心阳，则现心悸、水肿、喘咳等"水气凌心"之候。《素问·脏气法时论》提出："肾苦燥，急食辛以润之。"辛味药能散、能行，有帮助恢复肾气蒸腾气化阴液的作用，即张介宾所注："水中有真气，唯辛能达之，气至水亦至，故可以润肾之燥。"但肾燥所选择的辛味，需是辛润之品，如淫羊藿、巴戟天、益智仁、菟丝子、怀牛膝等，亦如葱、姜、蒜、韭菜、芥末之类。

《素问·脏气法时论》提出以"毒药攻邪，五谷为养，五果为助，五畜为益，五菜为充"，其原理在于"气味合而服之，以补精益气"，盖食物各有辛酸甘苦咸之不同气味，适当调和配合药物治疗，可对脏腑发挥补益作用，有助于药物治疗作用发挥，故"四时五脏，病随五味所宜也"。

（二）食量有节

《素问·上古天真论》曰："上古之人，其知道者，法于阴阳，和于术数，食饮有节，起居有常，不妄作劳，故能形与神俱，而尽终其天年，度百岁乃去。"因此，饮食有节是尽终其天年的关键。

《素问·痹论》云："饮食自倍，肠胃乃伤。"脾胃为后天之本，气血化生之源。脾主运化水谷、运利水湿、化生精微，胃主腐熟水谷。食饮暴摄，脾胃受伤，不能腐熟水谷、化生精微，则气血生化乏源，导致气血亏虚。食物不消化则成食积，水湿停留而为水饮、痰湿，变生百病。

饮量有节，饮食适度，近则可保脾胃运化功能正常，使精微化生旺盛，远则无营养缺乏或过剩之忧，即使到了老年亦可减少肥胖及动脉硬化、冠心病、糖尿病等诸多疾病的发生。

（三）寒温有度

饮食的寒温有度指食物入口时温度适宜。《灵枢·师传》指出："食饮者，热无灼灼，寒无沧沧。寒温中适，故气将持，乃不至邪僻也。"因此，饮食的寒热应该适合人体的温度，不太热也不过凉，才能为脾胃纳运水谷提供必要的条件。如若寒温不当，除易于损伤脾胃阴阳而影响脾胃运化、气血生成外，也有可能伤害其他脏腑。如《寿亲养老书》说："饮食太冷热，皆伤（脾胃）阴阳之和。"《灵枢·邪气脏腑病形》说："形寒寒饮则伤肺。"

（四）调和四气

食物本身具有寒、热、温、凉、平等性质，对人体产生的影响不同，要依从"寒者热之，热者寒之，虚则补之，实则泻之"的原则，根据体质选择相应的食物。一般说来，温热性质的食物，如羊肉、葱、姜、韭菜、桃、枣、橘适合于虚寒体质者，鸭肉、绿豆、黄瓜、苦瓜等属寒凉性质的食物适合热性体质或患有偏热性疾病者。

（五）因时制宜

中医学主张"天人相应"，人的饮食应与自己所处的自然环境相适应，一年四季不同时期的饮食也要同当时的气候条件相适应，遵循"春生、夏长、秋收、冬藏"的自然规律，才能做到与万物沉浮于生长之门，达到天人一体观。

笔者针对四季气候的变化，根据"用热远热""用温远温""用凉远凉""用寒远寒"的饮食原则，主张一年四季之中饮食应采取"春宜升补，夏宜清补，秋宜平补，冬宜温补"的"四时补法"，总以"温通"为要，使其气血通畅、平衡而达到延年益寿的目的。

春季气候渐温，大自然皆是大地回春、万物复苏之象。此时，人体阳气从冬天的封藏固密逐渐转为生发之势，此时饮食应以"升补"为原则，一般选用平性、凉性食物为佳。正如《饮膳正要》所言："春气温，宜食麦，以凉之。"同时，因春天与肝相应，所选食物应多有益气升发、疏泄调达之效。如豆芽这一食物便可多吃，豆芽乃豆子刚发芽之物，其内具升发之性，故可疏肝理气。春天人多有肝郁之象，尤其是青年女性多见，所以春天不妨多吃豆芽以疏达情志。其他诸如稻芽、肉、蛋、鹌鹑及其蛋、羊肉、猪肉、动物肝、笋、木耳、黄花菜、香菇等，皆是春天膳食之佳品。

夏季气候炎热，高温的天气让人体更喜凉爽，饮食上也更愿意多吃清淡、甘凉的食物，此即"夏宜清补"之义。正如《饮膳正要》云："夏气热，宜食菽，以寒之。"其意是夏季气候炎热，应多吃大豆，故民间多有"夏喝绿豆汤"之说，其解暑之力可见一斑，也难怪李时珍称之为"济世之食谷，菜中佳品"。其他诸如西瓜、梨子、酸梅汤、椰汁、苦瓜等皆能解暑清心。但需引起注意的是，临床上素来脾胃虚寒之人应少吃冰冻饮料，尤其是西瓜之属，以免伤了脾胃中阳。

秋季气温开始逐渐降低，雨量减少，空气湿度相对较低，气候变得干燥。秋气应肺，肺为娇脏，喜润恶燥，无论是初秋温燥，还是深秋凉燥，其干燥的气候都极易伤损肺阴，从而使人出现口干咽燥、干咳少痰、皮肤干燥、便秘等症状，重者甚至还会咳中带血。所以在食疗上应采用"平补"法则，多选用清平滋润之食材，正如《饮膳正要》所言："秋气燥，宜食麻，以润其燥。"具体到生活中，可以选用如苹果、橘子、山楂、猕猴桃、白萝卜、白梨等，以收敛肺气；并可多食银耳、豆腐、百合、蜂蜜、糯米、粳米等有润肺作用的食物。

冬季，天气寒冷，"寒主收引"，人体机能也处于收敛潜藏状态，消耗较少，吸收能力较强，正是进补的好时机。俗语有道："冬季进补，开春打虎。"故饮食宜选温补的食物，以助人体的阳气，多食狗肉、羊肉、扁豆、核桃等食物。然而不应拘泥于一季一时的进补，有些疾病冬天好发，如哮喘，此时一般不宜大量进补，以免病情加重。而在春夏之季，病情处于稳定阶段，才是进补的好季节。

依据饮食的"四时补法"，笔者为冠心病患者制定了四季的饮食药膳（参见下文），借此说明采用"饮食衡法"，以调畅气血、平衡脏腑功能，有助于达到治疗疾病的目的。愿读者能够举一反三，悟得饮食衡法的真谛。

二、饮食衡法的实践指导

（一）食物的四气分类

1. 温热性食物

肉类：鸡肉、羊肉、鹿肉、鹿鞭、狗肉。

豆类：刀豆、扁豆。

蔬菜类：韭菜、辣椒、大蒜。

水产类：海参、鲍鱼、黄鱼、带鱼、鲢鱼、鳝鱼。

粮油类：糯米、高粱、豆油、菜油。

水果及干果类：杨梅、金橘、荔枝、胡核桃、山楂、梅子、松子、桃子、石榴、槟榔、木瓜。

瓜类：南瓜。

调料、饮料类：生姜、赤砂糖、饴糖、葱、酒、酒酿、醋、丁香、茴香、八角茴香、花椒、胡椒、桂皮、茉莉花、桂花、咖啡、羊奶。

2. 寒凉性食物

肉类：鸭肉、鸭蛋、马肉、兔肉、青蛙。

豆类：绿豆、绿豆芽、豆腐、豆腐皮、豆豉。

蔬菜类：芹菜、旱菜、菠菜、芸苔、金针菜、甜菜、马兰头、枸杞叶、茄子、番茄、萝卜、竹笋、藕、蘑菇、紫菜。

水产类：蟹、泥螺、文蛤、鲤鱼、师螺、蚌。

粮油类：荞麦、薏苡仁、粟米。

水果及干果类：甘蔗、香蕉、柚子、橘子、梨子、桑葚。

瓜类：西瓜、冬瓜、丝瓜、黄瓜、香瓜。

调料、饮料类：食盐、酱油、茶叶、菊花、马奶。

3. 平性食物

肉类：鸡蛋、鹅肉、鹌鹑肉、鸽肉、猪肉、牛肉。

豆类：赤豆、菜豆、蚕豆、豌豆、黑大豆、黄大豆、豆腐、豆浆、腐乳。

蔬菜类：大白菜、卷心菜、蓬蒿菜、胡萝卜、芋头、木耳、银耳。

水产类：海蜇、墨鱼、青鱼、刀鱼、比目鱼、泥鳅、鲶鱼、鲈鱼、龟、鳖。

粮油类：马铃薯、甘薯、落花生、山药、黑芝麻、花生油。

水果及干果类：苹果、白果、李子、龙眼肉、枣子、橄榄、葵花子、葡萄、芡实、南瓜子，西瓜子。

调料、饮料类：白砂糖、冰糖、牛奶。

（二）冠心病患者的四季饮食药膳

1. 春天：酸枣仁炖猪心汤

材料：猪心半个，酸枣仁 20g，大枣 20g，白砂糖适量。

功效：补血养心安神。

做法：将猪心洗净，切成薄皮；酸枣仁洗净，大枣去核。将猪心、去核大枣和酸枣仁同放炖锅内，加入适量清水，先以武火烧沸，再用文火炖 45 分钟，加入白砂糖适量即可。

宜忌：实证、痛风患者不宜服用。

解析：自古即有"以脏补脏""以心补心"的说法，猪心能补心，大枣养血补中，枣仁养心安神除烦。此食疗方补血养心安神之效显著，冠心病患者若见心悸气短、头晕乏力、失眠多梦，不妨平时在家中多煲此汤。

2. 夏天：百合莲子绿豆沙

材料：绿豆 250g，百合 30g，莲子 50g，白砂糖适量。

功效：清心安神，清热解暑。

做法：将绿豆、百合、莲子洗净，在清水中浸泡 1 小时。后把食材放入锅中，加入适量清水，武火煮开，文火持续煮 1 小时，加入适量白砂糖即可。

宜忌：冠心病证属脾胃虚寒者不宜使用。

解析：百合性凉，具有清心安神之功；莲子味甘、涩，性平，入心经能养血安神；绿豆乃夏季解暑凉药。故此药膳对于在夏季常表现为心烦失眠、烦躁心悸等症状的冠心病患者，不失为夏日解暑良药。但因此方过于寒凉，素来脾胃虚寒者不宜过多服用。

3. 秋天：川贝丹参雪梨粥

材料：川贝母9g，雪梨1只，丹参10g，大米100g。

功效：清热止咳，祛痰化瘀。

做法：把川贝母、丹参洗净；雪梨洗净，去皮和核，切成小块；大米淘洗干净。

把川贝母、丹参、雪梨、大米放入锅内，加入适量清水，大火煮开，文火再煮30分钟即可食用。

宜忌：痰湿咳嗽患者慎用。

解析：因冠心病患者常引起肺功能受损，而常见咳嗽咯痰，在秋季尤以燥咳为多见。川贝有润肺止咳，富含浆汁的雪梨不失为秋日润燥佳品，针对冠心病患者多有气血瘀阻之证，故配合善于活血化瘀之丹参。因雪梨偏凉，故加大米以护卫中焦脾胃，以免寒凉败胃。此时患者可在秋季服用此粥，以缓解因冠心病引起的秋季燥咳。

4. 冬天：桂枝甘草乳鸽汤

材料：桂枝5g，生姜6g，甘草5g，大枣5枚，乳鸽1只，黄酒10mL，盐3g，胡椒2g。

功效：驱寒补血。适用于血虚寒闭型冠心病患者日常服用。

做法：把乳鸽宰杀后，去毛、内脏，洗净后，抹上盐、黄酒、胡椒、腌制45分钟待用。把乳鸽放入蒸锅内，加入适量清水，放入桂枝、生姜、甘草、大枣。把蒸杯放入蒸笼内蒸1小时即可。

宜忌：平时容易上火者慎用。

解析：桂枝甘草汤为医圣张仲景治疗"心下悸"属心阳不振的经典方剂，尤其适用于阳虚型冠心病患者。乳鸽为温燥性食物，平时体质较阳盛之人吃完往往会有咽痛、口腔溃疡，甚则流鼻血之弊，可见其温热之性。然对于体质虚寒者往往是佳品。此道食谱总体偏于温热，非虚寒患者不宜使用，且尤其适合寒冷的冬季进补。

（三）体质药膳衡法

1. 气虚体质

（1）归参鳝鱼粥

材料：鳝鱼1条，当归20g，党参50g，粳米适量。

做法：将鳝鱼去头、骨、内脏，洗净切块待用，取当归、党参装入煲汤专用纱布袋。粳米入锅加水煮至沸，放入鳝鱼，归参袋煮45分钟后捞出归参袋，再煮5分钟出锅，食鱼喝粥。

功效：补益气血。适用于气虚体弱，营养不良，久病体虚，术后气血不足等辨证为气虚的患者。中医讲气为血帅，血为气母，补气之中兼补血，可以达到更好的补气效果。鳝鱼营养价值很高，常吃鳝鱼有很强的补益功能，特别对身体虚弱、病后以及产后之人更为明显。中医认为，它有补气养血、温阳健脾、滋补肝肾、祛风通络等医疗保健功能。

（2）黄芪大枣桂圆羹

材料：黄芪20g，大枣6枚，桂圆12枚，甘草5g。

做法：大枣、桂圆去核，同黄芪、甘草共入砂锅，加水煮15分钟即可饮用。

功效：补气生血，健运脾胃。适用于食少不饥，四肢乏力，夜间睡眠欠佳等辨证为气虚的患者。

黄芪，为补气之首药。味甘性温，能大补人体中气，补而能走，实为补气药中之上品。西医研究发现，小剂量黄芪具有升压作用，高血压患者慎用；桂圆，又称龙眼肉，是一味很好的补养心脾的中药，也是日常生活中人们喜爱的水果，肉多汁美，入药膳口味极佳；大枣，甘温和中，补脾益气、养血安神，现代药理研究证明，红枣含维生素最多，具有"天然的维生素丸"称号，且味道甘甜。但大枣含糖量较高，糖尿病患者应少食。

（3）芪味防风汤

材料：黄芪30g，北五味子6g，防风12g，人参6g，猪腱肉250g，姜3片。

做法：猪腱肉洗净切块备用，黄芪、五味子、防风、人参浸泡15分钟后同猪腱肉入砂锅加水，放姜3片，旺火待水沸后转文火煮50分钟。

功效：固表止汗。适用于产后怕风，动则汗出，体虚反复感冒等辨证为气虚的患者。

此药膳方主要针对气虚喜出汗体质的人，它含有中医名方"玉屏风散"中的药味，具有益气固表的功效，对于汗出久者，多兼阴液耗伤，可酌加麦冬、天冬、黄精、山萸肉等。

2. 血瘀体质

（1）益母当归汤

材料：益母草15g，当归15g，三七10g，乌骨鸡250g，姜3片。

做法：乌骨鸡洗净切块备用。益母草、当归、三七、姜同乌骨鸡加水入炖盅，隔水炖 50 分钟。

功效：活血化瘀，通络止痛。适用于胸闷时作，痛有定处等辨证为血瘀的患者，或合并瘀滞痛经，经行不畅，局部跌仆肿痛等血瘀症状者。

益母草，顾名思义，对女性的健康比较有益，为历代医家治疗妇科疾病的要药；三七，中药活血止血之上品，更有补虚强壮之功。然此二药味苦，可酌加大枣、蜂蜜等甘甜之品稍加调和，此药膳方活血之力较强，非血瘀体质之人不可久服。

（2）玫瑰花茶

材料：玫瑰干花 10 朵，山楂 10g，蜂蜜适量。

做法：取山楂入锅加水适量煮 20 分钟熄火，将玫瑰干花放入山楂汁中盖上盖子泡 15 分钟。饮用前加适量蜂蜜，搅匀。

功效：活血化瘀，行气止痛。适用于胸闷时作，痛有定处等辨证为血瘀的患者。

玫瑰花，活血调经、理气解郁，药性温和，最适合月经不调、情绪不稳的女性患者；山楂，活血兼能消食，现代药理研究发现，山楂具有降血脂、降压、抗动脉粥样硬化等作用，然胃酸过多之人应少用，可去之。玫瑰花配合蜂蜜或红枣，可调和玫瑰花的涩味，使此茶口味更佳。

（3）归芎活血粥

材料：当归 15g，川芎 3g，丹参 20g，鲜桃花 6 朵，鸡汤 500mL，粳米适量。

做法：鲜桃花剥下花瓣，去花心花梗待用。用米酒洗当归、川芎，切成薄片装入煲汤专用纱布袋，与鸡汤清水一同入砂锅煮，煎出药汁后捞出纱布袋，加入粳米适量。用武火烧开后转文火熬煮成粥。熄火后放入新鲜桃花，搅拌均匀，盖上盖子焖 5 分钟后可食用。

功效：活血化瘀，通络消斑。适用于面部色斑、胸痛、月经不调等辨证为血瘀的患者。

当归配伍川芎，为中医妇科名方"佛手散"。丹参，"一味丹参散，功同四物汤"，即是说丹参具有活血兼补血、祛瘀生新的作用，且药性温和不燥；桃花轻清芬芳，兼有活血之功。此药膳方最适合月经不调、痛经等瘀血证女性，同时，对于老年人，特别是冠心病、糖尿病等血管硬化之人，多服此药膳方可有一定软化血管、改善血液循环的效果，实属良方。

3. 痰湿体质

（1）鸭架粉丝汤

材料：鸭架 250g，冬瓜 150g，薏苡仁 30g，茯苓 30g，粉丝适量，姜 3 片，白扁豆 30g。

做法：鸭架去皮切块后用锅炒，加入少量料酒调味，炒好的鸭架转入已烧开水的砂锅中，放入冬瓜、茯苓、薏苡仁、姜片煮 50 分钟。继而把洗净的粉丝放入汤内煮 8 分钟，食粉喝汤。

功效：祛湿化浊，利水消肿。适用于单纯性肥胖、小便不利、大便不畅、水肿等辨证为痰湿的患者。

痰湿肥胖者，多责之湿，湿又责之脾，脾虚湿盛而成肥胖，冬瓜味淡，擅长利水渗湿，为减肥上品，然痰湿者，当从根本入手，薏苡仁、茯苓、白扁豆健脾以祛湿，如此标本兼治，且此方口味较佳。

（2）鲫鱼粉葛汤

材料：鲫鱼 1 条，粉葛 150g，赤小豆 30g，陈皮少许，猪肉 50g，姜 3 片。

做法：赤小豆浸泡 1 小时，陈皮浸泡去白膜，鲫鱼洗净去鳞、内脏，猪肉切块备用。将赤小豆、猪肉、粉葛、陈皮、姜片放入砂锅中先煮 30 分钟。鲫鱼先在锅内煎至金黄，转入已煮汤 30 分钟的砂锅中，沸后转文火再煮 20 分钟，出锅。

功效：利湿消肿。适用于高血压、高脂血症、肥胖、湿疹等辨证为痰湿的患者。

鲫鱼食疗价值极高，味甘、性平，入脾、胃、大肠经；具有健脾、开胃、益气、利水、通乳、除湿之功效。葛根，现代药理研究发现其具有明显的降压作用，赤小豆清热利湿，陈皮行气化湿，兼醒脾开胃。

（3）木棉花山药汤

材料：干木棉花 10g，鲜山药 150g，猪骨 250g，薏苡仁 30g，姜 3 片。

做法：木棉花、薏苡仁浸泡 1 小时至发软备用。猪骨洗净剁块，山药洗净切块泡于水中。将木棉花、山药、猪骨、薏苡仁、姜片入锅，加入适量的水煮 1.5 小时即可饮用。

功效：化湿健脾，解毒消肿。适用于水肿、腹痛、痈肿疔疮等辨证为痰湿的患者。

木棉花，味甘、性凉，善清热利湿，兼能解毒，山药、薏苡仁既健脾渗湿，又不影响口味，是食疗佳品，痰湿体质者可常服。

4. 气郁体质

（1）三花茶

材料：干玫瑰花 10 朵，金银花 9g，菊花 9g，薄荷 3g，桑叶 3g，冰糖适量。

做法：玫瑰花、菊花、金银花、桑叶洗净入锅中，加入适量水煮沸 15 分钟，熄火放入薄荷、冰糖，盖上盖子焖 3 分钟，香气出时搅拌均匀即可饮用。

功效：疏肝解郁，行气散结。适用于心系疾病合并月经不调，慢性咽炎，亚临床甲亢等辨证为气郁的患者。

花者，轻清芬芳，最善解郁，玫瑰花活血解郁，薄荷疏肝理气，金银花、菊花、桑叶善清烦热，并解毒散结。此外花茶善养皮肤及美容颜，女性多饮用最佳。

（2）海带绿豆橘皮粥

材料：干海带 30g，绿豆 50g，橘皮 10g，粳米适量，冰糖适量。

做法：干海带、绿豆浸泡 1 小时。海带切丝、橘皮研细末备用。粳米、绿豆淘洗干净，放入锅内，加清水，煮至绿豆开花时，放入海带丝、橘皮末、冰糖，再煮 20 分钟即成。

功效：行气解郁，理气化痰。适用于心系疾病合并甲亢、淋巴结肿大、梅核气、抑郁症等辨证为气郁的患者。

海带，善入肝经，理气散结，现代研究发现，海带营养价值极高，含碘丰富，具有降血脂、降血糖、抗肿瘤等作用；橘皮入肝脾经，理气为主，粳米健脾益气，此药膳药性平和，入口味美，可常服。

（3）大麦无花果猪骨汤

材料：大麦 20g，干无花果 10 个，大枣 6 枚，陈皮一块，猪骨 500g，姜 3 片，百合 10g，生地 10g。

做法：猪骨洗净剁块，与无花果、大枣、陈皮一同入锅，加适量水熬50 分钟即可饮用。

功效：解郁安神，行气健脾。适用于心系疾病合并慢性结肠炎、妇女更年期综合征、抑郁、癔症等辨证为气郁的患者。

大麦，性平，味偏温，入心、肝经，最能解郁养心安神；红枣善养血安神；无花果善健脾清肠，兼能解毒；百合、地黄，入心肺经，善清心除烦安神。此药膳方亦化裁于中医经典古籍《金匮要略》所载甘麦大枣汤及百合地黄汤，善治郁证。

5. 平和体质

（1）五豆粥

材料：红豆、绿豆、白扁豆、黑豆、黄豆各20g，粳米30g。

做法：绿豆、白扁豆、黄豆、黑豆浸泡2小时以上，粳米淘洗干净后将所有材料放入高压锅中加入适量水，高压煮20分钟，粥成豆烂，饮用前加少量盐调味。

功效：调理五脏，平衡阴阳。

豆类营养价值比较高，富含多种高蛋白营养元素；且中医五脏对应五色，青、赤、黄、白、黑，此药膳方集五色于一体，五脏俱补，性味温和，比较适合平和体质的人长期食用；从烹饪学角度讲，五豆营养价值高，味道甘美，并含五色，真正色香味俱全，实为养生药膳佳品。

（2）甘薯南瓜羹

材料：甘薯100g，南瓜100g，白扁豆30g，牛奶250mL，山药100g。

做法：甘薯、南瓜洗净切块，银杏剥壳切碎，将三者放入锅中加适量水煮至羹变稠，倒入牛奶搅拌3分钟出锅。

功效：益气养阴，调中健脾。

甘薯、南瓜皆是生活常见之品，善补脾胃中气；白扁豆、山药健脾祛湿，脾胃为人体后天之根本，脾胃实强，百病难侵；此药膳方以平补脾胃，培养后天为主。

（3）五花茶

材料：玫瑰花、茉莉花、百合花、鲜桃花、菊花各5朵，山楂少量，冰糖适量。

做法：将五花、山楂洗净入杯中，加入适量开水，盖上杯盖泡20分钟，待香气溢出加入适当冰糖搅拌均匀即可。

功效：理气活血，健脾开胃。

花者，植物之精华，轻清芬芳，性味或甘或苦，或温或凉，中医认为花者功效偏入人体上中焦，如养心润肺、疏肝调脾；五花，或活血开郁，或清肝明目，或疏散风热，协调于一体，平衡阴阳气血，不温不燥，可久服。

6. 特禀体质

（1）杂粮粥

材料：糙米、红豆、黑豆、黑米、芝麻、玉米、红薯、糯米各 20g，大枣 6 枚。

做法：大枣去核，黑豆、红豆浸泡 2 小时备用，糙米、芝麻、糯米淘洗干净，将所有材料放入高压锅中加入适量水，高压煮 20 分钟，粥成豆烂即可。

功效：益胃健脾，适用于心系疾病合并荨麻疹、过敏性鼻炎、哮喘等过敏体质患者。

此药膳方集我们日常生活中常见的五谷杂粮而成，《素问·脏气法时论》中就提出了"五谷为养，五果为助，五畜为益，五菜为充，气味合而服之，以补精益气"的饮食调养原则，同时也说明了五谷杂粮在饮食中的主导地位。营养学认为，最好的饮食其实是平衡膳食；现代医学证明，糖尿病患者多食杂粮粥有利于血糖控制。

（2）固表饮

材料：黄芪 30g，当归 12g，乌梅 9g，防风 6g，大枣 15g，红糖适量。

做法：将黄芪、当归、乌梅浸泡 30 分钟后连同浸泡水入锅旺火煮沸，转文火煮 30 分钟，饮用前加入红糖搅拌溶解即可。

功效：益气养血，消风脱敏。适用于心系疾病合并湿疹、荨麻疹、过敏性皮炎等过敏性疾病患者。

现代药理研究发现，中药乌梅具有很好的抗过敏的作用；中医认为，皮肤疾病多责之风邪，"治风先治血，血行风自灭"。当归善养血行血，血行风灭；黄芪益气，偏于走表；防风祛风化湿；从食味来说，乌梅过酸，味涩，防风味偏苦，入膳不必大量，并稍加红糖、大枣调味更佳。

（3）灵芝百合莲子粥

材料：灵芝 20g，百合 10g，莲子 10g，粳米适量。

做法：浸泡百合、莲子 1 小时，将灵芝洗净切片，入锅加适量水，旺火煮开后转文火煮 20 分钟，捞出灵芝片，将百合、莲子、粳米放入灵芝汁中煮至粥黏稠即可食用。

功效：益气健脾，滋阴补肺。适用于心系疾病合并荨麻疹、过敏性咳嗽、哮喘、过敏性紫癜等患者。

灵芝，性平，味甘，入心、肺、肾，最善补益气血，属补益佳品，据载，药王孙思邈常食灵芝，年逾百岁乃去。现代药理研究亦证明，灵芝具有保肝解毒、降血糖、改善心脑血管等功效；百合、莲子偏入心、肺经，善养阴益精。肺主皮毛，对于一些慢性皮肤病，可通过补益肺肾，固其根本。

7. 阴虚体质

（1）鲍鱼猪肝汤

材料：新鲜鲍鱼3个，猪肝100g，生姜5～6片，枸杞子10g。

做法：取新鲜鲍鱼，用小刀轻轻将肉取出，去内脏，用牙刷将其黑色的附着物刷洗干净。将鲍鱼切片，猪肝、枸杞子洗净，生姜切碎，一起放入水沸的锅中，熬汤服用。

功效：养肝明目，滋阴潜阳。《食疗本草》记载，鲍鱼"入肝通瘀，入肠涤垢，不伤元气，壮阳，生百脉"。适用于头晕眼花、高血压等阴虚阳亢体质的患者。

（2）乌鸡汤

材料：制何首乌10g，枸杞子30g，熟地30g，女贞子20g，当归10g，黑豆2两，乌鸡1只，生姜3片。

做法：将黑豆洗净浸泡1小时，乌鸡去毛、内脏，洗净、切碎。将党参、黄芪、制何首乌、黑豆、乌鸡、生姜一起放入瓦锅中，加入适量的水，文火熬汤。

功效：滋阴养血，乌发养颜。适用于面色苍白、气血不足、多梦失眠、头昏腰酸，女性经期不准，经量少而色淡等肝肾之阴不足体质的患者。

枸杞子，味甘性偏温，红润饱满，色味俱全，平补肝肾，女贞子、制何首乌皆是滋补肝肾之阴之良药，制何首乌、黑豆更是乌发上品，熟地、当归最擅养血补血，现代医学研究发现，乌鸡比普通鸡具有更高的营养价值，是补虚劳、养身体的上好佳品。全方共奏滋阴养血、乌发养颜的功效。

8. 阳虚体质

（1）羊肉桂心汤

材料：羊肉250g，桂心10g，当归20g，生姜15g，甘草5g，油、盐、胡椒粉少许。

做法：羊肉去筋膜，倒入面粉将羊肉搓洗去骚味，再用清水洗干净，切碎。待锅中油烧热，倒大蒜、羊肉于砂锅中同炒，炒透后，加清水适量，再放入桂心、当归、干姜、甘草等，盖好盖子。先用大火煮沸，再改用小火煨炖，至熟烂后，加入盐、胡椒粉些许和匀即可。

功效：温肾壮阳。适用于心系疾病合并畏冷、阳痿早泄、腰膝冷痛、小便频数等阳虚体质的患者。

此药膳方化裁于《金匮要略》所载当归生姜羊肉汤，原是针对女性阳虚寒盛体质之人，通过加减可适用于男女阳虚体质者，生姜散寒和中，更能去羊肉的腥膻之味，少量肉桂配合当归能温肾补血，能达到更好的温补效果。

（2）冬虫夏草猪脊骨汤

材料：冬虫夏草30g，猪脊骨250g，枸杞子30g。

做法：猪脊骨洗净、切碎，冬虫夏草、枸杞子洗净待用。待砂锅的水煮沸后，加入猪脊骨、冬虫夏草、枸杞子，大火煮沸后，小火熬1个小时，食用前加入盐搅匀。

功效：补虚助阳。适用于头目昏花、腰酸膝软、疲倦乏力等阳虚体质患者。

冬虫夏草是大家比较熟悉的滋补肺肾的中药，配合枸杞子，温补肝肾效果更佳，猪脊骨除味道可口外，还是很好的食疗之品，味甘性微温，入肾经。此药膳方味鲜美，功善补。

（3）山药泥鳅粥

材料：泥鳅4～5条，怀山药150g，大米适量，生姜3～5片，油、盐、胡椒粉适量，莲肉30g。

做法：取怀山药洗净切碎，大米与怀山药先放入电饭锅中煮熟。将泥鳅宰杀，去内脏，用食用油、盐腌5分钟，先入锅煎至有香味，盛起在盘子里。粥熟后，将泥鳅、生姜倒入煮熟，最后加油、盐、胡椒粉适量。

功效：温阳健脾。适用于身体虚弱、营养不良、心系疾病术后辨为阳虚的患者。

泥鳅被称为"水中之参"，营养价值很高，善温补脾肾；山药作为食材，味道鲜美，作为药材，平补肺、脾、肾三焦，以补脾为主；莲肉擅长补益脾肾，兼能收敛止泻，且味道甘美。以上入膳，味道可口，补益脾肾效果佳。

9. 湿热体质

（1）怀山赤小豆薏苡仁汤

材料：怀山药 20g，赤小豆 30g，薏苡仁 30g，瘦肉 3 两。

做法：取赤小豆、薏苡仁浸泡 3 小时，怀山药切成小块，三者准备完毕后在炖盅里加瘦肉、适量的水、生姜 3 片，水沸后炖半个小时。食用前可加适量的盐调味。

功效：健脾益胃，清利湿热。适用心系疾病合并胆囊炎、痛风、慢性膀胱炎、阴囊湿疹、女性带下过多等辨证为湿热体质的患者。

山药健脾渗湿，平补三焦，补中有泄，赤小豆清热解毒利湿，薏苡仁健脾渗湿，三药最擅健脾渗湿，配合瘦肉，更助补益，且增美味。

（2）荷叶冬瓜粳米粥

材料：新鲜荷叶 1 张，粳米 50g，冬瓜 60g，冰糖适量。

做法：取粳米煮粥，粥熟后将荷叶切碎加入粥内搅匀，待粥呈淡绿色取出荷叶，加入适量冰糖，冰糖完全溶化后即可服用。

功效：清暑利湿，升发清阳。适用于中暑、高血压、高脂血症、肥胖等辨证为湿热体质的患者。

荷叶轻清，善益脾气、升清阳；粳米，性平，味甘，平补脾胃中气；冬瓜利湿，湿去可振脾。此药膳方简味甘，对于暑热节气，湿困不思饮食者为佳。

（3）绿豆莲藕汤

材料：绿豆 50g，薏苡仁 50g，莲藕 60g，荷叶 30g。

做法：先将绿豆、莲藕洗净，莲藕切片，绿豆用温水浸泡 1 小时，然后与莲藕同入砂锅内，加入适量的水，煮至豆烂汤稠。

功效：清热解毒，解暑止渴，利水消肿。适用于心系疾病合并中暑、暑热烦渴、疮毒疖肿、食物中毒等辨证为湿热体质的患者。

绿豆，甘寒，为清热解毒、消暑退热之佳品，暑热时节最宜；莲藕凉血消瘀、除烦止渴，荷叶消暑升清化湿；薏苡仁性偏凉，健脾利湿，湿责之脾，脾健才能湿去，且薏苡仁兼能清热排脓，适宜暑季饮用。

（4）茅根芦根冰糖水

材料：白茅根 50g，芦根 30g，冰糖适量。

做法：取白茅根、芦根洗净加水煎煮，去渣取汁，加入适量冰糖，拌匀，分 3 次食用，每日 1 次。

功效：清热解毒凉血。适用于心系疾病合并痤疮、脂溢性皮炎、复发性口疮等辨证为湿热体质的患者。

白茅根、芦根均是清热利尿化湿之良药，中医理论认为，治湿须利小便，让人体内湿邪从小便而出，二根均性味甘寒多汁，化湿而不伤津，此外还能消暑退热，使热邪从小便而去，特别适合暑热时节服用。

（邓定伟，李小燕，王远平）

（四）临证医案两则

1. 山药煲粥止泻佳

山药原名薯蓣，后宋英宗名赵曙，易名为山药。《本草品汇精要》说"薯蓣今河南者佳"，一般以河南博爱、温县等地（古怀庆所属）为佳，故习称怀山药。其上补肺气，中健脾胃，下滋肾阴，被众多医家所推崇。尤以清末医家张锡纯对其喜爱有加，曾创一味薯蓣饮治疗一切阴分亏虚之证。更有妙者，张氏常以山药煮粥代药治疗泄泻，其称"山药汁本稠黏，若更以之作粥，则稠黏之力愈增，大有留恋肠胃之功"。笔者在门诊遇到冠心病合并虚性腹泻患者，也常建议其平时用山药煲粥，临床发现多数患者坚持服用后可见效，其止泄之力可见一斑。现介绍临床典型案例一则，望能抛砖引玉。

蔡某，女性，65 岁，2015 年 9 月 10 日初诊。既往冠心病病史 5 年余，平时服用阿司匹林、美托洛尔，昨日不慎贪吃一梨，不料增腹泻一症，便来求诊。现症见：腹泻 4 次，便溏烂，无肛门灼热，纳差，恶心欲呕，平时偶有心悸，胸闷气短，劳累后则加重，舌淡苔薄白，脉弱，寸关为甚。四诊合参，笔者认为此患者素来心脾两虚，其脾胃之弱，食一偏凉性之梨亦不能耐受，脾虚甚则下陷而见腹泻。治疗上当温补脾胃、固肠止泻为要，健脾养心为后续之治。正笔者欲为其处方时，患者言其闻中药味即欲呕，能否改用食疗？笔者思忖不妨一试张锡纯的一味薯蓣饮，怀山药煲粥味甘鲜甜，略佐生姜几片，患者必喜之。遂予处方。9 月 27 日复诊：患者刚进诊室，便连连称赞山药粥治好了她的腹泻。原来，患者看完病后，便去菜市场买来怀山药 1 斤，切断加姜煲粥后徐徐服用，服后当天腹泻即止。患者遂买来大量山药，每日煲粥食用，如此坚持半月余，其心悸气短等症已大为改善，今特来感谢。

山药药性平和，少不见功，用量宜大，唯脾虚湿甚，胸腹满闷者，不宜运用。

2. 萝卜汁煎药通便好

俗语说："冬吃莱菔夏吃姜，一年四季保安康。"莱菔者，即今之萝卜。其所结之子即医者常用之莱菔子也，其气辛甘，性凉，具有良好的消积滞、化痰热之功。后世医家常用莱菔子治病，鲜有发挥萝卜汁多润肠通便之功。笔者临床上遇到大便干结难解，常嘱患者家中自备萝卜数斤，煮取药汁以煎中药，取莱菔下气之力，以助肠运便通。对于难治性便秘往往能事半功倍。

刘某，男性，68岁，2016年3月15日就诊。既往高血压病史15年，收缩压最高为170mmHg，平时服用硝苯地平、美托洛尔控制血压。因最近一周常头晕头痛、大便干结来就诊。刻诊：体型中等，头晕头痛，以额头痛为主，午后加重，面色偏红，口苦口干，怕热，纳可，大便4日一解，质干难解，小便可，舌质偏红，苔中厚，脉弦。门诊测血压为：168/80mmHg。西医诊断为：高血压2级，高危组。中医诊断：眩晕病，六经辨证为阳明病。方选用调味承气汤。具体方药为：芒硝3g（后下），大黄5g，炙甘草10g（研末），新鲜白萝卜2斤（自备）。1剂。新鲜白萝卜2斤切碎，加水2L，煮至200mL后去渣，加入大黄煮5分钟，后入芒硝溶入汤液中，趁热服下，过约10分钟，温水冲服炙甘草粉，嘱次日复诊。

3月16日复诊：患者诉服药后半小时大便即通，便后感觉全身轻松不少，头晕头痛随之减轻，门诊测血压：140/80mmHg，现无明显不适。嘱患者继续服用西药，近段时间可买适量萝卜煲汤，直至大便恢复正常。一个月后随访，患者血压已控制平稳，大便每日一解，质可。

按：笔者临床发现，血压高的中老年人大便多偏干，若能使大便通下，血压往往能回落至正常，所以笔者治疗高血压尤为重视患者大便的通畅与否。此例患者，口干，大便干结，体质可，怕热，脉弦皆为阳明病"胃家实"的表现。所以方用仲景之调胃承气汤，案中点睛之笔有两处，一为方中炙甘草研末开水冲服，此处不与大黄同服的原因是恐甘草之缓以阻大黄之攻下，攻则不守，使其无后顾之忧，待城破功成之时，用炙甘草厚土气，以善后恢复元气。二则为生萝卜煮汁以代水煎药，此法乃借用张锡纯所创之方硝菔通结汤之意，在增强通便的基础上，其生萝卜汤之鲜美又能解中药之苦，可谓是一举两得。

（王远平，朱艳）

附：医案故事

饮食治疗医案

《红楼梦》第十一回之"枣泥馅山药糕"

【原文】

到了初二日，吃了早饭，来到宁府看见秦氏的光景，虽未甚添病，但是那脸上身上的肉全瘦干了。于是和秦氏坐了半日，说了些闲话儿，又将这病无妨的话开导了一遍。秦氏说道："好不好，春天就知道了。如今现过了冬至，又没怎么样，或者好的了也未可知。婶子回老太太、太太放心罢。昨日老太太赏的那枣泥馅的山药糕，我倒吃了两块……"

【按评】

《红楼梦》这一回中，秦可卿卧病在床，一个冰肌玉骨的美貌佳人被生生瘦干。《内经》有云："脾主肌肉。"脾胃运化功能失调，水谷精微不能依靠脾胃的运化运行到全身，荣养四肢九窍，故肌肉瘦削；"心受气于脾"，脾虚则心气不足，全身气血不荣。对话中秦可卿回答说："……又没怎么样，或者好的了也未可知……"从语气中能够听出，秦可卿对于自己的病是有所忧虑的，"忧则心气乘矣"。自身的情绪不佳，更是加重了心气的损伤。为什么老太太会独独赏枣泥馅的山药糕给秦氏呢？《神农本草经》云："（大枣）味甘平。主心腹邪气，安中养脾，助十二经，平胃气，通九窍，补少气、少津液、身中不足、大惊、四肢重，和百药。"《吴普本草》曰："枣主调中，益脾气，令人好颜色，美志气。"《本草纲目》："山药可补五劳七伤，去冷风，镇心神，安魂魄，补心气不足，开达心孔，多记事。"综上，我们可知，枣泥馅的山药糕主要的功效是调理中焦、养心安神、补气活血。脾胃功能得到改善，水谷精微便能运化到全身，这对秦氏的病是有益的。

《红楼梦》第一百一十六回之"桂圆汤"

【原文】

王夫人只道旧病复发，便好延医调治，即命丫头婆子快去告诉贾政，说是"宝玉回过来了，头里原是心迷住了，如今说出话来，不用备办后事了"。贾政听了，即忙进来看视，果见宝玉苏来，便道："没的痴儿你要唬死谁么！"说着，眼泪也不知不觉流下来了。又叹了几口气，仍出去叫人请医生诊脉服药。这里麝月正思自尽，见宝玉一过来，也放了心。只见王夫人叫人端了桂圆汤叫他喝了几口，渐渐的定了神。

【按评】

这一回，说的是宝玉魂魄出窍，与和尚去到通灵幻境一番游历，之后又回到现实中的经历。宝玉所经历的事情，咱们暂且不提，只来说说当时宝玉灵魂出窍时，在旁人眼中他的表现是如何。书中是这样描述的："……贾政正在诧异，听见里头又闹，急忙进来，见宝玉又是先前的样子，口关紧闭，脉息全无。用手在心窝中一摸，尚是温热……"我们还可以大胆推测一下，此时他的四肢应是湿冷的，而脉沉细欲绝。《伤寒论》中有云："凡厥者，阴阳气不相顺接，便为厥。厥者，手足逆冷是也。"从中医的角度来看，此当属厥证，是因气机逆乱，升降失调，气血阴阳不相续接所致，临床的表现便是宝玉现下的样子：突然昏倒，不省人事，伴有四肢逆冷。《素问·调经论》云："血并于上，气并与下，心烦惋善怒。"《素问·口病》又云："下气不足，则乃为痿厥心悗。"由此可见，气血逆乱会引起心不安。桂圆，《中国药典》中描述其："桂圆归心、脾经。补益心脾，养血安神。用于气血不足，心悸怔忡，健忘失眠，血虚萎黄。"桂圆汤就是桂圆熬制的汤，所以宝玉在苏醒过来后，王夫人才会端了桂圆汤，让宝玉喝下，已达补气活血、安神定志之功。

（郭昶）

第三节　情志衡法

一、情志衡法理论内涵

中医学最主要的思想之一即是天人相应，它强调人与天地、环境、他人之间是相互联系的。实际上，对相关联系的认识并不只存在中华传统文化里，行星运行的轨迹被几乎所有文明用来描述事物前行的轨迹。风与气、河流与血脉、四季变化与人的生老，中医学用这些联系来研究人的疾病与生长。《灵枢·岁露》云："月满则海水西盛，人血气积，肌肉充，皮肤致，毛发坚，腠理郄，烟垢著……至其月郭空，则海水东盛，人气血虚，其卫气去，形独居，肌肉减，皮肤纵，腠理开，毛发残……"月盈月亏，潮起潮落，人之气血、腠理、肌肉顺时而变。人身主要通过物质与精神两方面与所处的环境产生联系。人若昼作夜息、寒温适中、养以五谷，则身强体健；如若感风受冻、吸入毒瘴、饥饱食秽，则发为疾病。此为人体与环境之间通过物质产生联系。

情志也是人体与环境之间相互联系的一种途径。传统医学认为，人对周围环境的刺激产生了不同反应，因此出现相应的情绪。"任物者谓之心，心有所忆谓之意。"风和日丽、秋高气爽时心情愉悦；淫雨霏霏、阴风怒号时则忧郁伤感。人与人之间的影响亦如此，被夸时自得，被辱时哀怒。在不同的环境产生不同的情绪，其实就是人体与环境之间的精神联系。同时，环境也通过精神联系对人体健康产生影响。以最常见的脾胃病举例，平时遇到美味佳肴，会垂涎欲滴，食指大动；但在遇到悲伤困苦时，则珍馐美食在前而味如嚼蜡。如果持续处于这样的状态，人体渐虚，疾病渐生。最常见的一种过程可概括为：面对让人不愉悦的事情——悲伤抑郁——脾胃气弱——气血不足——邪由外入。人们对于外在各种刺激所引起的不同心理状态就是情志，情为情绪，志乃神志，二者同出而异名。情者，中医学称为七情，即喜、怒、忧、思、悲、恐、惊。志者，中医学称为五志，即神、魂、魄、意、志。精神的基础是物质，情志的基础是气血。

（一）情志与气血

气血者，情志之本也。气与血，乃人体之阴阳；气为阳，血为阴，阴阳交互，气血相生；气为用，血为体，体用相顾，气血并行。气与血相生相用，对人的生长代谢、功能活动起到重要作用。《素问·调经论》云："血有余则怒，不足则恐。"也直接阐明了情志的产生与血的多寡直接相关，气亦然也，该篇中也描述了惊狂乃由血并于阴、气并于阳而生；心烦愧善怒乃由血并于上、气并于下而生；乱而喜忘乃由血并于下、气并于上而生。可见气血不调可产生异常情志。

情志者，气血之调也。情志虽由气血而生，但它对气血同样产生重要影响。《素问·举痛论》中就列举了过度的情志对气机的影响，如"怒则气上""喜则气缓""悲则气消""恐则气下""惊则气乱""思则气结"，气机的失常会导致疾病的产生，《素问·生气通天论》就有对情志造成气血失常而致病的描述："大怒则形气绝，而血菀于上，使人薄厥。"大怒造成气血逆乱，使人急性晕厥。气血与情志的关系由《内经》始，经后世医家不断补充发展，从而对疾病的发生发展有了更丰富的认识。

（二）情志与五脏

中医学认为，人的精神思维活动与脏腑有关，情的产生需以五脏为基础，喜通心、怒通肝、悲通肺、忧思通脾、恐通肾、惊通心肝。脏腑主管着特定的情志活动，《素问·阴阳应象大论》云："人有五脏化五气，以生喜怒悲忧恐。"心藏神，肝藏魂，肺藏魄，脾藏意，肾藏志。其中最重要的是神与心。神在中医学的概念中是一个十分宽泛的内容，对于不同的参照物，它的概念并非一成不变的。在论述五脏相关的"神"时，被广泛采纳的一种描述是"神"乃精神心理活动的总称或概括。张景岳在《类经·藏象类》中云："……阳神曰魂，阴神曰魄，以及意志思虑之类皆神也。合言之，则神藏于心，而凡情志之属，唯心所统，是为吾身之全神也。"这解释了精神总归于神，也阐明了心神对精神的统属地位。心负责主要的生理与神志功能，故有心"藏神""主神明"的说法。中国古代哲学是对自然万物长期的观察、认识、总结而来的，《墨子·经上》中对这个过程有形象的描述："闻，耳之聪也，循所闻而得其意，心之察也。"即七窍五官对外界资讯起到了传输的作用，心是对这些信息进行整合、认识的唯一所在。基于这样的重要作用，中医学中以"君主之官，神明出焉"描述心的作用。一脏可有多情，一情亦可在多脏，更有脏腑相互转归等变化，《内经》指出"怒伤肝，悲胜怒""喜伤心，恐胜喜""思伤脾，怒胜思""忧伤肺，喜胜忧""恐伤肾，思胜恐"，可见七情与五脏的关系更多体现的是整体观。

五脏与情志的联系主要是以气血为媒的。《内经》云"五脏藏而不泻"，五脏的重要性体现在所藏之物上，即血、营、脉、气、精也，精与营乃化生气血之物，脉为气血之道路，故五脏所藏为何？皆是气血也。五脏因蕴藏气血而为名为用，情志寄于五脏，实乃寄于气血耳。《素问·八正神明论》云："血气者，人之神。"揭示了情志最基础的物质非五脏，而是五脏所蕴藏的气血，气血在五脏之间以不同的形式体现，才有了不同的情志。气血平和，则神志安定，《灵枢·平人绝谷》云："五脏安定，血脉和利，精神乃居。"神志的异常与气血的逆乱可互为因果。正因为情志与五脏、气血之间的关系紧密，所以情志在人的健康与疾病的发生发展中都能产生重大影响，喜怒哀乐影响人身之气运行，《素问·举痛论》云："百病生于气也。怒则气上，喜则气缓，悲则气消，恐则气下……惊则气乱……思则气结。"如果气机的升降出入受到干扰，就会百病丛生。情志失常导致脏腑气血升降失常，出现相应的症状。《灵枢·本神》描述了五脏病症："肝藏血，血舍魂，肝气虚则恐，实则怒"，魂病则肝病；"脾藏营，营舍意，脾气虚则四肢不用，五脏不安，实则腹胀，经溲不利"，意弱则脾病；"心藏脉，脉舍神，心气虚则悲，实则笑不休"，神耗则心病；"肺藏气，气舍魄，肺气虚则鼻塞不利少气，实则喘喝，胸盈仰息"，魄损则肺病；"肾藏精，精舍志，肾气虚则厥，实则胀"，志衰则肾病。气之升降出入，无器不有，春生夏长，秋收冬藏，化有大小，期有远近，四者之有，而贵常守、归衡有度不逾矩。

（三）情志致病以心为显著

情志致病以气血失和为主要病机，但其发病却有显著的针对性，即五脏系统中的心。心乃君主之官，为五脏六腑之大主、气血之帅，气血逆乱心脏当先受累；且心为神藏之所，主司精神意识思维活动，过度的情志对心神造成冲击，使心神受损。故情志剧烈变化会使心神发生异常变化，然后影响心脏，继而对五脏六腑及其经脉造成影响。《灵枢·口问》云："心者，五脏六腑之大主也……故悲哀愁忧则心动，心动则五脏六腑皆摇。"《类经》曰："情志之所舍，虽五脏各有所属，然求见其由，则无不从心而发。"《沈氏尊生书》载："七情之伤，虽分五脏，而必归于本心。"《灵枢》可追溯至战国先秦，《类经》《沈氏尊生书》于明清年间刊行，朝代更替，但那些行而有效的理论却不会更替，跨越千年，情志致病由心而起，波及五脏六腑的观点不断地得到了证实与认可。

中医学中并无心脏病概念，但有"胸痹""心悸""痞证"等与心最密切相关的病症，许多医家都发现七情内伤或异常情志变化是心病重要因素。如"胸痹"以心脏部位（胸前区疼痛）为主要表现，《杂病源流犀烛·心病源流》说："喜之气能散外，余皆能令心气郁结而为痛也……总之七情之由作心痛。""心悸"常以心气虚弱为因，《证治准绳》云："夫心统性情，始由怵惕思虑则伤神，神伤，脏乃应而心虚矣。"而"痞证"乃邪气壅滞胸膈而起，《太平圣惠方》云："夫思虑烦多则损心，心虚故邪乘之。"

中医学之心并不与西医学之心脏完全等同。中医学所谓之心，乃是在解剖基础上的一系列功能集合，但两者生理结构是相同的。有趣的是，随着西医学对心脏病的不断研究，情绪与心系疾病的联系被逐渐发现。20世纪50年代，精神心理因素对冠心病的影响受到了普遍关注，相关研究也得到了广泛展开，经过反复研究，"易患冠心病行为模式"的概念被美国学者提了出来，其中美国加州心脏病专家 Meyer Friedman 和 Rosenman RH 提出的 A 型行为模式现已被认为是冠心病的独立危险因素之一，且有研究发现传统的危险因素在 A 型性格"增益效应"的促进下才发生作用。如果一个人并非 A 型性格的行为模式，他存在的客观危险因素与冠心病的实际发生的联系并不显著。A 型行为模式以争强好胜、试图以最少的时间获得最多的成就、易激动、暴躁、气愤和缺乏耐心为特征，所以 A 型行为模式者易产生抑郁、焦虑、紧张、恐惧等不良情绪，研究发现不良情绪对神经及内分泌产生一系列影响从而导致血管内皮细胞的损伤，从而导致脂质沉积，最终发展成冠心病。另有研究表明，心律失常的发生也与情绪存在相关性。而且有越来越多的研究正在探讨精神因素与各种疾病产生的相关性，着重于交感－肾上腺髓质和下丘脑－垂体－肾上腺皮质轴兴奋为主的神经－内分泌反应以及一系列功能代谢改变对各个系统以及脏腑的影响。而神经－内分泌功能在中医学的理论中可以概括为"神"。中医学情志病由心而起的理论与西医学发现情绪通过神经－内分泌轴对各个系统产生影响，二者观点殊途同归。

二、情志养生衡法实践指导

情志能致病，情志也能治病。《素问·上古天真论》中有提纲挈领的一句话，即"精神内守，病安从来"。"内"是相对外而言，"守"则可解为保持、坚守。"精神内守"，是指人的思维意识活动与自体内环境、周围环境相协调，使其平衡而不紊乱，对自己的心理状态进行自我调节、自我控制、自我锻炼；"病安从来"，可译为"精神持守于内，又怎么会得病呢"，强调了情志的相对稳定对人体健康的重要作用。具体情志养生衡法见以下几个方面。

（一）常动形体不动心，"不时御神"，动静结合

《吕氏春秋》提出精辟箴言："流水不腐，户枢不蠹，动也，行气亦然，行不动则精不流，精不流则气郁。"不仅青年人要动，老年人更要动，俗言一身动，气血通。养生之道，动以养形，静以养神。《素问·上古天真论》描述了易致病的生活方式，"以酒为浆，以妄为常，醉以入房，以欲竭其精，以耗散其真，不知持满，不时御神，务快其心，逆于生乐，起居无节，故半百而衰也"。人应度百岁天年而去，但不能持满精气、不能

统御精神的不正确生活方式却能使年岁减半。不健康的生活方式能使气血损耗、精神涣散，精气无以为生，天年不能尽养。现实生活中常见到，长寿之人多是性情温润之辈，而那些时常大悲大怒、喜笑过度的人，往往更容易罹患各种疾病，长寿者鲜。养心性之法，皆有所传，寿世青《养心说》所云："未事不可先迎，遇事不可过忧，既事不可留住，听其自来，应以自然，信其自去，忿愤恐惧，好乐忧患，皆得其正，此养之法也。"

（二）高下不相慕

出自《道德经》，它提醒人们对自己的社会定位应该客观理性，追求应有度，不要盲目追求高高在上的东西。但在现实生活中，要真正做到"高下不相慕"是非常困难的。"王侯将相宁有种乎"的精神对于个人及社会的发展或许有积极作用，人们应该追求更好的生活和更高的社会地位，但追求应与自身的能力相结合，若不断追求自己力所不能及的目标，反生噫怨，则将毁神耗气，事不能成，健康却毁，得不偿失。"既生瑜，何生亮"这样狭隘而不理性的想法，应该加以遏制。现代社会中人们接受教育的机会更加均等，竞争的起跑线更加一致，这种情况下更容易出现对比，难免有不良情绪的产生。我们需要对此有正确的认识，进而适当地处理内心的情绪。

（三）少私寡欲

《道德经》所指"见素抱朴，少私寡欲"即为此，少私即要减少私心杂念；寡欲即要降低对名利和物质的欲求。《红炉点雪》云："若能清心寡欲，久久行之，百病不生。"现实生活中，我们可以发现那些少私寡欲的人往往更少出现在医院里，因为只有少私寡欲，精神才能守持于内，这对健康是有很大好处的。一个私心太重、嗜欲不止的人是无法让精神安静下来的。《太上老君养生诀》云："善摄生者，要当先除六害，然后可以保性命，延驻百年。何者是也？一者薄名利，二者禁声色，三者廉货财，四者损滋味，五者除佞妄，六者去妒忌。"人乃容器，情志私欲则是水，水动则出，水满则溢；少私寡欲，水无从出，则精神内守可矣。

能做到精神内守，对保全长寿当然大有裨益，但在日益快速的生活节奏中、越来越广泛的人际交往中，受到外来刺激而情志失衡的可能性越来越高。我们往往不可避免地会遇到刺激情志的事情，例如不合理的训斥、不公平的对待、让人失望的结果等，面对刺激，人体会本能地产生悲伤、愤怒的情绪，如果不良情绪不断叠加，超过了一定限度，就会导致疾病的发生。中医学认为这种过度的七情是内伤病的重要致病因素，情志与五脏的相关性也体现在情志致病时主要相关脏腑的外在表现上，喜乐或惊吓过度，可出现心神不安、心悸失眠，甚至躁狂谵语；大怒时气血上升，肝火亢盛，表现为面红目赤、急躁易怒；思虑过度可导致气机郁结，脾失健运，食少便溏，消瘦乏力；悲哀和忧伤可使肺气耗损，出现声低息微、声音嘶哑；恐惧之时，气血趋于下，出现面色苍白、头昏欲倒，甚至二便失禁。费伯雄的《医醇賸义》描述了七情所伤的症状："过喜则心气大开，阳浮于外，经脉弛纵"，此乃喜伤；"怒甚则胁痛，郁极则火生，心烦意躁，筋节不利，入夜不寐"，此乃怒伤；"忧愁太过，忽忽不乐，洒淅寒热，痰气不清"，此乃忧伤；"思虑太过，心烦意乱，食少神疲，四肢倦怠"，此乃思伤；"悲则气逆，膹郁不舒，积久伤肺，清肃之令不能下行"，此乃悲伤；"恐则气馁，骨节无力，神情不安"，此乃恐伤；"惊则气浮，真阳外越，真阴不守，心悸筋惕"，此乃惊伤。故七情之发，贵乎"中节"，即不超过情志活动的"限界"。

综上，常动形体不动心，动静结合，气血情志通畅调达，精神内守，方为养生之全策。

（赖嘉华）

附：医案故事

情志相关医案（《儒门事亲·内伤形·因忧结块》）

【原文】

息城司候，闻父死于贼，乃大悲哭之。罢，便觉心痛，日增不已。月余成块，状若覆杯，大痛不住，药皆无功。议用燔针、炷艾，病人恶之，乃求于戴人。戴人至，适巫者在其傍，乃学巫者，杂以狂言以谑病者，至是大笑，不忍回。面向壁，一二日，心下结块皆散。戴人曰：《内经》言忧则气结，喜则百脉舒和。又云：喜胜悲，《内经》自有此法治之。

【白话解】

息城司候，听说父亲死于奸人之手，特别悲痛，大哭之后便觉得心痛难忍，且日渐加重。一个多月后便觉心下结块，杯子大小，大痛不止，各种方药医治无效。有医者考虑使用针灸，但是病人觉得害怕，拒绝使用，于是便求治于张子和。张子和来到的时候，正值一巫坐在他的旁边，巫者卜卦，多是出狂言怪状的，张从正于是也学着巫人之样，大出狂言，故作丑态，病人见了之后大笑不止。一二日之后，病人心下结块郁滞之气皆散。治愈该病是什么原因呢？张子和说："《内经》说：忧则气结，喜则气机调达，百脉舒缓，胸闷心痛可除。《内经》中也有喜胜悲的情志治疗之说。"

【按评】

关于情志致病的缘由，《周礼》有言："夫天之寒暑阴阳风雨晦明，既足以伤形；而人之喜怒阴阳，运于荣卫之间，交通则和，有余不足则病。"太过或不及的情志活动均可导致疾病的发生。

本案中，司候因悲伤太过，而致心痛不解。《素问·举痛论》曰："怒则气上，喜则气缓，悲则气消，恐则气下……惊则气乱……思则气结。"脏腑气机的紊乱是七情致病的关键，司候忧思不解，故气机郁积于心下，疼痛难忍，不能疏解。所谓情志相胜疗法指的是医者运用一种或者多种情志刺激，制约和消除患者的病态情志，从而治疗因情志引起的身心疾病。《素问·阴阳应象大论》中有云"怒伤肝，悲胜怒""喜伤心，恐胜喜""思伤脾，怒胜思""忧伤肺，喜胜忧""恐伤肾，思胜恐"。对于此类药石罔顾的病人，张子和并没有再次尝试从药石方面入手，而是借在场巫医的近乎荒诞的行为和动作，引患者乐而忘忧，气机舒缓通和从而达到驱邪外出的效果。

中医情志疗法是中医治疗的重要方法之一，是对用某种情志来调节或纠正另一种过激情志的规律性的总结。正如明代医家吴崑《医方考》所说："情志过极，非药可愈，须以情胜。《内经》一言，百代宗之，是无形之药也。"说明情志疾病单纯依靠医药很难取得很好的疗效。治疗的总原则为调整整体气机，在临床当中应注意灵活运用，不可机械照搬。张子和深化和发展了情志疗法的理论和实践，这种疗法符合中国人的情感表达方式，反映出中国人的传统文化和民族心理，其具体治疗是极具中国特色的，对于当今医者心理治疗本土化的探索都是大有裨益的。

（郭昶）

第四节　针灸外治衡法

针灸是中医学的重要组成部分，其治病的原理是通过刺灸腧穴，以疏通经气，恢复调节人体脏腑气血的功能。衡法贯穿于针灸的治疗过程，即采用各种配穴方法以及针刺手法，针刺相关腧穴，从而使人体阴阳失衡的状态恢复正常，从而达到治疗疾病的目的。

一、针灸相关学说

（一）经络学说

经络学说是中医基础理论体系的构成部分之一，与针灸有着最为密切的关系，《灵枢·经别》云："夫十二经脉者，人之所以生，病之所以成，人之所以治，病之所以起，学之所始，工之所止也。"说明了经络学说的重要意义。经络是气血运行的通道，其组成包括十二经脉和奇经八脉，以及附属于十二经脉的十二经别、十二经筋、十二皮部等，其中，十二经脉是经络学说的主要内容。十二经脉走行于人体体表器官，其分布特点在《灵枢·海论》有云，即"十二经脉者，内属于脏腑，外络于支节"，内则隶属于脏腑，外则分布于躯体，将脏腑与体表沟通为一体，使人体内外脏腑、组织器官连贯起来，从而赋予人体为有机的生物体。

十二经脉主运行气血，营气行于脉中，卫气则散布到脉外。十二经脉的运行顺序遵循一定的方向，即所说的"脉行之逆顺"，后来亦称为"流注"，其与营气运行的顺序相同，而且与正中的督脉和任脉也相通；经脉与经脉之间亦有通过分支发生联系，以致"外内之应，皆有表里"这一目的。十二经脉逆顺之走向有的上行，有的下行，十二经脉彼此相连贯，形成气血流注"如环之无端"的关系。因此，十二经脉的排列次序是按照流注顺序排列的，而非按照三阴三阳的顺序排列。由此从流注关系便说明了经脉的走向，并且还可以说明各经脉之间的一些分支情况。经脉的末端除了两经直接相通外，还有通过分支而互相衔接的。

十二经脉其循行走向在《灵枢·逆顺肥瘦》中有详细记载："手之三阴从脏走手，手之三阳从手走头，足之三阳从头走足，足之三阴从足走腹。"即手三阴经从胸走手，手三阳经从手走头，足三阳经从头走足，足三阴经从足走腹（胸）。十二经脉的交接有着一定的规律。

（1）阴经与阳经多衔接于四肢末端部位：如手太阴肺经与手阳明大肠经的交接部位在食指，手少阴心经与手太阳小肠经的交接部位则是在小指，而手厥阴心包经与手少阳三焦经的交接部位为无名指，足阳明胃经交接足太阴脾经于足大趾，足太阳膀胱经则与足少阴肾经于足小趾斜趋足心处交接，足少阳胆经与足厥阴肝经在足跗上斜趋足大趾丛毛处交接。

（2）阳经与阳经（指同名经）则多在头面部衔接：如鼻旁为手阳明大肠经和足阳明胃经均通过的部位，目内眦则为手太阳小肠经与足太阳膀胱经的相通之处，手少阳三焦经和足少阳胆经则于目外眦处相通。

（3）阴经与阴经（即手足三阴经）多交接于胸部：如足太阴脾经与手少阴心经在心中交接，足少阴肾经与手厥阴心包经则在胸中交接，足厥阴肝经与手太阴肺经则在肺中相衔接。

十二经脉的气血流注循环往复，如环无端，但其流注顺序有一定的规律。十二经脉的循行起于中焦，究其原因是经脉的功能为运行气血，而气血的化生依赖于水谷，水谷受纳于中焦，并经过腐熟而成精微物质。气血流注于十二经脉，仰赖肺气的灌注输送，濡养全身，因为肺具有朝百脉的生理功能，因此手太阴肺经成为气血流注的起点。人体各组织器官的正常功能活动，依靠始于肺经，而后次序相传，周而复始、如环无端的经络流注系统使得气血在全身周流，继而使人体不断得到全面营养而能够正常发挥其功能。

具体的流注次序为：气血流注始于手太阴肺经，继而交手阳明大肠经，再交足阳明胃经、足太阴脾经，然后依次交接于手少阴心经、手太阳小肠经、足太阳膀胱经、足少阴肾经、手厥阴心包经，手少阳三焦经、足少阳胆经、足厥阴肝经等，自肝经上注肺，再返回至肺经，周而复始。正如《灵枢·卫气》中所说："阴阳相随，外内相贯，如环之无端。"

（二）"子午流注"法

"子午流注"法是千百年来应用于针灸治疗的古法之一，此法产生于宋金时期，早期著作为金代阎明广编著的《子午流注针经》。关于按时配穴法的理论渊源，可以追溯至《内经》。关于"子午流注"的名称，子午是十二地支中阴支与阳支的代表，《灵枢·卫气行》已有说"子午为经，卯酉为纬"，流注一名则是从"所溜为荥，所注为输"的用语而来，可知其理论源于《内经》《难经》。

《内经》中多处阐述了"人与天地相应"的思想，还从营卫气血的运行说明针刺应当与时相应。《灵枢·卫气行》说："谨候气之所在而刺之，是谓逢时。"子午流注就是以这一理论为指导，它注重时间条件及自然界周期性现象，以天人合一的观点去配合人体气血周流的情况，认为经络气血的运行与时间有关，在《内经》中主要是从营气、卫气的运行周期来讨论，认为营气日夜运行五十周；卫气则日行于阳二十五周，夜行于阴二十五周。卫气以卫外为主，其活动与外界关系更大，"候气而刺"就是指卫气。还认为气血活动与月亮盈亏、海水涨落等自然界的变化有一定的关系，《灵枢·岁露论》中记载"月满则海水西盛，人血气积""月郭空则海水东盛，人气血虚"，在《素问·八正神明论》中亦有相同的表述。

《灵枢·顺气一日分四时》云："春生、夏长、秋收、冬藏，是气之常也，人亦应之，以一日分为四时：朝则为春，日中为夏，日入为秋，夜半为冬。朝则人气始生，病气衰，故旦慧；日中人气长，长则胜邪，故安；夕则人气始衰，邪气始生，故加；夜半人气入脏，邪气独居于身，故甚也。"这是从一日一夜的生理上的周期变化来说明"旦慧、昼安、夕加、夜甚"的病理现象，认为是"四时之气使然"，从而提出顺时而刺的思想，同时还提出井、荥、输、经、合各穴与"五时"的对应关系。

子午流注法的内容，一是以十二经井、荥、输、原、经、合各穴分配日时（近人称"纳甲法"）；一是以十二经分配十二时辰（近人称"纳子法"）。以五输穴为基础，结合日时干支的运算，创立了具体的按时配穴法。

二、经络的作用

《灵枢·本脏》载曰："经脉者，所以行血气而营阴阳，濡筋骨，利关节者也。"指出经络具有运行气血、调节阴阳、濡养周身、抗御外邪、保卫机体的作用。人体各个脏腑、组织、器官正常功能的发挥有赖于气血的温煦濡养，气血通过经络输布全身脏腑组织，维持人体生命活动的正常进行，也是机体生命的物质基础，如营气和调于五脏，洒陈于六腑，为五脏藏精、六腑传化的功能活动提供了物质条件，正如《灵枢·脉度》所云"内溉脏腑，外濡腠理"，脏腑及五官七窍、皮肉筋骨等功能的协调发挥、密切配合，均有赖于气血通过经络输送至全身上下。

"营阴阳"，一方面指经络遍布周身内外、营养全身的脏腑组织器官，另一方面则是指协调体内外阴阳平衡。经络联系着人体的内外、上下、左右、前后、脏腑及表里，并且使之维持相对的平衡，同时也保证了气血的盛衰以及人体机能的动静在正常的节律内变化。机体机能包含着既对立又统一的两个方面，而阴阳则概括性地表达了两方面的内容，即经络在人体中发挥两个主要功能——运行气血及协调阴阳，二者之间紧密结合。

经络运行血气的动力与"宗气""元气"有关。《灵枢·邪客》云："宗气积于胸中，出于喉咙，以贯心脉，而行呼吸焉。"说明宗气概括了心肺的活动功能；"元气"出自"脐下、肾间"，《难经·八难》中记载"脐下肾间动气"为"五脏六腑之本，十二经脉之根"，由肾间所藏之"精气"转化而来，亦是人体生命生生不息的原动力。此外，营卫之气的生成赖于饮食"水谷之气"的转化，其中，营气可化生为血液，是具有营养作用的一种物质；卫气可抵御机体免受病邪的侵犯，是具有保卫作用的一种物质，并且在体温的调节、汗液分泌的管理，以及充养皮肤和肌肉等方面发挥作用。营气行于脉中，卫气行于脉外并散布至体表。经络"行气血"功能的发挥，依赖于元气的温煦及宗气的推动，由此营卫之气周流不息运行于经络，并在脏腑组织器官中渗透播散。其中，元气、宗气、营气、卫气与经络相结合，又可概称为"经气"。

由于经络能"行血气而营阴阳"，营气运行于脉中，卫气行于脉外，使营卫之气密布于周身，加强了机体的防御能力，起到了抗御外邪，保卫机体的作用。故《灵枢·本脏》说："卫气和则分肉解利，皮肤调柔，腠理致密矣。"

三、针灸补泻恢复阴阳平衡

人体在正常的情况下处于阴阳相对平衡的状态，但当这种平衡的状态遭到七情六淫以及跌仆损伤等内外因素破坏时，则会出现"阴胜则阳病，阳胜则阴病"的病理变化。人体中阴阳相对平衡的状态，有利于保持人体中各组织、器官、脏腑的正常生理功能。若人体阴阳失去平衡，发生偏盛偏衰，就会发生疾病，进而阴阳分离，人的生命也就停止了。疾病的发生，源于人体相对平衡的阴阳受到破坏，阴阳消长的正常状态被阴阳偏盛或偏衰的状态所替代。因此，基于阴阳失调这一疾病发生发展的根本原因，针灸治病的最终目的就是调理失去平衡的阴阳，让其朝着协调的方向转化，从而恢复其平衡状态，正如《素问·至真要大论》中所说："调气之方，必别阴阳……谨察阴阳所在而调之，以平为期。"一般来说，其调和阴阳的作用通过经穴配伍和针刺手法来完成。

《灵枢·根结》说："用针之要，在于知调。调阴与阳，精气乃光，合形与气，使神内藏。"说明了针灸治病的关键是调节阴阳，机体阴阳调和则精气充沛，形神相合，神气内存。《灵枢·经脉》中记载："盛则泻之，虚则补之，热则疾之，寒则留之，陷下则灸之。"针刺补泻这一针灸治病的基本原则因而被确立，主要内容包括两个方面，即：补法——调动人体正气，恢复机体正常功能的方法；泻——疏泄外来或内生病邪，调整人体功能至正常状态的方法。针刺补泻则为采用针刺的方法，选取相应腧穴并采用合适的手法激发经络之气，从而病邪得以疏泄，正气得到补益，调整脏腑经络的功能恢复至阴平阳秘的状态，继而恢复健康。就是通过针刺相关腧穴，采用适当的手法激发经气以补益正气，疏泄病邪而调节人体脏腑经络功能，促使阴阳平衡而恢复健康。《灵枢·九针十二原》曰："虚实之要，九针最妙，补泻之时，以针为之。"《千金要方》亦曰："凡用针之法，以补泻为先。"因此，补泻是针灸治病的一个重要环节，也是毫针刺法的核心内容——"泻其有余，补其不足"，使阴阳之偏盛偏衰得以纠正，使之在新的基础上达到阴阳平衡。具体来说，在阴阳一方偏盛而另一方尚未虚损的情况下，应泻其有余。若阳邪致病，可导致阳盛而阴伤，表现为热证，治疗应"热则寒之"，清泄其阳热。如胃火炽盛引起的牙疼，属阳热偏盛，治宜清泻胃火，取足阳明胃经穴内庭，针刺用泻法，以清泻胃热。若阴邪致病，可导致阴盛而阳伤，表现为寒证，治疗应"寒者热之"，温散其阴寒。如寒邪伤胃引起的胃痛，属阴邪偏盛，治宜温中散寒，取足阳明胃经穴足三里和胃之募穴中脘，针用泻法，并灸，以散寒邪。而同时存在偏盛及虚损的情形下，治疗方面当泻其有余一方，兼顾补其不足的一方，扶阳、益阴配合治疗。阴阳有偏衰，即应对其不足进行补益。"壮水之主，以制阳光"，即指阴虚阳不得制，则可因阴虚阳亢而出现虚热证，治疗则以滋阴制阳为法；"益火之源，以消阴翳"，即为阳虚阴不得制，则因阳虚阴盛而出现阴寒证，治疗则以补阳消阴为法。《素问·阴阳应象大论》之"阳病治阴，阴病治阳"即为此意。此外，还有阴阳两虚，由于阴阳是相互制约相互依存的，阴阳一方虚损到一定程度，常导致对方的不足，此即"阳损及阴""阴损及阳"，最后导致阴阳两虚，本证多见于慢性病，阴阳俱虚则应滋阴补阳同施。

从气血方面来说，身之所存在于气血，病之所凭亦在气血，《灵枢·脉度》曰："邪在腑则阳脉不和，阳脉不和则气留之，气留之则阳气盛矣。阳气太盛，则阴脉不和，阴脉不和则血留之，血留之则阴脉盛矣。"据此可知，气血的病变随病邪在脏腑的不同而导致阴阳的偏盛不同。针灸亦可以调理气血，恢复气血的正常功能，明代汪石山有详细论述："或曰：病有在气分、在血分者，不知针家，亦分气与血否？曰：气分、血分之病，针家亦所当知。病在气分，游行不定，病在血分，沉着不移。以积块言之，腹中或上或下，或有或无者，是气分也。或在两胁，或在心下，或在脐上下左右，一定不移，以渐而长者，是血分也。以病风言之，或左手移于右手，右足移于左足，移动不常者，气分也。或常在左足，或偏在右手，着而不走者，血分也。凡病莫不皆然。须知在气分者，上有病下取之，下有病上取之，在左取右，在右取左。在血分者，随其血之所在，应病取之。苟或血病泻气，气病泻血，是为诛伐无过，咎将谁归。"其细致描述了病在血分、气分的不同症状，以及针对其不同而选择不同的针刺手法，如凡邪在气分者，则以左病取右，右病取左，采用《内经》中所记载的巨刺与缪刺，以及远道刺等手法为主；而邪在血分者，则以病为腧及就近取穴等手法为主。如病在血分采取泻气的手法，或病在气分而采取泻血的手法，即是采取了错误的手法，疾病也就无法好转。更有医家进一步阐述"邪在气分者宜用针，邪在血分者宜用灸"，采用针刺及艾灸分别治疗气分病和血分病的观点。

因此，针灸对机体的良性调节作用是其本质作用，针灸通过调节经络气血功能，恢复脏腑阴阳平衡，从而使机体恢复其正常生理功能。

四、针灸外治衡法调心脏气血

中医养生，是指通过各种方法颐养生命、增强体质、预防疾病，从而达到延年益寿目的的一种医事活动。所谓"生"，就是生命、生存、生长之意；所谓养，即保养、调养、补养之意。总之，养生就是保养生命的意思。俗语云"人活一口气""人为血肉之躯"等，这里说的"气""血"是构成和维持人体生命活动的基本要素、基本物质。《内经》说"气血正平，长有天命"，故养生首要是养气血，颜德馨教授健康思路——"养生贵在气血流通"即深谙此理。

颜德馨教授认为，心血管疾病多为气血失调所致的本虚标实证。因心居阳位，为清阳之区，诸阳皆受气于胸中，阳气为一身主宰，得之则明，失之则不明；若阳气亏虚，无以温煦，心脉失养，则出现心阳虚衰证；若心气不足，无力推动血运，则出现心脉瘀阻证。而外邪侵袭、饮食不节、情志失调等都会引起脏腑经络受损，痹阻阳气，津液失布，血运不畅，而水液停聚，瘀血形成，日久则出现阳气衰微或瘀血痹阻证。因此，颜教授在长期临床实践中，倡导衡法治则，疏通经络、调和气血。

经络是气血运行的通道，气血是人体生命活动的动力和基础。《灵枢·本脏》云："经脉者，所以行血气而营阴阳，濡筋骨，利关节者也。"所以，经络通畅、气血流畅，脏腑得以濡养，人体则健康长寿。如果反复感受外邪、情志内伤、痰浊内停、瘀血阻滞等，都能引起经络失常，气血运行不畅，进而导致脏腑功能失常，人体功能失去平衡。

气血失衡的主要病机有气血偏衰、气血偏亢、气血瘀滞。气血偏衰是指气血生成不足或耗损过多导致气血充养乏源，不能濡养人体五脏六腑，导致脏腑经脉失养的病理状态。气血偏亢是指气血充养过剩，机体运化失司，化火生痰，痰火上扰的病理状态。气血瘀滞是指气血运行不畅，瘀滞体内不能正常输布，导致脏腑经脉失养的病理状态。由此可见，气血偏衰的治疗在于调补气血，气血偏亢、气血瘀滞的治疗在于畅运气血。

（一）针灸调补畅运气血

针灸是通过经络、腧穴的传导作用，以及应用一定的操作手法，使气血归于平衡，脏腑功能趋于调和，达到防治疾病的目的。《素问·血气形志》云："夫人之常数，太阳常多血少气，少阳常少血多气，阳明常多气多血，少阴常少血多气，厥阴常多血少气，太阴常多气少血，此天之常数。"气血是经络实现"决生死、处百病、调虚实"等生理功能的重要物质基础。疾患并非无中生，乃系气血不均衡。所以根据生理、病理具体状态下经络气血的多与少，采用更合理的方法及手段进行判断和针对性的养生防护、治疗，将直接影响疾病的防治效果。

1. 调补畅运气血常用穴位

（1）脾俞：脾胃是气血生化之源，而脾为中焦属土，最忌湿邪困阻，如果脾为湿热之气所困，脾脏之功能定会受损，进而影响脾脏化生气血的生理功能。脾俞穴可外散脾脏的湿热之气，进而维护脾脏功能，为人体重要的补气穴位之一。

（2）足三里：阳明胃经本为多血多气之经，同时胃是吸收水谷精微的主要脏腑。足三里穴为阳明胃经之合穴、下合穴，其性属土，最为善于调节胃腑功能，是人体重要的补气穴位之一。

（3）血海：血海穴是脾经所生气血聚集之处，气血物质充斥的范围似大海，因此是生血、活血化瘀的要穴。

（4）气海：气海穴是任脉经气充盛之处，具有温阳益气、扶正固本、培元补虚之功效，是补气的要穴。

（5）关元：关元穴是足太阴脾经、足少阴肾经、足厥阴肝经在任脉的交会穴，是历代医家公认的补益全身元气的要穴。

（6）三阴交：三阴交穴是足部三条阴经的气血交会的穴位，能够通达三经，具有滋补肝肾、健脾理气、调和气血等功效。

（7）膻中：膻中穴为八会穴之"气会"，能容纳、调达一身之气，使全身气机通畅无阻。

（8）天枢：天枢穴为胃经之穴，能够促进胃经内气血循环，胃经气血充盈，则能为气血化生提供充足的精微物质。

（9）涌泉：《内经》云："肾出于涌泉，涌泉者足心也。"肾经之气犹如涌泉之水，发于足下，灌注全身各处。涌泉穴具有滋养五脏六腑的作用。

2. 常见心脏疾病的针灸治疗

（1）胸痹：颜德馨教授认为，胸痹主要病机为阳微阴弦，阳气虚衰，气化功能障碍，瘀血痰浊使心之气血运行不畅而发生胸闷、胸痛等症。临床上常见证型为虚寒证、痰浊证、瘀血证。

①虚寒证

治法：助阳散寒。

处方：心俞、厥阴俞、内关、通里。

方义：阴阳之衡——虚寒证属阴病，而足太阳膀胱经为一身阳气升发之经脉，阴病取阳脉经穴，心俞、厥阴俞两穴相配更能激发心胸之阳而散寒邪。表里之衡——内关、通里分别为心经、心包经之络穴，能够沟通表里两经，而少阴经为少血多气之经、太阳经为多血少气之经，厥阴经是多血少气之经，少阳经为少血多气之经，两络穴相配更能调和心经、心包经之气血，进而活血通络止痛。

②痰浊证

治法：通阳化浊。

处方：巨阙、郄门、膻中、太渊、丰隆。

方义：阴阳之衡——巨阙穴为心经之募穴（腹募穴属阴），气会膻中（在阴脉任脉，但气属阳，为阴脉之阳穴），两穴相配振奋心胸阳气，行气止痛。郄门为心包经之郄穴（郄穴治疗本经循行部位和所属内脏的急性病痛），配合心经募穴缓解心脏痛症。五行之衡——太渊穴为肺经之输穴

（五行属土），而土能生金，能够激发肺气输布全身血脉。升降之衡——丰隆穴为胃经之络穴，能够沟通脾胃表里之经气，脾胃一升一降促进水液运化，为化痰要穴。

③瘀血证

治法：活血化瘀。

处方：膻中、膈俞、阴郄、巨阙、心俞。

方义：阴阳之衡——气属阳，但气会膻中却在属阴的任脉；血属阴，但血会膈俞却在属阳的膀胱经上，正合《内经》所言"阳病治阴，阴病治阳"，两穴相配更能调和气血。阴阳之衡——巨阙为心之募穴，心俞为心之俞穴，而俞穴、募穴是脏腑之气输布于背部、胸腹部的特定穴，俞穴属阳、募穴属阴，俞募相配调整心经之气血阴阳。阴郄为心经之郄穴，配合心经之俞募穴能缓解心脏之急痛症。

（2）心悸：颜德馨教授认为瘀血是导致心悸的基本病机。或因心血不通，瘀阻气道，心气不行，全身气机受阻，气滞血瘀而悸；或因瘀阻血道，气滞津停，痰饮阻滞胸阳而悸；或因瘀血痰饮积滞心脉，无以化生气血，心气虚弱、心阳不振而悸。临床常见证型：气虚心悸、血虚心悸、痰火心悸、瘀血心悸。

①气虚心悸

治法：益气安神。

处方：心俞、巨阙、神门、间使。

方义：阴阳之衡——俞穴在背部属阳，募穴在胸腹部属阴，心俞穴与巨阙穴为俞募相配调补心经气血。五行之衡——神门穴为心经之输穴（五行属土），土能化生万物而能够调补心经气血；间使穴为心包经之经穴（五行属金），经气经行此穴化生出肺金特性的凉性之气而克制厥阴经之相火，能够安神定悸。

②血虚心悸

治法：养血定悸。

处方：膈俞、通里、神堂、脾俞、足三里。

方义：阴阳之衡——血会膈俞，其性属阴，位居阳经，为阳中求阴，与心经络穴相配调补心血。升降之衡——脾胃为气血生化之源，五行属土，脾俞穴外散脾土之湿而调脾，足三里穴为胃经之合穴（五行属土）而调胃，两穴相配调补脾胃，一升一降而助气血化生。神堂穴主泻心火而安神定悸。

③痰火心悸

治法：清火化痰。

处方：灵道、郄门、肺俞、尺泽、丰隆。

方义：五行之衡——灵道穴为心经之经穴（五行属金），经气经行此穴化生出肺金特性的凉性之气而克制心火，与心包经郄穴郄门相配，能够降火宁神定悸；尺泽穴为肺经之合穴（五行属水），水能克火，肺俞穴为肺经湿热之气外传膀胱经的穴位，两穴相配能够清降肺经之火。升降之衡——丰隆穴为胃经之络穴，能够沟通脾胃表里之经气，脾胃一升一降促进水液运化，为化痰要穴。

④瘀血心悸

治法：活血强心。

处方：曲泽、少海、气海、血海。

方义：五行之衡——曲泽穴、少海穴分别为心包经、心经之合穴（五行均属水），水能克火，能够克制躁动之君火从而安神定悸。阴阳之衡——气海穴为补气要穴，血海穴为活血要穴，气属阴，血属阳，两穴相配调和阴阳更能够益气活血化瘀。

（3）眩晕：颜德馨教授认为，凡六气外袭，阳升风动，痰浊内停，精血内虚，瘀阻清窍，皆能使清阳不升，发生眩晕。临床上分为虚证、实证。

①虚证

治法：培补气血。

处方：百会、风池、膈俞、肾俞、脾俞、足三里。

方义：升降之衡——脾胃为气血生化之源，五行属土，脾主升胃主降，脾俞穴外散脾土之湿而调脾，足三里穴为胃经之合穴（五行属土）而调胃，两穴相配调补脾胃，一升一降而助气血化生。百会穴为诸阳之会、风池穴为阳维之会，同时与脾胃经穴相配更能助清阳升发。阴阳之衡——血属阴、肾水也属阴，血会膈俞与肾俞均在足太阳经上，取其阳中求阴之意，两穴相配调补精血。

②实证

治法：平肝潜阳，和胃化痰。

处方：行间、水泉、中脘、阴陵泉、印堂。

方义：阴阳之衡——行间穴为肝经之荥穴（五行属火），为阴经至阳穴；水泉穴为肾经之郄穴，为肾经水液聚集之穴，其性属水；两穴相配水火既济，能够平肝潜阳。升降之衡——中脘穴为胃经募穴而调胃，阴陵泉为脾经合穴（五行属水），渗脾经之湿而调脾，两穴相配调和脾胃，一升一降运化水液而化痰湿。印堂为经外奇穴，善清头目而止眩晕。

（二）其他外治法调心脏气血

临床上常用于治疗心脏疾病的外治法有腹针、耳穴、中药沐足等。以上几种常用的外治法，既作用于局部微经络系统，又与全身十二经脉相关，都可通过局部调节全身脏腑疾病。

1. 腹针

腹针治疗首先是以神阙穴为核心的先天经络系统为指导，同时与足三阴经、任脉等经络相关。如腹针治疗高血压病的处方：中脘、下脘、气海、关元、滑肉门（双）、外陵（双）、右上风湿点、右下风湿点。方解：源流之衡——中脘、下脘、气海、关元为腹针治疗的基本处方"引气归元"，能调补五脏六腑之气血而"充其源"；滑肉门、外陵为腹针治疗中"腹四关"，能疏通经络将脏腑之气血输布至四肢而"疏其流"。五行之衡——右上风湿点属肝，五行属木，肝木可调畅全身气机，也可生心火。表里之衡——右下风湿点属小肠，小肠与心相表里，沟通表里两经气血。

2. 耳穴

耳穴治疗既通过"生物全息系统"，也通过经络而联系沟通五脏六腑、五官九窍、四肢百骸等。如耳穴治疗心悸的处方：心、小肠、交感、神门、皮质下。方解：表里之衡——耳穴心点、小肠点调节相应脏腑功能，小肠与心相表里，沟通表里两脏腑之气血。交感、神门、皮质下则通过局部调节全身内分泌功能。

3. 中药沐足

人体足底也如耳穴一样，有一套反映人体全身脏腑的"生物全息系统"，也通过经络（尤其是足三阳、三阴经）调节脏腑气血。五行之衡——足三阳、三阴经分属五行之土、水、木，其中土能化生气血，水能降火，木能生火；因此，根据辨证选择相应的中药配伍进行沐足，有所侧重地调节足三阳、三阴经之气血。

（三）子午流注法指导经络调节气血

子午流注法是根据经络气血的流注时序，在特定时间选择特定穴位，对特定的脏腑经络的特定病证进行治疗的方法。如手少阴心经，其气血流注时间为午时（11～13时），根据按时循经取穴及补母泻子法，治疗心脏相关疾病，可在午时选择心经本穴（少府穴，五行属火）调补心脏气血；也可在午时"迎而夺之"选择心经子穴（神门穴，五行属土）疏泄心火；也可在未时"随而济之"选择心经母穴（少冲穴，五行属木）调补心气。

（四）针灸外治衡法调心脏气血的治则

1. 阴阳平衡调气血

此治则或阴阳属性的经脉相配，或阴阳属性的穴位相配，或取阳经之阴穴，或取阴经之阳穴，从而调和阴阳气血。

2. 升降平衡调气血

此治则主要取中焦脾胃的特定穴位，调和脾胃两经之气血，调节脾胃升降之枢纽，水谷精微输布正常，脏腑气血得以化生。

3. 五行平衡调气血

此治则主要是通过经脉、穴位的五行属性，运用相生、相克进行配伍，调和经脉气血。

4. 源流平衡调气血

此治则主要是通过补气补血以及"土"属性的经络穴位，调补全身气血而"充其源"，同时疏通经络而"疏其流"，从整体调和脏腑经脉气血。

附：医案故事

针灸外治医案（《针灸资生经·心痛》）

【原文】

予旧患心痹，发则疼不可忍。急用瓦片置炭火中，烧令通红，取出投米醋中，漉出，以纸三二重裹之，置疼处，稍止，冷即再易，耆旧所传也。后阅《千金方》有云：凡心腹冷痛，熬盐一斗熨，或熬蚕沙烧砖石蒸熨取其裹温暖止，或蒸土亦大佳。始知予家所用，盖出《千金方》也。它日心疼甚，急灸中管（即中脘穴）数壮，觉小腹两边有冷气自下而上，至灸处即散，此灸之功也。

【白话解】

我一直有心痛的旧疾，一发作就疼痛难忍。于是将瓦片放在炭火中烤，等它烧红之后，取出放入米醋当中，然后捞出，用几张纸将其包裹起来放置到疼痛的地方敷贴，疼痛便可以减轻。待瓦片冷却后，再用以上方法加热，然后熨贴患处，这是我家传的治疗心痛的方法。后来看《千金方》上说：但凡心腹冷痛，用粗盐一斗加热敷贴患处，或将蚕沙、砖石加热后包裹起来敷贴患处，也能止痛；将土加热敷贴患处同样能收到很好的效果。这才知道原来我用来减轻心痛的方法是出自《千金方》。后来有一次心胸部特别疼，于是用艾柱灸中脘，几壮之后，感觉小腹两边有冷气自下而上走，到达灸处之后就散了，这就是灸法的功效。

【按评】

心痹，出自《内经》，临床主要表现为胸中窒闷、心痛、心悸、突发气喘等症。多见于冠心病和其他一些心脏类疾病。中脘，为任脉上的穴位，出自《针灸甲乙经》，胃募穴，其络通心，为手太阳、少阳、足阳明、任脉之会。任脉的地部经水由此向下而行。《素问·骨空论》：任脉者，起于中极之下，以上毛际，循腹里，上关元，至咽喉，上颐，循面入目。任脉起于小腹内胞宫，下出会阴毛部，经阴阜，沿腹部正中线向上经过关元等穴，到达咽喉部（天突穴），再上行到达下唇内，环绕口唇，交会于督脉之龈交穴，再分别通过鼻翼两旁，上至眼眶下（承泣穴），交于足阳明经。中，指本穴相对于上脘穴、下脘穴二穴而为中也；脘，空腔也。本穴为任脉上部经脉的下行经水，至本穴后，经水继续向下而行，如流入任脉下部的巨大空腔中，故名。所以本案灸中脘后，冷气自下而上走，至灸处即散。《素问·痹论》云："风寒湿三气杂至，合而为痹也……脉痹不已，复感于邪，内舍于心……心痹者，脉不通。"《类经图翼》有云："主治心下胀满，伤饱食不化……寒癖结气，凡脾冷不可忍，饮食不进不化，气结疼痛雷鸣者，皆宜灸之。"由此观之，该病总以温阳通脉为宗旨。《素问·至真要大论》云："寒者热之，热者寒之。"本案中，心痛的旧疾应是寒凝血滞，气血不通造成的，所以才会采用热瓦、蚕沙、烧砖、蒸土等治疗方法，这些均属灸法的范畴。运用灸法温经散寒，寒凝得温则散，气血得温则行，脉道通利，气血调和，痹自得减。

（郭昶）

第五节 四时起居衡法

一、四时衡法

衡者,平衡、协调。四时,四季也,《礼记》:"天有四时,春秋冬夏。"李东垣在《脾胃论》中记载"人身亦有四时""天地四时之阴阳,人之十二脏应之"。《安养心神调治脾胃论》载:"天地之气不可止认在外,人亦体同天地也。"《灵枢·岁露论》曰:"人与天地相参,与日月相应也。"四时是古人从对自然的观察和生活体验中总结出的时序观念,《荀子·王制》言:"春耕夏耘,秋收冬藏,四者不失时,故五谷不绝而百姓有余食也。"《灵枢·本神》言:"故智者之养生也,必顺四时而适寒暑。"在日常的养生保健中同样需要顺应四时的变化。衡法的四时调养乃根据季节变化平衡人体与自然的阴阳、邪正的法度,衡阴阳、适寒暑,以达到"人与天地相应"的目的。

《素问·至真要大论》曰"和于阴阳,调于四时",阴阳的平衡之道,乃合于四时,顺应四时调和阴阳。"阳之动,始于温盛于暑,阴之动,始于清盛于寒",四时之阴阳各有消长,春夏乃阳之动,阳长阴消,春为初生之少阳,春分为三阴三阳的泰卦,谷雨为四阳二阴的大壮卦;夏为隆盛之太阳,小满乃五阳生之夬卦,夏至乃阳之极的六阳乾卦。秋冬乃阴之动,阴长阳消,秋为初生之少阴,秋分为三阳三阴之否卦,霜降为巽上坤下的观卦;冬为隆盛之太阴,小雪乃五阴生之剥卦,冬至乃阴之极的六阴坤卦。顺应四时之阴阳调养,乃使体内的阴阳之气与自然界阴阳之气保持平衡之道,是故春夏养阳、秋冬养阴。"凡阴阳之要,阳密乃固,两者不和,若春无秋,若冬无夏,因而和之,是谓圣度。"

(一)春"生"

四时之变而化二十四节气。正月乃立春及雨水,二月为惊蛰与春分,三月清明后谷雨。春天始于立春,大地回春,气温回升;雨水来则雨量增加;惊蛰预示蛰伏地下的动物开始出土活动,春耕开始;春分为春之中,各地昼夜平分;清明至,万物滋生;谷雨临,雨量继续增多,谷物生长旺盛。

《素问·四气调神大论》："春三月，此谓发陈，天地俱生，万物以荣，夜卧早起，广步于庭，被发缓形，以使志生，生而勿杀，予而勿夺，赏而勿罚，此春气之应，养生之道也。"春天，阳气开始生发，万物复苏，生机勃勃，此时的阳气犹如破土而出之萌芽，顺应之、和谐之、柔和之，顺应春气，宜晚睡早起，蓄阴生阳。"广步于庭"，运动上进行悠然、和缓的散步，且散步应于庭院之内，而非野外山林海边。在头发衣着上，皆不该给予束缚，头发宜披散，衣服宜宽松，就是使身体发肤无拘无束，让体内的勃勃阳气生机陈发，养阳收阴。在情志上，可许"志生"，允许鼓励进行积极的活动，适当满足欲望，但大喜大悲大怒不利于阳气的生发，生、予、赏是顺应春阳生发的神志活动，杀、夺、罚是反逆春阳生发的神志活动。春之道，在于养"生"，养护生命，养护生发之阳气。

1. 春之食

春，天气方，地气发。"逆春气，则少阳不生，肝气内变。"春天乃肝气生发之时，肝属春木，主疏泄，春天为肝气旺盛之际，酸主肝，但性收敛，春天食酸不宜多，避免影响春天阳气的生发以及肝气的疏泄，更有甚者使本偏旺之肝气更旺，肝旺则易乘脾，对脾胃造成伤害，脾气虚弱，脾失健运，则消化吸收功能下降。甘味入脾，补益脾气，故春天要少酸多甘，补土抑木。《备急千金要方》："春七十二日，省酸增甘以养脾气。"春天宜食用的健脾味甘的食物有糯米、樱桃、大枣、芝麻、蜂蜜。而酸收的食物如羊肉、狗肉、海鲜、花生、乌梅、酸梅等，寒冷抑制阳气的食物如冷饮、凉瓜、芥菜等皆应少吃。

2. 春之膳

山药扁豆糕：山药 200g，扁豆 100g，红枣 500g，陈皮 50g，将山药洗干净削皮切片，枣肉、扁豆捣碎，陈皮切丝，诸品置盆内加水和之，制成面糕坯，上笼用旺火蒸 20 分钟；功效：健脾胃益气。山药包：将鲜山药、茯苓粉、白扁豆粉加水适量调糊状，蒸 0.5 小时，加少许食用油、糖调馅，面粉发酵后，将上述馅包入面皮做成包子，蒸熟即可；功效：健脾固肾。

3. 春之志

春季心理养生，应当顺应肝气，使之疏泄调达，心情舒畅，心胸开阔，情绪乐观，使体内阳气得以舒发，与外界环境变化保持和谐。

4. 春之动

春季可以到旷阔之地放风筝，此为集休闲、娱乐和锻炼为一体的养生方式。而清明时节踏青出游乃春季户外活动养生的妙法，三五成群踏青出游，一线在手，看风筝乘风高升，随风翻飞。风筝放飞时，不停地跑、牵线，通过手、眼的配合和四肢的活动，可达到疏通经络、调和气血、强身健体的目的。

5. 春之针

立春艮上起天留，戊寅巳丑左足求，春分左胁仓门震，乙卯日见定为仇。春刺井，井者东方春也，万物之始生，故言井。春刺井者，邪在肝。"子午流注者，谓刚柔相配，阴阳相合，气血循环，时穴开阖也。子时一刻，乃一阳生；至午时一刻，乃一阴之生，故以子午分之而得乎中也。流者，往也。注者，住也。天干有十，经有十二。"甲胆，乙肝，春应甲乙，甲乙属春木。"甲日戌时胆窍阴，丙子时中前谷荥，戊寅陷谷阳明俞，返本丘墟木在寅，庚辰经注阳溪穴，壬午膀胱委中寻，甲申时纳三焦水，荥合天干取液门。乙日酉时肝大敦，丁亥时荥少府心，己丑太白太冲穴，辛卯经渠是肺经，癸巳肾宫阴谷合，乙未劳宫火穴荥。"胆经旺盛之春季，阴阳之气血顺应时辰的子午流注，与其阴阳相合的经络，19～21时出胆经之金井可取其窍阴；23～1时胆经气血往向小肠溜其荥穴前谷；3～5时流注阳明胃经取其输木之陷谷穴，并且经过胆经原穴取其丘墟；7～9时行经大肠之经穴取其阳溪；11～13时流入膀胱经的合穴取其委中；15～17时纳入三焦经的荥水穴取其液门。肝经气血在17～19时开出肝经井穴取其大敦；21～23时溜至心经荥火之穴少府；1～3时所注为脾经输土、并过肝经原穴，各取太白、太冲；5～7时行经肺经的经金，取其经渠；9～11时入注肾经合穴，取其阴谷；13～15时纳入包络的荥火穴，取其劳宫。刺之浅深，春气在毛。

（二）夏"长"

四月立夏小满方，五月芒种并夏至，六月小暑大暑当。立夏为夏季的开端；小满之时，夏收作物开始结实成熟；芒种之期，夏收作物成熟收割；夏至乃炎热天气来临之始；小暑为炎热之渐；大暑为炎热之极。

"夏三月，此谓蕃秀，天地气交，万物华实，夜卧早起，无厌于日，使志无怒，使华英成秀，使气得泄，若所爱在外，此夏气之应，养长之道也。"夏日，阳气生长至极致，万物茂盛，草木葱郁，欣欣向荣，天气炎热，此时的阳气盛极，如同日中高挂之太阳，顺应之、协调之、应答之，顺应夏气，宜晚睡早起，助阳生长。"无厌于日"，不躲避阳光，不压制阳气的生长，不贪凉饮冷，投奔阳光，日下劳作。在衣着上应当轻便透气，让体内的阳气与天地之阳气招呼相应。情志上不压抑，宣畅通泄，情绪以及阳气皆有如"所爱在外"，可以适当外显。夏之道，在于养"长"，使阳气生长，培养蓬勃生机。

1. 夏之食

夏令，万物繁茂，"夏季暑湿，适宜清补"。《理虚元鉴》："夏防暑热，又防因暑取凉，长夏防湿。"夏季暑气较重，易于夹湿，困阻脾胃，伤及阳气，气机不畅。研究发现，气温升高可以抑制消化液的分泌以及胃肠蠕动功能，而出现食欲减退。夏季宜多食益气健脾化湿之品，少食生冷滋腻助湿之物。夏通于心，苦入心，适时吃苦味能消解暑热，醒脾开胃，增加食欲，但味苦泻燥，多食伤脾，且好食苦者，心不足也。而"春夏养阳"，夏季宜多温，少苦寒，节冷饮。夏天可多进食西红柿、苦瓜、胡萝卜、黄瓜、梨、荔枝、西瓜、猪肉、大米、小米、玉米、高粱、黄豆、甘薯、豆腐、洋葱。《养生书》指出"夏至后秋分前，忌食肥腻、饼臛、油酥之属"，过食肥甘会壅滞伤脾，故夏日须注意少吃肥腻。夏天早晨吃少许洋葱，晚饭后饮少量红酒，保持气血通畅。平时应以低盐、低脂、多维生素等食物的清淡饮食为主，以清心养心、利湿祛痰、清热解毒、养血安神，再配合气功的动静功，可加强体内气血的微循环，以避免因夏季冷气房待过久，造成气滞血瘀。

2. 夏之膳

芦根荷叶粥：芦根 15g，粳米 100g，鲜荷叶半张，将芦根、粳米放入锅内，加水适量煮粥，粥熟前入鲜荷叶略煮即可。功效：清热解暑生津。

3. 夏之志

夏季主火，心为火脏主神志，故暑气内应于心，使心火上炎而焦急不安，烦躁易怒，所以夏季心理养生要注意心平气和，安定思想，于清静之中怡养神志。

4. 夏之动

夏季运动量不宜过大，应以温和运动以少许出汗为宜。对于夏季依然坚持锻炼身体的人可以选择练太极拳、自然养生操等。太极拳动静相兼，刚柔相济，开合适度，起伏有致，身端形正不偏倚，正气存于内而风邪不可侵，与自然的阴阳消长相吻合，可谓夏季最佳的养心运动之一。同时，游泳也是夏季老少皆宜的健身、降暑的最佳运动，长期坚持可增强心肺功能，但一定要到有安全设施的正规游泳场所进行。

5. 夏之针

立夏戊辰已巳巽，阴洛宫中左手愁，夏至上天丙午日，正直膺喉离首头。夏刺荥者，邪在心；季夏刺输者，邪在脾。丁心，丙小肠；戊胃，己脾。夏属丁丙之火以及戊己之土。"丙日申时少泽当，戊戌内庭治胀康，庚子时在三间输，本原腕骨可祛黄，壬寅经火昆仑上，甲辰阳陵泉合长，丙午时受三焦木，中渚之中仔细详。丁日未时心少冲，己酉大都脾土逢，辛亥太渊神门穴，癸丑复溜肾水通，乙卯肝经曲泉合，丁巳包络大陵中。戊日午时厉兑先，庚申荥穴二间迁，壬戌膀胱寻束骨，冲阳土穴必还原，甲子胆经阳辅是，丙寅小海穴安然，戊辰气纳三焦脉，经穴支沟刺必痊。己日巳时隐白始，辛未时中鱼际取，癸酉太溪太白原，乙亥中封内踝比，丁丑时合少海心，己卯间使包络止。"丙主小肠，与辛合，小肠引气而行，15～17时开出于小肠井金之少泽穴；19～21时所溜为胃的荥水穴，取其内庭，可治胀气；23～1时所注为大肠输木穴，并过小肠原穴，各取三间、腕骨，可祛黄；3～5时经过膀胱经经穴，取其昆仑；7～9时入于胆经合穴，取其阳陵泉；11～13时纳入三焦经的输木穴，取中渚。丁主心经，与壬合，心引血行，13～15时开出心经的井木穴，取其少冲；17～19时溜入脾经荥火穴，取其大都；21～23时注入肺经输土穴，并过心经原穴，取其太渊、神门；1～3时行经肾经的经金穴，取其复溜；5～7时入于肝经合水穴，取其曲泉；9～11时血纳入包络的输土穴，取其大陵。戊主胃经，与癸合，胃引气行，11～13时开出胃经井金穴，取其厉兑；15～17时溜入大肠经荥水穴，取其二间；19～21时注入膀胱经输木穴、并过胃经原穴，取其束骨、冲阳；23～1时行经胆经经火穴，取其阳辅；3～5时入于小肠合土穴，取其小海；7～9时纳入三焦之经火穴，取其支沟。己主脾经，与甲合，脾引血行，9～11时开出于脾经井木穴，取其隐白；13～15时溜入肺经荥火穴，取其鱼际；17～19时注入肾经输土，并过脾经原穴，取其太溪、太白；21～23时行经肝经中封；1～3时入于心经合穴，取其少海；5～7时纳入包络的经金穴，取其间使。刺之浅深，夏气在皮。

（三）秋"收"

七月立秋并处暑，八月露秋秋分忙，九月寒露与霜降。秋天的开始为立秋；立秋过后为处暑，意为炎热天气的终止；白露到来，天气渐凉，夜里雾水在植物叶子上凝为露珠；秋分为秋季的中期；寒露天气凉甚；开始霜冻则为霜降之时，亦是秋之止。

"秋三月，此谓容平。天气以急，地气以明，早卧早起，与鸡俱兴，使志安宁，以缓秋刑，收敛神气，使秋气平，无外其志，使肺气清，此秋气之应，养收之道也。"秋日，阴气渐长阳气渐退，万物之容平，气象容平，此时的阴气携凉意而来，肃杀之感明显，秋风急，秋月明，顺应之、收敛之、平静之，顺应秋气，宜早卧早起，与鸡的作息相应，使精神收敛、情绪平静。在衣着上，可以稍微收紧，以收敛自身，但不宜穿着过多，以免汗出伤阴。阳和日退，阴寒日生，应收敛神气，无外其志，使肺气清肃，肺金清净。秋之道，在于养"收"，收敛阳气，固护阴气。

1. 秋之食

夏过秋来，气津两伤，机体功能下降，宜甘味入脾，秋应于肺，甘淡滋润，甘味养脾，脾旺则肺气足，"肝心少气，肺脏独旺，增咸减辛，助气补筋，以养脾胃"，"宜减苦增甘，补益肝肾，助脾胃，养元和"。燥为秋之主，易生口渴咽干等，故秋季应增酸减辛，助气补筋，滋阴润燥。而在秋天适宜的食物有苹果、花生、泥鳅、鸡肉、大麦、栗子等。同时，"冬令进补，春天打虎"，秋天调理脾胃，为冬季进补打好基础，是养生健体最佳时期。但秋天不宜过于寒凉，否则易助湿伤脾，亦不宜过早进补，以免增加胃肠负担。

2. 秋之膳

鹌鹑薏米汤：鹌鹑1只，薏苡仁15g，赤小豆10g，杜仲10g，枸杞子10g，生姜、调味品适量，鹌鹑去毛以及内脏，洗干净，与药材一同放入砂锅内，加入清水1000mL，大火煮沸，改小火煮1小时，添加调味品即成。功效：补益脾胃，利水除湿。竹笋粥：鲜竹笋200g，粳米200g，猪肉100g，将猪肉、葱姜切末，鲜竹笋煮熟切丝，淘粳米用冷水浸泡30分钟捞出，香油、猪肉放入锅内炒片刻，加入竹笋丝、葱末、盐、姜末，少许盛入碗中；功效：清热化痰，消食和胃，解毒透疹，和中润肠。

3. 秋之志

秋季内应于肺，肺主气，司呼吸，在志为忧，悲忧伤肺，所以秋季要培养乐观情绪，维持心理平衡，做到神志内安，内心恬静，以收敛神气，免受肃杀之气以及凋零景象对人体的影响。

4. 秋之动

秋高气爽，是运动锻炼的好时期。此时机体活动随气候变化而处于"收"的状态，阴精阳气也处在收敛内养阶段，所以秋季运动项目不宜过猛。骑自行车、登山等都是集运动与休闲为一体的健身养生运动。可根据个人情况选择不同的运动项目进行锻炼。

5. 秋之针

立秋玄委宫右手，戊申己未坤上游，秋分仓果西方兑，辛酉还从右胁谋。秋刺经者，邪在肺。庚大肠，辛肺；秋应庚辛，属金。"庚日辰时商阳居，壬午膀胱通谷之，甲申临泣为输木，合谷金原返本归，丙戌小肠阳谷火，戊子时居三里宜，庚寅气纳三焦合，天井之中不用疑。辛日卯时少商本，癸巳然谷何须忖，乙未太冲原太渊，丁酉心经灵道引，己亥脾合阴陵泉，辛丑曲泽包络准。"庚主大肠经，与乙合，大肠引气行，7~9时开大肠经井金穴，取其商阳；11~13时溜入膀胱经荥水穴，取其通谷；15~17时注入胆经输木穴、并过大肠原穴，取其临泣、合谷；19~21时行经小肠经经火穴，取其阳谷；23~1时入于胃经合穴，取其足三里；3~5时纳入三焦之合土穴，取其天井。辛主肺经，与丙合，肺引血行，5~7时开肺经井木穴，取其少商；9~11时溜入肾经荥火穴，取其然谷；13~15时注入肝经输土穴、并过肺经原穴，取其太冲、太渊；17~19时行经心经经金穴，取其灵道；21~23时入于脾经合穴，取其阴陵泉；1~3时纳入包络合水穴，取期曲泽。刺之浅深，秋气在分肉。

（四）冬"藏"

十月立冬小雪章，十一月大雪冬至节，腊月小寒大寒当。秋去冬来，立冬为冬天的开端；小雪气温下降，降雾开始；大雪气温下降愈加明显，降雪更多；大雪过后冬至到来，表示寒冷的冬天来临；小寒为寒冷之渐；大寒为寒冷之极。

"冬三月，此谓闭藏。水冰地坼，无扰乎阳，早卧晚起，必待日光，使志若伏若匿，若有私意，若已有得，去寒就温，无泄皮肤，使气亟夺，此冬气之应，养藏之道也。"冬日，阴气生长至极致，阳气渐消无，阴寒隆盛，万物蛰藏，满目尽是凋零之像。冬凛冷，阳气伏，顺应之，宜早睡晚起，等待阳光的召唤方起，生机阳气可应时顺利闭藏而未受到干扰。而过去一年的记忆以及来年的计划须藏匿于心中，并好好调整、修复思绪，享受一年所得所获。在衣着上，要保暖养阳，同时不要使皮肤过度出汗，避免阳气频频耗伤。冬之道，在于养"藏"，潜藏阳气，涵养阴气。

1. 冬之食

冬季阴寒盛，阳气衰少，肾阳易损，脾胃易寒，饮食稳步助阳，补脾益肾，乃为冬季养生之要。冬令滋养五脏，有利于来年全身的保健和养生，调理好脾胃能为冬令进补创造脾胃受纳的条件。温补阳气使四肢温煦，抗寒能力提高。冬天饮食调养宜粥品、宜温热、宜坚果。适合冬令的食物有鲫鱼、鹌鹑、狗肉、红薯、木耳、栗子。但冬季要注意避免耗阴伤阳，避免盲目进补，避免峻进滥补，避免过分依赖温补。否则损脾动气，湿热壅滞，变生他病。冬季进补亦应注意不可过服温热之品，以免太过伤阴。"秋冬之时，阴盛于外而虚于内"，所以不可一味温补助阳，还须结合滋补阴精，使阴阳互生互化。至于在南方，由于冬季雨水少，气候较为干燥，宜进温润之品，如桑寄生、菟丝子、熟地黄等。冬季的饮食调摄以补为主，宜多食滋阴潜阳、热量较高的膳食。

2. 冬之膳

当归生姜羊肉汤：当归20g，生姜30g，羊肉500g，黄酒、食盐等调味品各适量。当归洗净，用清水浸软后切片。生姜洗净切片。羊肉剔去筋膜，放入开水锅中略烫，除去血水后捞出，切片。当归、生姜、羊肉一起放入砂锅中，加入清水、黄酒，旺火烧沸后撇去浮沫，再改用小火炖至羊肉熟烂即可加入食盐等调味品食用。功效：益气补血，温中祛寒。

3. 冬之志

冬季内应于肾，肾主藏精，为先天之本，在志为恐，过度或突然的惊恐容易伤肾，所以冬季闭藏之时，应潜藏心志保养精神，避免恐惧。

4. 冬之动

适合冬季的运动有太极拳、跳绳、体操、踢毽子、拔河、跑步等，如果身体条件允许，也可适当参与一些冬季特色的冰雪项目，如滑冰、滑雪等，以体验冰天雪地的运动之乐。

5. 冬之针

立冬右足加新洛，戊戌已亥干位收，冬至坎方临叶蛰，壬子腰尻下窍流。冬刺合，合者北方冬也，阳气入脏，故言合。冬刺合者，邪在肾，故也。壬膀胱，癸肾。冬应壬癸，属水。"壬日寅时起至阴，甲辰胆脉侠溪荥，丙午小肠后溪输，返求京骨本原寻，三焦寄有阳池穴，返本还原似嫡亲，戊申时注解溪胃，大肠庚戌曲池真，壬子气纳三焦寄，井穴关冲一片金，关冲属金壬属水，子母相生恩义深。癸日亥时井涌泉，乙丑行间穴必然，丁卯输穴神门是，本寻肾水太溪原，包络大陵原并过，己巳商丘内踝边，辛未肺经合尺泽，癸酉中冲包络连。"壬主膀胱，与丁合，膀胱引气行，3~5时开出于膀胱经井金穴，取其至阴；7~9时溜入胆经荥水穴，取其侠溪；11~13时注入小肠经输木穴，取其后溪，并过本原穴取京骨，兼过三焦之阳池；15~17时行经胃经经金穴，取其解溪；19~21时纳入三焦井金穴，取关冲。癸主肾经，与戊合，肾引血行，21~23时开出于肾经井木穴，取涌泉；1~3时溜入肝经荥火穴，取其行间；5~7时注入心经输土穴，取其神门，并过肾经原穴太溪，又过包络原穴大陵；9~11时行经脾经经金穴，取其商丘；13~15时入于肺经合穴，取其尺泽；17~19时纳入包络之井木穴，取其中冲。刺之浅深，冬气在骨髓。

（李海霞）

二、起居之运动衡法

随着生活节奏的增快和工作压力的增大，现代都市人运动的时间大幅度减少，加上饮食不均衡，导致高血压、糖尿病、高脂血症、高尿酸血症等疾病的患病人群日趋年轻化，肥胖率日趋上升。机体久不运动，气血运行不畅，加上工作及生活压力，易引起气机郁滞，气机不利，则无力推动津液、血液运行，则易形成痰瘀、血瘀，进而引起机体疼痛等。

颜德馨教授于20世纪60年代对瘀血证展开探讨，提出"久病必有瘀，怪病必有瘀"的学说，并首推衡法理论。《前汉律历志》曰："衡，平也，所以任权而均物平轻重也。"天地万物均处于动态平衡状态，正如太极两仪图中的阴与阳，处于动态平衡、可相互转换的过程中，若有一方偏颇则易引起失衡，正所谓"一阴一阳之谓道，偏阴偏阳之谓疾"。颜教授的衡法是基于"气为百病之长，血为百病之胎"出发，调其气血阴阳，令其调达而达到平衡状态，正所谓"阴平阳秘，精神乃治"。

除饮食疗法、药物疗法外，运动疗法同样起到至关重要的作用，并日趋受到人们的关注。

生命在于运动，古人也提出"动而不衰"，说明古人已经意识到运动对养生的重要性。通过活动筋骨、调畅气息、宁心安神来疏通气血、调和脏腑。中医强调"精、气、神"，调神以领气，气行以推动血运，肺朝百脉，气血畅达则经脉通畅，筋骨、关节屈伸有利，内外调和，脏腑协调，达到阴平阳秘，生生不息。以中医的气血、阴阳、脏腑、经络等为基础，通过调整气息、养精调神，使机体阴阳平和，动静虚实、升降开合达到平衡状态，使表里、气血协调统一。专注精神、调节呼吸、运动形体是运动的三大要点。以意领气，以气动形，内练精神、脏腑、气血，外练经络、筋骨、四肢，使内外和谐，气血流畅。

运动量的把握也至关重要。运动量太小起不到锻炼身体的作用，运动量太大则会对身体造成超负荷，导致身体过度疲劳。职业运动员的职业寿命较短，他们绝大多数在三十来岁就退役了，因为长期高运动量对身体造成了严重的负荷，使机体内外失衡，加速器官的老化及生理功能的失衡，出现早衰。正如孙思邈所言："养性之道，常欲小劳，但莫大疲及强所不能堪耳。"运动量强度大小、运动时间长短的把握是锻炼身体的基础，需要循序渐进，把握好运动的平衡。运动需要持之以恒、坚持不懈，"流水不腐，户枢不蠹"。

（一）传统运动的形式

我国传统养生运动形式多样，节奏快、运动量适中的有赛龙舟、赛马、摔跤、射箭等；节奏慢，运动量较小的有太极、气功、八段锦、道家八虚打等。虽然它们形式多样，但都是为了内练精神、外练体魄，达到内外协调、气血通畅、阴平阳秘的状态。

1. 道家八虚打

《内经》曾提出人有八虚，以候五脏。而何为八虚？两肘、两腋、两髀、两腘，此之虚，是为八虚也（图2-1）。而八虚均位于人体大关节活动处，此处多是气血通过、血络分布的地方，而此处多有皱褶，皱褶表面易有污垢积聚，体内易有血瘀聚集，若气血瘀滞、邪气聚集，则易致经络、关节受损，关节无法屈伸，肢体挛痛。十病久瘀，而颜教授也认为"久病必有瘀，怪病必有瘀"。正如《内经》所言："肺心有邪，其气留于两肘；肝有邪，其气留于两腋；脾有邪，其气留于两髀；肾有邪，其气留于两腘。"八虚下走行着各条经络及穴位，如肘窝下走行着心经、心包经以及肺经，隐藏着肺经的尺泽穴和心包经的曲泽穴；腋窝下走行着肺经、心经、心包经以及胆经，隐藏着心经的极泉穴；两髀下走行着脾经和胃经，隐藏着脾经的冲门穴以及胃经的气冲穴；腘窝下走行着膀胱经和肾经，隐藏着膀胱经的委中穴和委阳穴，以及肾经的阴谷穴。

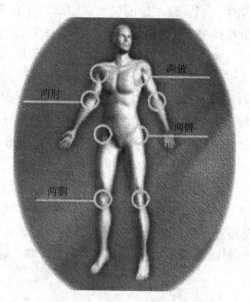

图2-1　人体"八虚"图

一般来说，人生病或感觉不舒服是机体内在失衡状态，正气不足，邪气有余。而拍打八虚可激发阳气聚集，阳气充足则推动血行，瘀血自消，通则不痛；阳气充足则抵御外邪能力增强，正胜邪退，则机体再次达到平衡状态。拍打可改善机体血液循环，促进机体新陈代谢，改善机体免疫力（图2-2）。需要注意的是，由于拍打可致毛孔舒张，腠理相对疏松，风邪寒邪易从开泄的汗孔进入机体，故拍打时应避免吹风受凉。每次多以治疗一个病症为主，尽量避免同时拍打多个部位，因为同时拍打多个部位会引起机体过度疲劳。对于一些特殊人群如孕妇、生理期妇女、严重出血倾向的患者等也尽量避免拍打。拍打过程中若出现疼痛明显，拍打部位出痧，则代表拍打部位瘀积严重，阳气聚集攻邪中，故越疼痛效果越明显。而拍打后痧消失得越快则代表机体免疫力越强。

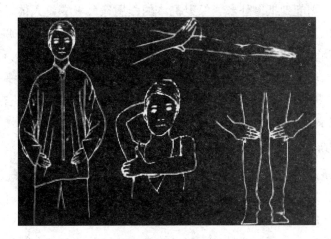

图2-2　道家八虚打示意图

2. 太极拳

太极拳是我国久负盛名的传统运动之一。以中国传统儒家、道家的太极、阴阳理论为基础，结合阴阳五行学说、经络学说、导引、吐纳等理论形成，其阴中带阳、动中有静、内外兼修、刚柔并济。把意与行相结合，由意识控制身体，通过吐故纳新、四肢运动来调节机体内部精气的形成，气行则推动血行，血行则血瘀自消，机体内外平衡，从而达到不生病的状态。心为神之居，主血脉，通过控制意识与行为使心脏的生理功能正常，机体气血旺盛，则脉道通利，五脏六腑、四肢百骸得到气血的濡养而发挥着正常的生理功能。通过控制意识而使精神专注，精神内守，情志调畅，则病安从来。

太极拳主要把形体活动与吐故纳新结合，使机体气机调畅，周养身体。拳术的运动强度不会过大，不会导致机体的呼吸功能失衡而受到影响；其次拳术的形体运动还促进机体内部宗气的形成。肺主气，司呼吸。宗气主要由肺吸入自然清气，与脾胃化生的水谷精微之气相结合而成，是后天之气、生命的根本，推动肺的呼吸与血液在脉管内运行。它集聚胸中，又称上气海，正如张景岳在《类经·营卫三焦》中云："上气海在膻中，下气海在丹田，而人之肺肾两脏，所以为阴阳生息之根本。"肾主纳气，使气充丹田，内气周流全身，则脏腑、筋肉则得养。气为血之帅，气足则推动血行，气血又能相互化生。运动形体，则气血运行。气血通过经脉走行全身，四肢、筋骨、肌肉、关节均得到充养、锻炼，丹田刚中柔表之气充盈，则起到抵御外邪、保卫机体的作用。太极拳将人体经络调节作用结合，依靠经络的联络作用、运输作用、感应作用及平衡与调节作用对身体的脏腑、关节、筋骨灵活调节，将意、气、形结合在一起，使人的精神、气血、形体得到协调统一，达到刚柔并济、动静结合、阴平阳秘的平衡状态，"提擎天地，把握阴阳，呼吸精气，独立守神。肌肉若一，故能寿敝天地"，《素问·上古天真论》讲的也是同样的道理。

3. 气功

气功是通过调息、调心及调身，使身心协调统一，营卫气血平衡协调，百脉调达，脏腑调和而达到增强体质、抗病养生的目的。何谓调心？调控意识、放松身心是为调心也。何谓调息？呼吸均匀、平和缓慢、深长有度是为调息也。何谓调身？调整身体姿势，使肢体自然、运动灵活是为调身也。历代医学典籍中均有对气功的相关记载，各家学派也对气功有不同的称谓，如"导引""吐纳""修身""正心"等，而"导引"是最为普遍的称谓。医圣张仲景在《金匮要略》中提到"四肢才觉重滞，即导引、吐纳、针灸、膏摩，勿令九窍闭塞"，强调了导引吐纳在防治疾病方面的作用，主要是其能使气血通畅，九窍通利，痰瘀不生，则机体达到平衡状态。"善行气者，内以养身，外以却恶"，葛洪在《抱朴子·内篇》中说的也是同样的道理。朱丹溪也在《格致余论》中强调顺应四时，调身、调息、调心是治疗疾病的根本。三调中处处离不开阴阳。如调身中的仰俯屈伸、动静开合、松紧刚柔、上下升降等；调息中，吸为阳，呼为阴，正如《长生胎元神用经》中提到"鼻吸清气为阳，口吐浊气为阴"，闭息去寒，吐浊清热。阴阳亏虚则侧重锻炼呼、吸，使阴阳平衡。动则生阳，静则生阴，动静适宜，则阴阳互根互长，相互转化，生生不息；形体不动则精气不流，精气不流则气机郁滞，血不行则成瘀，气血瘀滞，则百病丛生；将身、心、息三调合一，达到平衡的状态，则气血调和，身强体健。华佗所创编的五禽戏是气功的先驱，"除疾，兼利蹄足，以当导引。体有不快，起作一禽戏，怡而出汗，因以着粉，身体轻便而欲食"。

气功可以调节机体五脏六腑功能，使其平衡。丹田乃精气神的储藏之地，自古称上丹田为性根，下丹田为命蒂。性命交修，则大小周天则可打通，达到阴平阳秘的最高境界。气功主要是通过意守丹田起作用。肾为先天之本，主骨，心主血脉。通过意守丹田，使自身水火相济，心肾相交，则神旺气足，气血通畅，邪气不可侵犯，则睡眠改善、精神抖擞，心肾不交的症状如健忘心悸、腰酸头晕、遗精早泄等也随之缓解。脾为后天之本，脾主运化，胃主受纳。通过意守丹田，使中焦脾土得到心火的温养，心火下降至中焦，脾胃得温，则能腐熟食物，运化水谷精微。脾主肌肉和四肢，脾气充足，脾升胃降，则肢体、肌肉得充，肢体强健。肺司呼吸，主皮毛。通过意守丹田，调节气息、吐故纳新，使机体呼吸平衡，肺气宣降正常，皮毛润泽。肝主疏泄，肝主筋。通过意守丹田，使肝脏调达，肝气疏泄正常，心情舒畅，气血流通，则筋骨强壮。

综上所述，通过调身、调心及调息，意守丹田，使水火既济、心肾相交，相火不妄动，火能生脾土，脾土充足则后天精气充足，先天之精得养，吐故纳新，宗气充足，元神归根，则精充气足神旺，三者合一，使机体达到气血阴阳平和的状态，则百病难生。

（二）现代运动的形式

1. 冬泳

中医提倡"春生、夏长、秋收、冬藏"，意在强调要顺应自然，利用自然的规律来养生。冬属水，主封藏，宜养肾。时下有人热衷并提倡冬泳，那么冬泳是否对心系疾病患者有益呢？

答案是否定的。《素问·四气调神大论》强调："冬三月，此谓闭藏，水冻地坼，无扰乎阳，早卧晚起，必待日光，使志若伏若匿，若有私意，若已有得，去寒就温，无泄皮肤，使气亟夺，此冬气之应，养藏之道也。逆之则伤肾，春为痿厥，奉生者少。"寒冬三月，阳气收敛潜藏于体内，万物处于多静少动的状态，有些生物甚至进入冬眠的状态，为了度过寒冬储备能量，也为了来年春天更好地生长。当今有不少人热衷于冬泳，其中不乏老年人。多动使潜藏于体内的阳气激发并消耗，而低温也在消耗着体内的阳气，最终人体阳气呈透支状态，对于中老年人来说，在一定程度上会折寿，此曰扰阳。冬天气温低，寒主收引，容易致气机、血运不畅，寒凝血滞，关节屈伸不利，损伤机体。冬泳后身体毛孔开泄，寒邪入侵，损伤阳气。故冬天应避免冬泳这类剧烈的运动。冬季宜少动多静，闭藏则是静的体现，无论身体上还是精神上。《素问·上古天真论》谓："恬淡虚无，真气从之，精神内守，病安从来。"机体脏腑功能的正常发挥离不开神的调节。神的属性好静，清静养神，内心恬淡，排除七情六欲对机体气血运行的干扰，保持气血调和，经脉流通。肾主水，肾藏精，冬季应养肾，保护肾阳。随着年龄的增大，老年人的肾阳渐虚，更应保护肾阳。中医强调天人合一，提倡劳逸结合、动静交互。正如朱熹所言："若以天理观之，则动之不能无静，犹静之不能无动也，静之不可不养，犹动之不可不察也。"适宜的运动可以使机体气血调畅平和，精神的恬淡也在于调畅气血，气血平衡，疾病不生。动以养形，静以养神。动静结合，则机体阴阳平衡、健康长寿。

2. 慢跑

近年来慢跑也成为最受欢迎的运动之一。跑步能促进血液循环，增加肺活量，锻炼筋骨，体内的一些代谢废物从汗液排出，使身心舒畅。在中医看来，跑步使气血运行加快，气血流畅，瘀血不生。尤其在春季，经过了整个冬季的封藏，阳气已经开始增长、外发。肺主皮毛，司呼吸。调节气息，呼吸均匀，肺气宣降得调，气机调畅。汗为津液所化生，汗的有无及多少可以反映体内阴阳平衡的情况，正如《素问·评热病论》所言"汗者精气也"。水谷精微可转化为精、血、津液，与五脏的功能息息相关。《血证论》提出精血同源的概念，"汗者阳分之水，血者阴分之液，阴与阳原无间隔，血与水本不相离"。适当慢跑时人体微微出汗，能够调节阴阳平衡及脏腑功能。如跑马拉松过劳，大汗淋漓，"汗为心之液"，气随汗脱，易突发急性心源性疾病。

综上所述，适量的运动有助于气血、阴阳的平衡以及脏腑功能的调节，增强体质，降低患病的几率。而运动量过大或者活动多则会导致大汗淋漓，阳气通过腠理外越，阴津丢失过多，津随汗脱、气随汗脱，化源不足，而致阴阳失衡，重者阴阳离绝。过度的运动也会损耗脏腑、关节骨骼，影响其功能，加速老化。职业运动员大多因消耗过多，职业寿命短，退役后病痛多，多是因运动消耗过度引起。只有适量的运动才可以使人体气血阴阳平衡。

（郭世俊）

附：医案故事

四时节气相关医案

【原文】

滑伯仁治临安沈君彰。自汗如雨不止，面赤身热，口燥心烦。居楼中，当盛暑，帷幕周密。自云至虚亡阳，服术、附药已数剂。伯仁诊其脉，虚而洪数，视其舌上胎黄，曰：前药误矣，轻病重治，医者死之。

《素问》曰：必先岁气，毋伐天和。术附之热，其可轻用以犯时令耶。又曰：脉虚身热，得之伤暑。暑家本多汗，加以刚剂，脉洪数则病益甚。悉令撤幔开窗，初亦难之，少顷，渐觉清爽。为制黄连人参白虎等汤，三进而汗止大半，诸证稍解。又兼以既济汤，渴用冰水调天水散，服七日而病悉去。后遍身发疡疹，更服防风通圣散，乃已。

【白话解】

滑伯仁去临安沈君彰家出诊，正值暑天，患者症状是汗出不止、面红身热、口渴心烦。其居住在楼中，正值暑天，房间连门带窗都帷幕周密，不透一丝风。病人自报其病是"至虚亡阳"，已服用术、附药数剂。滑伯仁诊其脉，虚而洪数，观其舌象，色黄而燥，于是说："前服之药误矣！病轻药重，病此药彼，如此治之，不死于病将死于药。《素问》云：凡治病，必先岁气，毋伐天和。白术、附子燥热之品，暑热之时慎用，岂可轻易滥用，逆天时而投？中暑之人本就汗多亡阳，又用燥热之药使之热上加热，诊其脉见洪数便是病情加重的表现。现在当清暑泄热，气汗可止。"于是吩咐旁人将幔帐撤除，以透清凉。不一会，病人就渐渐觉得清爽起来。之后滑伯仁开黄连人参白虎汤，患者服三剂后汗止大半，热退多半。于是又开了既济汤。并嘱其口渴就用冰水调服天水散。如此治疗七天，汗止身凉。后来，沈君彰遍身发疡疹，服用防风通圣散后，病就完全好了。

【按评】

《素问·水热穴论》曰："春者木始治，肝气始生……夏者火始治，心气始长……秋者金始治，肺将收杀……冬者水始治，肾方闭。"夏季心起到主要调控作用，有发散阳气、津液、血液的功能。心气通过气血津液升散作用，将人体的气血津液输布于体表和上部，使之发散出去，正如《灵枢·五癃津液别》所云："天暑衣厚则腠理开，故汗出。"而心主火，在夏季，对应天时则应清热祛暑，以透清凉。而病人误用术、附这类燥热之品，无疑是逆天时而行，故滑伯仁使用寒凉药物清内热，祛暑气。本案是天人俱热，所以需要清热，白虎汤清热之力稍显不足，故还需加用黄连，苦寒泄热，以重凉对抗重热。之后病人遍身疡疹也是因夏季炎热，体表之气血津液凝结，炼液成痰，结聚成核。用防风通圣散发汗达表，疏风退热，宣通气血，上下分消，表里兼治，病乃痊愈。

（郭昶）

第六节　体质衡法

在中医理论中，体质是指人体在生命过程中，在先天禀赋和后天获得的基础上所形成的形态结构、生理功能和心理状态方面综合的、稳定的固有特质。主要表现为结构、功能、代谢以及对外界刺激反应等方面的个体差异性，对某些病因和疾病的易感性，以及疾病传变转归的某种倾向性。

古人对体质存在个体差异早有认识，其论述散见在多种中医文献中。《内经》首次提出较全面的体质分型，最早揭示了不同体质的基本特征，是当代体质学说的起源。其分类特点贯穿着阴阳五行学说的朴素辩证法思想。王琦等归纳出中国人的 9 种常见体质类型，包括平和质、特禀质、气虚质、湿热质、阳虚质、阴虚质、血瘀质、气郁质和痰湿质。其中，除却平和质外，其余均为偏颇体质。中医的 9 种体质分类由中华中医药学会依据相关标准裁定，可广泛适用于普通人群。其评判标准为通过受观察者的各种自主感受，即通过研究人的生理、心理、情绪等方面来评价中医体质。反过来也可以从中医体质角度来判断人的生理、心理和情绪状态。

颜德馨教授根据古人的理论结合其自身长期临床所得经验，融会贯通，首创衡法调气和血，来疏通脏腑气血，恢复血液通畅，调节气机升降，从而达到气通血和、阴阳平衡。"衡，平也，多以任权均物"，可见衡有平衡和权衡之义，此中衡法是自然界万事万物需调整协调、和谐稳定，与中医提倡的阴平阳秘理念有异曲同工之效。

"营气者，泌其津液，注之于脉，化以为血"。血行脉中，环流不息，滋养周身。若由于各种原因而血行不畅，或血液瘀滞，或血不循经而外溢，则可形成血瘀。瘀阻脉道内外，既阻碍血的正常运行，又影响气机升降出入，则疾病丛生。衡法不是"消法"，不是"攻法"，也异于"和法"，其乃根于"气血一元论"，治病求本的统一治疗大法，意在平衡气血、调整阴阳。颜德馨教授创立的衡法在很多方面具有双向调节的作用，在临床上有较大的潜力与广泛的运用前景。将衡法应用于中医体质的辨识和治疗，是一种高瞻远瞩的临床实践，为证实其临床疗效提供有力的证据。

一、气虚体质

气虚是指一身之气不足及功能低下的病理状态。气虚体质者多由于先天禀赋不足，或后天失养，至脏腑组织功能不足，尤以肺、脾、肾的机能失调者多见。气虚体质者临床表现多见：形体消瘦或微胖，面色㿠白无华，精神疲倦，语声低弱，时常自觉上气不接下气且活动后益甚，平日易汗出且动则尤甚，体力劳动稍大则见全身乏力疲倦，防御能力下降，易患感冒，舌淡，脉虚。偏于元气虚者，可见生长发育迟缓，生殖机能低下等；偏于宗气虚者，可见动则心悸，呼吸气短等。气的正常升降出入，在一定程度上保证机体内外的动态平衡，气的功能低下，可引起全身气机的升降失常，湿、痰、瘀诸邪内生。衡法以"气为百病之长，血为百病之胎"为纲，气血为其诊治重点，辨证治疗临床各种疾病。根据一身之气的生理特点，调理气机，恢复正常功能的治法又分为疏畅气机法、降气平逆法、升降气机法、通补阳气法和补气升阳法。根据患者的体质以气虚为主，辨证后以补气升阳为法。"脾胃内伤，百病由生"，气虚治疗关键在于补脾胃之气，升阳明之气，使脾胃升降枢纽恢复则气虚诸证可解。颜教授辨因脾气虚所致的湿浊久羁不散，习用党参、北芪等甘药补气，同时加升麻、柴胡等上提之药升发脾阳，阳气升则湿气自去。脾胃之升降枢纽恢复，后天之本恢复，则精气上输至肺，下则滋养先天之肾。"气为血帅"，补气升阳法尚能引血上行，对于年老体弱所致的气虚，如高血压、阿尔茨海默症的治疗以补气升阳为基础，佐以川芎、红花等活血化瘀之品气血同治，自是能解除少气懒言、眩晕遇劳益甚诸症。

二、阳虚体质

"形躯丰溢，脉来微小，乃阳气不足体质"，《临证指南医案》中叶桂有言。究其因多见先天正气不足，或后天饮食不当，过食生冷，以导致脏腑多寒，临床上表现为阳气偏虚的阴证，"阳虚则外寒"。对于真阳不足及亡阳的急危重症非本体质的讨论范围，当在临床中予以区分。阳虚者可见：形体偏胖，精神萎靡，神疲喜卧，面色苍白，言语声低，口淡不渴，肢体发冷，喜食热饮，大便溏薄，小便清长，舌淡胖嫩，脉沉迟或弱或细，易患五脏及颈、腰、膝关节相关疾病。由于体内阳气素虚，阴气相对偏亢，故易以寒为病。衡法辨治各病症时，或从气治，或从血治，或气血并治，若因脏腑虚弱致使气血不通者，则用通补法。阳气衰疲因先天不足或后天饮食失常者，治疗当着眼于补阳法。从古至今，善补阳者，附子当属温补阳气的第一要药，其毒性虽峻，实属集通阳、温阳于一体之佳品，佐甘草、生地可缓其毒、燥之性。颜教授在临床治疗以阳虚为主证的心、肾、肺、脾病患者时，喜加附子一味，随证配伍，往往效如桴鼓。当代人们生活水平日益提高，虽有琳琅满目的保健品、优越的生活设施，但不可否认的是人们的体质却渐趋寒化，阳虚体质在不久的将来会成为主要体质，因此对于阳虚体质的治疗应具有预见性。

三、阴虚体质

阴虚一词，在元代的医著中出现次数最多，尤以滋阴派的代表朱丹溪著述中最为多见。"阳有余而阴不足"是朱丹溪阐述人体阴阳的基本观点，更是对《内经》阴阳学说的一大发展。阴虚体质或见先天不足和（或）后天失养，以致精血津液等阴液亏少，以阴虚内热为主要临床表现的体质状态。据中医体质类型的分布及疾病的相关性调查显示，阴虚体质为中医常见的体质类型。其临床特征主要为：形体瘦长，手足心热，皮肤干燥，易生皱纹，性情急躁，睡眠欠佳，平素不耐燥热邪气，口干喜冷饮，大便干燥，舌红少津少苔，易患阴亏燥热病变等。阴虚易生内热，热炼津液，热灼血络则生痰、成瘀。阴虚以津液亏少为主证，久病生痰、瘀则变生他病怪病。治疗阴虚首选滋阴清热法。"人之生也，体质各有所偏……偏于阴虚，脏腑燥热，易感温病"，但是，仅仅见热清热似乎有违中医治未病的思想，早在古代便有"温病用凉药需佐以活血化瘀之品，始不致于有冰伏之虞"的前瞻性治疗，故衡法在治疗阴虚体质时力倡清热药与活血药同用，治疗阴虚体质患者，在滋阴清热方中加用丹皮、生地、赤芍等化瘀之品，既可加强清热之效，又可预防瘀血生成之势，从而杜绝瘀血郁而生内热的恶性循环。

四、湿热体质

湿热者，乃湿与热之合也。湿热体质的发生多是后天饮食失常加之环境因素的共同结果。湿热体质是湿热病症发病与否的重要因素，与时令、地域和饮食等具有不可割舍的关系。湿热体质患者相当长时间处于慢性临床边缘状态，当各种因素作用于人体时，则易出现不同疾病中的湿热证。

"太阴内伤，湿阴停聚，客邪再来，内外相引，故病湿热"，是清代薛生白在《湿热病篇》中阐述的湿热病病机。其脏腑病变为脾失健运，湿浊内停，热从湿化；或中焦脾胃阳气旺盛，外感湿邪，湿从热化，均可形成湿热。湿热体质的临床表现为：身重体倦，胸满，身热缠绵，小便短赤，苔黄腻，脉濡数。湿热病在中焦，故治疗之法，当从脾论治为本，清热利湿为标。《素问·至真要大论》曰："湿淫于内，治以苦热，佐以酸淡，以苦燥之，以淡渗之。"治以分消湿浊，清泻伏火，并根据"火郁发之"理论，于泻火方中加入藿香、白芷等品以宣透清化湿热；据渗湿于热下之势，则佐以白茅根、竹叶等通利之药使湿去热泄，同时不忘调节中焦升降气机，恢复脾气功能，此在临床中常获良效。

五、痰湿体质

痰湿体质者是指体内宿有痰湿，临床常见痰湿诸症的一类群体，究其源头多与后天饮食不节关系密切，尤与对食物的口味偏嗜有关。《素问·奇病论》言痰湿病："此肥美之所发也，此人必数食甘美而多肥也。"各医家也说"肥人多痰""肥人多湿"，故痰湿体质者多形体肥胖。痰湿体质的临床特征有：体形肥胖，尤以腹部肥满松软、面部皮肤油脂满溢、平素汗多黏腻、胸闷痰多、面色淡黄灰暗、易困倦体乏、喜食甘甜黏之品、大便正常或不实、小便不多或混浊、舌体胖大边有齿印、脉滑等。"百病皆由痰作祟"，可见痰湿为病，其症状多变、多怪，此型患者易患消渴、中风、眩晕、胸痹等病症。现代研究表明，痰湿体质与当代的代谢综合征具有一定相关性，是代谢综合征最主要的危险体质因素，"凡百药无效，痰也"，痰湿致病其治疗难度也大。随着痰湿体质所致疾病的高危性愈发严重，其病因及治疗也受到广泛关注和研究。临床遇"脾胃气虚，运化失司，痰浊内生""痰凝血瘀，壅阻脉道"之证，常用苍、白二术，燥湿健脾，湿去则脾自健，脾健则湿自化；痰阻气滞，则加黄芪、五指毛桃健脾祛湿，并佐入郁金、三七等活血化瘀之品，实属痰瘀同治，既病防变。

六、气郁体质

郁证多因于"志虑不伸，而气先受病""气血冲和，万病不生，一有怫郁，诸病生焉，故人身诸病，多生于郁"。气郁体质的形成既可源于先天的禀赋，更多由七情过极衍生，有学者认为郁证的形成主要因肝胆气郁所致。首先伤及肝胆的疏泄功能，进而由肝郁而致诸脏之病。气郁体质者多见：胸胁疼痛或少腹胀闷窜痛，胸闷喜太息，情志抑郁易怒，或咽部有异物梗塞，妇女乳房胀痛。临床多见于颈部瘿瘤、癥瘕，女性月经不调、痛经、不孕，男性阳痿、不育。气郁体质属机体脏腑气机运行不畅。气为血帅，血为气母，气不行则血停而为瘀，血瘀又可进一步加重气郁的症状，恶性循环，因此治疗上要行气与理血并重。衡法主张气血双治，以理气活血法为主要治法。对于气郁所致疾病，以治疗阳痿不育、早泄等男科疾病经验为例，颜教授临床常化裁化瘀赞育汤，其效尤赞。他认为此类疾病不仅与肾有关，更当从肝论治。肝主疏泄，性喜条达而恶抑郁，若情志抑郁，肝气不舒，气血受阻，肝经不得气血濡养，则"阴器不用"。因此，治宜以温经补肾、活血疏肝为法。颜教授的化瘀赞育汤疏肝益肾、活血化瘀，方中柴胡、枳壳、川芎、赤芍疏肝理气解郁，借桃红四物之意活血祛瘀，气血双调以治肝；熟地以滋养肾精，紫石英温补肾阳，牛膝滋补肾阴，补气通脉。诸药合用，共奏疏肝理气、滋补肾精、活血化瘀之功，治阳痿不育、早泄等男科疾病有效。

七、平和体质

平和体质的概念最早见于《内经》。《灵枢·通天》中记载："盖有太阴之人、少阴之人、太阳之人、少阳之人、阴阳和平之人，凡五人者，其态不同，其筋骨气血各不等。"根据阴阳含量的多少将人分为五态，提出"阴阳和平之人"的分类。《素问·调经论》言："阴阳均平，以充其形，九候若一，命曰平人。"其"平人"的定义类似于今日的平和质常人。王琦等发布了《中医体质分类与判定》标准，其中对中医平和体质判定为"先天禀赋良好，后天调养得当，脏腑功能状态强健壮实的一种体质状态。相对于其他8种偏颇体质，平和体质是相较而言的协调、稳定、和谐的体质，以健康态体质状况为代表，但其应当包含8种代表性偏颇类型之外的所有剩余状况。平和体质虽"无阴阳气血偏颇，无明显调体方药"，但平和只是一种状态，会随着时间、社会和人类活动变化而出现不平衡的表现，故仍需把握注意摄生保养、饮食有节、劳逸结合、生活规律、坚持锻炼的调养原则。

八、血瘀体质

血瘀体质是临床常见的体质类型，血瘀体质者体内有血液运行不畅的潜在倾向或瘀血内阻的临床表现。血瘀体质形成原因较为复杂，有异于其他的偏颇性体质的先后天成因。其一，血瘀体质的形成与年龄相关。不同年龄阶段有其特有的生理特征，早已有的"年老致瘀"之说，见于《灵枢·营卫生会》："老者之气血衰，其肌肉枯，气道涩，五脏之气相搏，其荣气衰少而卫气内伐。"正常人步入中年后，人体之正气开始出现衰减，气虚则血易停而为瘀，故老年人多见血瘀体质。其二，与外伤相关。跌仆损伤等外伤因素可使气机逆乱。气滞的间接影响以及血脉损伤的直接影响导致血液瘀滞脉内或离经之血行于脉外，若诊治不及时，久之则形成血瘀体质。其三，与性别相关。女子以血为本，以肝为先天，性格易忧虑多思，女性的一生与经、带、胎、产、乳相伴。基于这些特有的生理特征，女性易形成血瘀体质。再者，瘀血是血瘀体质的重要临床表现，而瘀血又是多种致病因素的病理产物，因此，但凡以瘀血为病理产物的各种因素长期作用于人体均与血瘀体质的形成有一定的关联，如气郁、气虚、湿热、痰湿等均可产生瘀血产物，而形成血瘀体质。颜教授主张"血为百病之胎"，血瘀当以从血论治，或气血同治，着眼于"通"，以调畅气血而安脏腑为治疗原则。病属实证者，选用疏通法；属脏腑亏虚者，则以通补为法。从血论治方法众多，可用清热活血法、温经活血法、活血止血法、活血通络法、活血祛痰法等，气血共治包括理气活血之法和益气活血之法。

九、特禀体质

特禀体质是9种体质类型中较为特殊者，源于先天禀赋不足和禀赋遗传等先天因素造成的一种体质状态。特禀体质在古代文献中常称禀赋、质禀和胎禀。《诸病源候论》中对漆器过敏体质者有如下具体阐述："漆有毒，人有禀性畏漆，但见漆，便中其毒。""人无问男女大小，有禀性不耐漆者，见漆及新漆器，便着漆毒。"宋代刘昉指出："禀赋也，体有刚柔，脉有强弱，气有多寡，血有盛衰，皆一定而不易也。"故特禀质者可见先天气血阴阳偏胜偏衰。这同时也说明父母体质遗传因素、孕期的摄生保养对于形成特禀体质起着决定性作用。当然也不能忽视环境因素、药物因素的作用。根据现代诊断标准，特禀体质可有过敏体质、遗传病体质、胎传体质几种分型。一般情况下，特禀体质指过敏体质，所患疾病等同于西医学的过敏性疾病，又称变态反应性疾病，是由于机体异常的免疫反应所导致，各种致敏物质引起的过敏和重度过敏反应均属于变态反应范畴。根据现代研究，特禀体质的形成以先天禀赋不足、父母遗传为主，究其根本，实则为肺脾气虚引发体质的相关疾病。而特禀体质所致疾病的临床症状变幻莫测，实在难以名状。久病必瘀、怪病多瘀。故在治疗上宜扶正为主、祛邪化瘀为标。特禀体质者其体质形成为先天性，其治疗效果和疗程均不尽如人意，故该体质者更需要日常生活中摄生防护，养成良好的生活习惯，尽量减少特禀疾病的复发，一旦出现症状及时对症处理，缓解阶段积极采用中医调理，配合其他现代辅助诊断和治疗，均有利于减缓病情，早日脱离特禀质的困扰。

（王远平，郑民安）

附：医案故事

体质相关医案（唐·李商隐《李长吉小传》）

【原文（节选）】

长吉细瘦，通眉，长指爪。能苦吟疾书，最先为昌黎韩愈所知。所与游者，王参元、杨敬之、权璩、崔植辈为密。每旦日出与诸公游，未尝得题然后为诗，如他人思量牵合以及程限为意。恒从小奚奴，骑距驴，背一古破锦囊，遇有所得，即书投囊中。及暮归，太夫人使婢受囊出之，见所书多，辄曰："是儿要当呕出心乃已尔！"上灯，与食，长吉从婢取书，研墨叠纸足成之，投他囊中。非大醉及吊丧日率如此，过亦不复省。王、杨辈时复来探取写去。长吉往往独骑往还京、洛，所至或时有著，随弃之，故沈子明家所余四卷而已。

【白话解】

李长吉身形细长纤瘦，双眉相连，手指长。读书刻苦，学习努力，他的勤奋最先被韩愈所知。与长吉交好的人以王参元、杨敬之、权璩、崔植最为密切。每每同他们出游，作诗之时从来没有先立题然后成诗，就像按照法式连缀成篇那样，以符合作诗的规范为意。长吉自小就喜欢骑一弱驴，带着一小童，背着一旧书袋，四处游荡。每次灵感所至，必书写下来，投入书袋当中。等到晚间回到家中，他的母亲便唤婢女将书袋中的纸条拿出，见所写很多，就责备他："这孩子是要呕出心肝才算完吗？"吃完饭，长吉便从婢女那取出今日所写的纸条，下笔补全成诗，放入箱囊中，只要不是大醉及吊丧的日子都是这样，过后也不会再去看那些作品。王参元、杨敬之时不时就会来将箱中的诗取出抄好带走。长吉常常往来于京城和洛阳之间，所到之处偶尔会有诗作留下，自己也不在意，随意丢弃，所以放在沈子明家的诗作仅仅四卷罢了。

【按评】

李贺是与李白、李商隐齐名的唐代"三李"之一，被后世誉为"诗鬼"。然而，天妒英才，写下"黑云压城城欲摧"这样脍炙人口诗句的李贺，仅仅活了27岁。今天，我们就中医的角度来聊一聊为何李贺会英年早逝。《灵枢·阴阳二十五人》曰："美眉者，足太阳之脉气血多；恶眉者，血气少；其肥而泽者，血气有余；肥而不泽者，气有余，血不足；瘦而不泽者，气血俱不足。"根据《李长吉小传》所记，"长吉细瘦，通眉，长指爪"，此为气血不足之象。《素问·邪客》云："心者，五脏六腑之大主也，精神之所舍也。"由此观之，李贺原本便气血亏虚，加之苦心孤诣地进行诗歌创作，损耗气血，久则伤神。其后他科举又因避父讳而未能考取功名，愤懑而不得志。从他的作品中便可窥见一斑："我当二十不得意，一心愁谢如枯兰"。明末医家汪绮石在《理虚元鉴·虚证有六因》中说，虚证"有先天之因，有后天之因，有外感之因，有境遇之因，有医药之因"。李贺在虚劳六因中便占了先天、后天、境遇三因，自是气血俱虚，形神皆伤。而《素问·灵兰秘典论》有云："心者，君主之官，神明出焉。"明代医学家张景岳注释说："心为一身之君主……脏腑百骸，唯所是命，聪明智慧，莫不由之。"中医认为，心的生理功能主要有两方面：一是主血脉，二是主神志。结合李贺的经历，自小体质虚弱，气血亏耗；长大后劳形伤神，呕心沥血，于是一代天骄就这样逐渐在早逝的道路上一去不复返。

（郭昶）

第三章

心血管疾病的衡法养生

第一节　高脂血症的衡法养生

一、高脂血症概述

西医学认为，高脂血症是由各种原因导致脏器功能失调，引起人体血脂代谢异常，表现为血浆胆固醇、甘油三酯、低密度脂蛋白成分高于正常。中医认为，高脂血症可以归属为"痰湿""脂""血浊"的范畴，为"血中之痰浊"。历代医家亦有记载，如《素问·通评虚实论》指出："凡治消瘅，仆击，偏枯痿厥，气满发逆，（甘）肥贵人，则膏粱之疾也。"高脂血症形成于血脉，与肝、脾、肾三脏密切相关。究其成因，不外乎禀赋不足、肝肾亏虚、饮食不节、内伤七情等；究其根本，本虚标实是也。《医学心悟》指出："凡人嗜食肥甘……湿生痰，痰生热，热生风，故卒然昏倒无知也。"所以久食膏粱厚味肥甘之品可以导致痰浊内生，形成西医学的高脂血症。

高脂血症为西医学病名，古代文献中对于"膏"和"脂"的论述与西医学中血脂的概念较为相似。张景岳云："膏，脂膏也。津液和合为膏，以填补于骨空之中，则为脑为髓，为精为血。"膏脂本为水谷，化生精微之后，随津液运行流动，而精微物质又奉心化赤而为血，故津液、血液中均存在膏脂的成分。张志聪在《灵枢集注》中也指出："中焦之气，蒸津液化，其精微溢于外则皮肉膏肥，余于内则膏肓丰满。"

中医学对高脂血症病因、病机的认识：

（一）病因

饮食不节，偏嗜肥甘厚腻，劳逸失调以及情志失调等因素直接或间接影响脏腑功能，导致人体气血津液运行失调，脂肪代谢紊乱，形成痰凝、湿浊、瘀血等病理产物，是高脂血症的重要致病因素，饮食不节，脾胃损伤，导致脾胃转输运化功能失常，痰浊、湿邪内生。《素问·宣明五气论》云："久卧伤气，久坐伤肉。"经云："劳者温之，逸者行之……动则谷气易消，血脉流利，病不能生……夫逸之病，脾病也。"过于安逸、少活动的生活方式导致脾气受损，不能正常运化水谷精微，导致高脂血症。《素问·举痛论》云："百病生于气也。"人有七情，喜、怒、忧、思、悲、恐、惊。喜则气缓，怒则气上，思则气结，悲则气消，恐则气下，惊则气乱。情志过极导致的七情内伤最终引起气机的逆乱，脏腑因此受损害而不能正常发挥其应有的生理功能，后天摄取的精微物质因脏腑功能失常终将不能输布全身而停滞为膏脂之质。

（二）病机

高脂血症属于本虚标实之证，其发生本源在脾，根本在肾，与肝胆、心肺密切相关。脾为气血生化之源，脾气虚则气血生化乏源，则导致全身脏腑之气虚弱。"运血者，气也""气为血之帅"，气虚则血流涩滞迟缓而形成瘀血，瘀血是高脂血症形成的重要因素。瘀血、痰湿与膏浊相互搏结于脉，是心脑血管疾病的危险因素。肾阳旺盛则有助于膏脂的转化、输布和利用，肾阴充足有利于膏脂的贮藏，即"阳化气，阴成形"之理。人到中老年，肾元虚损，精气衰；肾气不足，气不化津；肾阴亏虚，虚火灼津，则清从浊化；或水不涵木，木不疏土，使膏脂类聚，引起高脂血症。肝主疏泄，肝气疏泄正常，全身气血运行正常，脾胃升降有序，水谷精微正常运化；又可使胆汁（肝之余气）分泌排泄正常，储存于胆，从而保证膏脂在体内得以正常消化和代谢。病理情况下，《内经》曰："肝之积，曰肥气。"肝失疏泄可直接导致膏脂的生成，并且使气血津液运行不畅，使脉络失和；血中的膏脂排泄不利，则生成痰瘀等病理产物，壅塞脉道而成本病。

二、高脂血症的衡法养生指导

（一）四时起居衡法

西医学认为高脂血症的治疗除使用降脂药物外，还应包括运动、饮食疗法等，这与中医养生理论所提倡的"起居有常，饮食有节"的原则是一致的。合理的饮食能补益精气，使气血旺盛；反之，饮食不节，过饥过饱，过寒过热，或长期过食膏粱厚味、辛辣醇酒，或饮食有所偏嗜偏废，过食或不食酸、苦、甘、辛、咸等五味，则会成为致病因素。因此，高脂血症的中医养生重在因时制宜、因地制宜、因人制宜，万不可一概而论。

因时制宜，是指根据不同节气特点来调整用药及饮食原则。如盛夏之际，治疗脾胃气虚证的高脂血症患者，切忌用温补燥热的药物及食物；寒冬季节，治疗湿热证高脂血症患者，不可过用寒凉之品。

因地制宜，是指应根据不同的地理环境及气候特点使用药物及食物。如北方地区寒冷少雨，患者多伤于燥寒，因此对肝气郁滞的高脂血症患者，应当多以辛润之品治疗；东南地区气候潮湿而热，患者多伤于湿热，因此对于气滞血瘀证患者，应多予寒凉之品治疗。

因人制宜，是指应根据体质、性别、年龄等不同的特点，来调整治疗养生原则。治疗所用药物及食物的性味，必须根据个体情况来分析，才能事半功倍。

（二）饮食均衡

药食同源，有不少食物对高脂血症患者有明显的养生功效，但应用时应对食物的四气五味仔细辨析，辛、甘、酸、苦、咸五味应调和，忌饮食偏嗜，做到谨和五味、三因制宜。孙思邈在《千金翼方》中指出"凡欲治疗，先以食疗，既食疗不愈，后乃用药尔"，从中可见食疗的重要性及好处。

1. 降血脂的食物

食物五味俱全，清晰可辨，即辛、甘、酸、苦、咸五种。辛味具有能行能散的特点，可以行气、行血、散风寒、散风热，如大蒜、葱、韭菜。甘味能补能缓，有补虚、缓和的作用，如大枣。酸味有可收可涩的特性，有收敛固涩的效能，如山楂涩肠止泻。苦味可泄能燥，有泄下、燥湿的作用，最明显的是有清热功能，如苦瓜等。咸味能下可软，有泻下、软坚的作用，如牡蛎等。只有运用衡法详辨食物五味，辨明患者体质，顾及时令、节气的特点，平衡阴阳，才能运用自如，达到最佳功效。下面就从衡法角度列举几种已得到广泛认可的、具有明显降血脂功效的食物。

（1）黄瓜：性味甘寒，有清热、利尿、除湿、滑肠、降脂、减肥的功效，适用于湿热偏盛的高脂血症患者。脾胃虚寒、腹痛腹泻、肺寒久咳者都应少吃，因黄瓜性凉，脾胃虚寒者食用之易致腹痛泄泻。

（2）苦瓜：性寒，味苦；入心、肝经。清代王孟英的《随息居饮食谱》指出："苦瓜清则苦寒；涤热，明目，清心。可酱可腌……中寒者勿食。熟则色赤，味甘性平，养血滋肝，润脾补肾。"《滇南本草》指出："脾胃虚寒者，食之令人吐泻腹痛。"

（3）大蒜：味辛、温，入脾、胃、肺经，阴虚火旺者，以及目疾、口齿、喉、舌诸患和时行病后均忌食。

（4）芹菜：其香气浓郁，口感鲜嫩，食疗价值高，故有"香芹""药芹"之美誉。其味有苦有甘，有辛有酸，具有清热除烦、平肝调经、利水解毒、凉血消肿、止血之功效，适用于湿热内蕴、瘀血内结的高脂血症患者，慎用于素体虚寒患者。

（5）黑木耳：性味甘，平，入胃、大肠经，有补气血、润肺、止血之功，久服能和血养荣、润肺补脑、益气强志。脾胃虚寒者，宜少吃木耳，因其可能会引起腹泻、胃肠胀气等症状。

（6）山药：气温平，味甘，无毒，入足厥阴肝经、手太阴肺经，主伤中，补虚羸，除寒热邪气，补中，益气力，长肌肉，强阴，使气血生化有源，久服耳目聪明，轻身，不饥延年。《本草纲目》指出山药具有"益肾气，健脾胃，止泄痢，化痰涎，润皮毛"的功效。

（7）胡萝卜：性温味甘，性平。胡萝卜具有明目、健脾、清热解毒、透疹、降气、止咳等功效，尤其适用于痰湿体质的患者。素体痰湿可见形体肥胖、嗜食肥甘、神倦、懒动、嗜睡、身重如裹、口中黏腻或便溏、脉濡而滑、舌体胖、苔滑腻等症。

（8）燕麦：《本草纲目》中又称雀角花，味甘性平，归肝、脾、胃经。具用益肝和胃之功效，用于肝胃不和所致食少、纳差、大便不畅等。由于燕麦具有滑肠和下行之力，对于慢性腹泻患者，以及怀孕妇女，还是勿食为妥。

（9）苹果：性甘、凉，有生津、润肺、除烦、解暑、开胃、醒酒之功。《滇南本草》云："苹果……解瘟疫而止寒热。"《饮膳正要》指出其能"止渴生津"。《滇南本草图说》指出："治脾虚火盛，补中益气。同酒食治筋骨疼痛，搽疮红晕可散。"《名医别录》特别提到："多食令人肿胀，病人尤甚。"

（10）海带：别名海马蔺、海草，味咸，性寒，功可软坚化痰、利水泄热。治瘿瘤结核、疝瘕、水肿、脚气。《医林纂要》指出海带功可"补心，行水，消痰，软坚。消瘿瘤结核，攻寒热痃疝，治脚气水肿，通噎膈"。因其性寒，不适用于虚寒体质高脂血症患者，寒冬季节亦应少用、慎用。

（11）香菇：别名冬菇、菊花菇，味甘性平，归肝、胃经，功可扶正补虚、健脾开胃、祛风透疹、化痰理气、解毒，脾胃寒湿气滞者禁服。《本草求真》指出："性极滞濡，中虚服之有益，中寒与滞，食之不无滋害。"《随息居饮食谱》曰："痧痘后、产后、病后忌之，性能动风故也。"

（12）大豆：别名黄豆，味甘性平，入脾、大肠经，有健脾宽中、润燥消水之功。治疳积泻痢，腹胀鼠疫，妊娠中毒，疮痈肿毒，外伤出血。《本草纲目》指出其能"多食塞气、生痰、动嗽，令人身重，发面黄疮疥"，以及"大豆，治肾病，利水下气，制诸风热，活血，解诸毒"。《本草求真》还提到："凡物生则疏泄，熟则壅滞，大豆其味虽甘，其性虽温，然生则水气未泄，服之多有疏泄之害，故豆须分生熟，而治则有补泻之别耳。用补则须假以炒熟，然必少食则宜，若使多服不节，则必见有生痰壅气动嗽之弊矣。"因此，应注意辨别患者体质，辨证应用，虚证则宜炒熟，实证宜生用。

（13）茄子：味甘性凉，入脾、胃、大肠经，功可清热，活血，止痛，消肿。治肠风下血，热毒疮痈，皮肤溃疡。《食疗本草》提出："不可多食，动气，亦发痼疾。熟者少食之，无畏。患冷人不可食，发痼疾。"

2. 药膳指导

（1）双耳炒豆腐

材料：木耳15g，优质鲜豆腐300g，银耳15g，鲜肉汤适量，豆腐乳、胡椒粉、香菜、油、食盐、味精各少许。

做法：①将木耳，银耳加入清水泡发，洗净，去杂质，在油锅中略爆炒，香菜洗净切碎。②将豆腐洗净，切成2cm² 小块，放入油锅与豆腐乳煎炒，然后加入木耳、银耳、鲜汤、香菜、胡椒粉、盐及味精、煮透即可。

具有滋补气血，降血脂血压功效，适用于气血亏虚的高脂血症患者。

（2）制首乌黑豆乌鸡汤

材料：制何首乌15g，黑豆50g，大枣10枚，乌骨鸡半只，黄酒、葱、姜、食盐、味精各适量。

用法：佐餐服食，喝鸡汤，吃鸡肉和黑豆，大枣，1~2周食用1剂。

具有补益肝肾、益气养阴之功。用于肝肾不足，阴血亏虚型高脂血症患者。

（3）菊花决明子粥

材料：菊花10g，决明子10~15g，粳米50g，冰糖。

做法：决明子置入锅内炒至微有香气，取出，冷却后与菊花同煎，去渣，放入粳米煮粥，粥将熟时加入冰糖适量，再煮沸即可。

用法：每日1次，5~7日为1疗程。

具有清肝明目的功效。适用于肝火阳亢型高脂血症患者。

（4）大蒜萝卜汁

材料：大蒜头60g，萝卜120g。

做法：先将大蒜头去皮切碎，捣成大蒜汁。将萝卜除去根须切碎后捣成萝卜汁，将萝卜汁与大蒜汁充分搅拌均匀，加少许红糖调和。

用法：早晚2次服用。

适用于中老年气滞血瘀、湿热内蕴型高脂血症患者。

（5）山楂粥

材料：山楂30g（鲜果60~90g），大米100g，砂糖10g。

做法：山楂水煎去渣，加大米煮成粥，待将熟时加入砂糖，煮开即可。

用法：每日上、下午服用。

具有降血脂、散瘀血、健脾消积，适合于食滞胃脘、瘀血内阻高脂血症患者。

（三）情志养神

《素问·阴阳应象大论》曰："暴怒伤阴，暴喜伤阳，厥气上行，满脉去形。"可见五志过极可致病。《素问·举痛论》："百病生于气也，怒则气上，喜则气缓，悲则气消，恐则气下，寒则气收，炅则气泄，惊则气乱，劳则气耗，思则气结。"说明情志失常会导致气机运转失常而致病。肝喜条达，肝郁不畅，肝脾不和，脾失健运，则痰浊内生。五志过极，肝气失疏泄，气郁日久，气滞血瘀，气郁化火，痰火内生，久病入络，痰滞瘀阻，说明高脂血症的发生与情志过极有密切关系。

《素问·上古天真论》曰："恬淡虚无，真气从之，精神内守，病安从来。"提示调节情志，清心寡欲，精气神守于内，则病邪不易入侵人体。

豁达开朗、平淡乐观的心态是预防疾病的良药。有研究表明，人在受到强烈精神因素刺激时，可出现短暂的胆固醇升高，当精神刺激因素消失后，胆固醇水平可出现下降。可见缓解紧张的精神状态、保持愉快的情绪有助于高脂血症的防治。

（四）针灸按摩调治

1. 肥胖体质患者针刺法则

《灵枢·逆顺肥瘦》曰："年质壮大，血气充盈……刺此者，深而留之……多益其数也。"中医经典著作指出针刺遵循"深而留之"的原则。深是指针刺深度，个体的差异性决定针刺的深浅，肥人肌肉丰厚，深刺之；肥人实证为主，深刺之。李杲《脾胃论·脾胃盛衰论》指出："脾胃具旺，能食而肥……盖脾实而邪气盛也。"时令节气决定针刺的深浅，一般春夏季节宜浅刺，秋冬季节宜深刺。《灵枢·终始》曰："春气在毛，夏气在皮肤，秋气在分肉，冬气在筋骨，刺此病者，各以其时为齐。故刺肥人者，以秋冬之齐，刺瘦人者，以春夏之齐。"从体质、证候性质、时令来说，肥者留针时间可适当延长。

2. 瘀血内阻患者针刺法则

阳气不足，血行不畅，或寒凝经脉，或情志抑郁，气机郁滞可致瘀血内阻，可见心悸、胸痛，此类高脂血症患者的主穴是足三里。《针灸甲乙经》曰："胸中瘀血，胸胁支满，膈痛不能久立，膝痿寒，三里主之。"《针灸资生经》曰："三里治胸中瘀血。""三里主胁膈痛。"《针灸易学》曰："心胸疼痛，大陵、内关、曲泽、中脘、上脘、三里。"足三里穴是治疗血瘀并高脂血症及伴随高脂血症出现的一系列相关症状的主要穴位。足三里作为足阳明胃经之合穴，能活血化瘀、扶正祛邪，针刺足三里能补益阳气、行气补虚，气行则血行，瘀血自通。

3. 痰浊壅盛患者针刺法则

杨仁斋《仁斋直指方·水湿分治论》指出："肥人气虚生寒……故肥人多寒湿。"《针灸集成》曰："针灸法诸痰饮病取丰隆。"《针灸大成》曰："头风目眩，解溪、丰隆。"丰隆是痰浊伴高脂血症及伴随高脂血症出现的症状的主治穴位。丰隆穴属足阳明胃经，能调和脾胃，运化水谷精微，具有祛痰开窍、健脾化痰功效。

4. 灸法

隔药饼灸：丹参 10g，泽泻、何首乌各 15g，当归 15g，云苓 15g，白术 12g，薄荷 10g，甘草 6g，山楂 15g，上述药物打碎为末，加入姜汁，制成直径 5mm 的药饼，将小艾炷放于药饼上点燃灸之，每穴三壮。选穴：巨阙、心俞、天枢、肝俞、丰隆、脾俞。取双侧穴位，两组穴位交替使用，每日灸 1 次。

5. 按摩

腹部主要用轻拍、刺、捏、拿、摩、按、合、分等手法操作。上肢多用拿、搓、拍等手法，下肢多用搓、推、拍等手法。在脂肪较多处可适当加重力度，自前向后、自上而下，使毛细血管扩张，增加脂肪消耗。胸背部以推、按、拿手法为主，手法不可过重。臀部脂肪较多，以按、揉为主，手法宜重。面、颈部按摩主要以分、拍、揉、捏、手法为主，由轻到重，一般每次按摩 30 分钟，每天 1~2 次。

（五）药物调衡

1. 柴胡降脂方

材料：柴胡 10g，白芍 10g，泽泻 10g，茯苓 10g。

做法：煎取药液 750mL。

用法：每日 1 次。

适用于高脂血症，伴两胁胀满、情志不畅、烦躁易怒者。

2. 制何首乌降脂茶

材料：丹参 20g，制何首乌、桑寄生、葛根、黄精各 10g，甘草 6g。

做法：上药研末，置入热水瓶中，用沸水冲入浸泡 20 分钟。

用法：适量多次饮用，于 1 日内饮完。

具有活血祛瘀、降脂、通脉、滋阴、益气之功。主治气阴两虚、瘀血内阻的高脂血症。

3. 山楂荷叶汁

材料：山楂 15g，荷叶 12g。

用法：将配料切碎，水煎服，每天 1 剂。

适用于痰湿阻滞型高脂血症。

综上所述，高脂血症患者的养生应因时、因地、因人制宜，审时度势，辨清阴阳虚实，分清寒热，有可循之道，但不又拘泥于某法，以致阴平阳秘，方可事半功倍。

三、不同体质高脂血症的衡法养生

高血脂是引起人类动脉粥样硬化性疾病的独立且主要危险因素。常见的动脉粥样硬化性疾病有冠状动脉粥样硬化性心脏病（包括急性心肌梗死、稳定性心绞痛及心源性猝死等）、脑梗死、颈动脉硬化及周围血管血栓栓塞性疾病。这些心脑血管性疾病的发病率逐年上升，其死亡率约占人类总死亡率的半数左右，严重危害人们的健康。长期处于高血脂状态会导致肝功能损伤，引起脂肪肝，严重者可导致肝硬化。另外，高血脂也是引起高血压的独立危险因素。故预防高脂血症带来的并发症，加强高脂血症的预防和治疗显得尤其重要。

中医体质学认为，体质是指人体以先天禀赋和后天获得为基础，在生命过程中所形成的形态结构、生理机能和心理状态方面相协调的、相对稳定的固有的特性，是人类在生长、发育过程中所形成的与自然、社会环境相适应的人体个性特征。中医强调"因人制宜"，以辨证论治为原则。中医体质学就是以自然、社会中的人为研究对象，研究不同个体体质构成特点、演变规律、作用因素、分型标准，最终应用于临床指导疾病的预防、诊治、康复与养生。中医体质学在临床诊疗中具有重要的应用价值，疾病发展过程中体现的差异取决于患病个体的自身素质，研究不同体质与疾病发生发展、转归预后的关系，根据体质的可调性理论，改善偏颇体质，为改善患病个体的病理状态提供条件。发展体质学有利于实现个体化诊疗，在临床的疾病诊治过程中，在体质辨识的基础上建立疾病的防治措施和治疗手段，充分体现"同病异治""异病同治"的辨证论治思想，也可使临床诊疗活动更具目标性，疗效更佳。贯彻中医学"治未病"的思想，针对个体体质进行疾病防治管理，纠正偏颇体质，为从人群体质的角度预防疾病提供了理论和方法，以调整机体功能状态、阴阳平衡，维护人类健康为最终目的。

（一）气虚质高脂血症

1. 体质特征

体形偏虚胖或胖瘦均有，肌肉松软。面色萎黄或㿠白，唇色淡暗，毛发失泽，神疲懒言，平素气短、语言低怯，易疲倦乏力，动则易出汗，常伴头晕、记忆力减退、食欲不振、口淡，大便溏薄或大便难解，小便次数增多，呈清长貌，舌淡红，舌体胖大，多伴舌体两边有齿痕，脉多沉细虚缓象。

2. 体质调平方案

（1）饮食均衡：平时多进食具有健脾益气作用的食物，如含淀粉量多的山药、红薯、南瓜、粳米、糯米、小米、大麦等，蔬菜以胡萝卜、花菜、香菇、芹菜为主，肉食选择牛、兔、羊肉，以及各类家禽和富含蛋白质的海产品，如虾、海参、桂花鱼等。

药膳指导：

1）参苓粥

材料：人参10g，白茯苓（去黑皮）10g，粳米100g，生姜10g，食盐少许。

做法：将人参、白茯苓、生姜水煎，去渣取汁。将粳米下入药汁内煮作粥，临熟时加入少许食盐，搅匀。空腹食用。

2）人参茉莉花茶

材料：人参10g，黄芪20g，茉莉花10g，绿茶适量。

做法：水煎。可代替茶饮。

3）参枣米饭

材料：党参10g，大枣5个，糯米150g，白糖10g。

做法：将党参、大枣加水适量，浸泡5～10分钟，煎煮半小时，除去党参、枣，留汤备用。洗净糯米，加水适量放在大碗中，蒸20～30分钟，蒸熟后扣在盘中，枣放上面，再把白糖加到汤液中煎成黏汁，浇在枣饭上即成。可早晚服用。

4）山药薏仁茶

材料：怀山药、薏苡仁各15g。

做法：熬水代茶饮，不拘时服。

（2）精神调理：积极培养乐观开朗的生活态度，劳逸结合，避免大喜大悲，保持心境平和，不宜过度思考、悲伤。

（3）四时调摄：注意保暖，避免活动汗出后吹风，防止外邪侵袭。可适当活动四肢，以使气血流通，促进脾胃运化，改善体质。尤其注意避免强于劳作，以免加剧耗伤正气。可选用一些较和缓的户外运动项目，如步行、慢跑、体操、太极拳、太极剑及传统舞等。

（4）针灸按摩调治：主要在督脉、脾经、肺经循经部位按摩。

（5）药物调衡：大补元气，补气健脾。气虚质的人主要选用补气健脾药，但补气强质时，应注意把握药物剂量，循序渐进。同时宜酌情选用化痰祛湿药、理气行滞药，并应注意补气须防虚中夹实的情况。可选用四君子汤、参苓白术散、补中益气汤、玉屏风散等。常用药物主要有人参、党参、太子参、西洋参、黄芪、黄精、白术、五味子、紫河车（胎盘）、燕窝等。偏肺气虚者，可选用玉屏风散而重用黄芪，酌加益肾气之淫羊藿、熟地等；兼湿阻者，常配茯苓、薏苡仁等；兼气滞者，常配木香、陈皮等；气虚下陷、内脏下垂者，常佐以升麻、柴胡。

（二）痰湿质高脂血症

1. 体质特征

痰湿质的主要特征是体内水多、痰多。形体肥胖，腹部肥满松软，面色黄胖而暗，眼胞微浮，面部皮肤油脂较多，多汗且黏，喜食肥甘，容易困倦，身重不爽，大便不实，小便不多；性格偏温和，稳重谦恭、和达，善于忍耐等。因此，痰湿质养生应以改变不良的生活方式为主，辅以经络调理和药物调治。

2. 体质调平方案

（1）饮食均衡：痰湿质是由于脾虚失于健运，致水液内停而痰湿凝聚所致，主要体质特征是黏滞重浊。因此，在饮食上宜多摄取能够宣肺行水、益气健脾利湿、温肾利水的食物，如山药、薏苡仁、芡实、莲子、赤小豆、紫菜、鲫鱼、羊肉、橄榄、豌豆、萝卜、冬瓜、竹笋等，而不宜吃酸性寒凉、肥甘厚腻、滋补的食物，尤其是酸性食物，如山楂、醋、梅子、枇杷、西瓜、梨、香蕉、桃子、板栗、芝麻、可乐等甜碳酸饮料，以及银耳、燕窝、龟、鳖、肥猪肉、油炸食品等。

药膳指导：

1）山药冬瓜汤：山药 50g，冬瓜 100g，加水 300mL，至锅中文火煲 30 分钟，调味后即可饮用。本品可健脾利湿益气。

2）赤豆鲤鱼汤：将活鲤鱼半条（约 250g）去鱼鳞、鳃腺、内脏；将赤小豆 30g，陈皮 10g，辣椒 5g，草果 5g 塞入鱼腹中，放入盆内，加适量料酒、生姜、大葱、胡椒、食盐，煮熟即可。本品健脾利湿化痰，用于痰湿质症见神疲乏力、肢体倦怠、不欲饮食、腹胀腹泻、胸闷眩晕者。

（2）情志养神：适当参与集体活动，主动培养多方面的兴趣爱好，合理安排作息时间，积极参与户外运动，开阔视野与心境，调畅情志，纠正偏颇体质，提高生活质量。

（3）四时调摄：多晒太阳，多进行户外活动。阳光能够散湿气、振奋阳气。居室要朝阳，保持干燥。在夏季要减少空调的使用，尽量多出汗，提高耐热能力。要常以热水洗澡，尤以泡浴为佳。泡浴时宜全身微发红、毛孔张开为度，有利于痰湿之邪从汗孔散发。穿衣服尽量要宽松一些，有利于湿气的散发。痰湿质者一年四季要多出汗，出汗是人体平衡阴阳的一种有效手段，所谓阴阳平衡，百病不生；阴阳失衡，百病缠身。一是适当运动使其出汗，二是夏季可喝生姜茶助出汗，三是冬季吃火锅出汗，四是一年四季洗热水澡以助出汗。痰湿质者形体多肥胖，应做较长时间的有氧运动。运动时间应选择在下午 4 点左右，运动环境应选择温暖宜人之处。可从事的运动项目范围甚广，如散步、慢跑、羽毛球、网球、游泳、武术、舞蹈等全身性运动。

痰湿质的四季保养重点在于夏季与冬季。夏季应尽量减少使用空调，不宜食用冰冻食品、饮料，可多用生姜作为饮食调料，适当进行户外运动，晨起、傍晚沐浴阳光。冬季不宜过于滋补，痰湿质进补要辨证，不宜盲目进食补益类食物，如动物骨头、内脏、人参、鹿茸、阿胶、醪糟、熟地、秋梨膏、核桃、芝麻、老火靓汤等滋腻之品，以免碍脾胃运化，助痰湿内停。日常可多进食山药、芡实、薏苡仁、冬瓜、党参、扁豆等品。

（4）针灸按摩调治：改善痰湿质的经络主要有足太阴脾经、足少阳胆经、足阳明胃经、足太阳膀胱经和任脉。主要治疗腧穴包括中脘、水分、神阙、关元、阴陵泉、足三里、脾俞、三焦俞、气海、中极等有益气健脾化湿功用的穴位。主要处理方法：最适合用艾灸，可用艾条施以温和灸至穴位局部皮肤发红发烫，一般灸时 15～20 分钟即可。可每次腹部、背部、下肢各取 1 个穴位，交替进行。

（5）药物调衡

1）四君子汤：人参 9g，白术 9g，茯苓 9g，炙甘草 6g，益气健脾。

2）异功散：人参 9g，白术 9g，茯苓 9g，炙甘草 6g，陈皮 5g，理气健脾。

3）六君子汤：人参9g，白术9g，茯苓9g，炙甘草6g，陈皮5g，半夏10g，燥湿化痰。

（三）湿热质高脂血症

1. 体质特点

体态中等或偏瘦。常见临床表现：油头垢脸，面部皮肤易长粉刺痤疮，时觉肢倦身重，口黏口苦，喜饮凉水，大便黏腻不爽，里急后重，便后不尽感或干结难解，小便短赤，或见尿频尿急，男子外生殖器易潮湿生疮，女子带下黏稠，色黄味重，舌质偏红，苔黄厚腻，脉滑数。

2. 体质调平方案

（1）饮食均衡：春季不宜进食生冷黏腻、妨碍阳气升发的食物，如动物脂肪、糯米甜食和水分多性寒凉的水果蔬菜、冰冻饮料。夏季注意保护阳气，尤不可贪凉长时间待在空调房内和直吹风扇等，宜洗热水澡。夏天暑湿季节尤应重视保养，应少食性热生湿、肥甘厚腻之品，如性湿热的菠萝、橘子、芒果，或滋腻的燕窝、甲鱼、海参、饴糖、蜂蜜，以及性辛温的韭菜、辣椒、茴香、花椒等品，不宜食火锅、煎炸、烧烤等辛热油腻食物，以免热助湿。

药膳指导：

1）黄瓜赤小豆煲猪肉汤：该方具有清热利湿、健脾和中的功效，适合湿热体质者食用。食材准备：黄瓜1根，赤小豆30g，瘦猪肉（少量），陈皮5g，生姜5g。

2）绿豆薏米粥：本粥清热解毒，引湿热之邪从二便而解，适合湿热体质头面部有火热之象者食用。食材准备：生薏苡仁、绿豆、粳米适量熬粥。

（2）情志养神：宜舒畅情志，可选择多种兴趣爱好舒缓身心，主动参与柔和的户外体育锻炼等。

（3）起居调摄：住处宜干爽通风，避免屋内阴暗潮热，可于室内使用除湿器改善居住环境。保持清洁卫生，预防皮肤病变。保证充足的睡眠，培养良好的睡眠习惯，睡前忌浓茶、烟酒，不宜思考、阅读或观看情节紧张的电视节目。40岁以上者，应定期查血脂、血压、血糖等。体育锻炼方面，适宜进行篮球、自行车、长跑、游泳、攀岩等强度较大的竞技运动，夏季减少烈日下活动时间，秋季可常选择爬山运动，更有助于湿热之邪消散。也可进行八段锦、太极拳等柔和的锻炼。

（4）针灸按摩调治：选择三阴交、曲池、合谷、足三里等穴，可适当按揉。

（5）药物调衡：可选用五花茶、茵陈蒿汤等清热利湿。

（四）血瘀质高脂血症

1. 体质特征

主证：血瘀质者多见面色晦暗、色素沉着，或见皮下瘀点瘀斑，可伴有黑眼圈、头发稀疏脱落，或肌肤甲错。女性经前期常有乳房胀痛，或见痛经、闭经、崩漏，或者月经颜色紫暗，夹有血块，唇色紫暗，舌见瘀点、瘀斑，脉弦涩。

2. 体质调平方案

（1）饮食均衡：宜多吃一些行气活血的食物，如山楂、醋、玫瑰花、金橘、番木瓜等行气散结、疏肝解郁之品，或桃仁、黑豆、油菜等活血化瘀之品，亦可选用一些活血养血的当归、川芎、丹参、地黄、地榆、五加皮等为煲汤佐料。血瘀体质者避免过食寒凉、冷冻食物，平素烹煮时可加葱、生姜、胡椒等辛温调料调理。主食选择上可多吃性平味甘之玉米、粳米等品，而当忌以寒凉的小麦、荞麦等为主食。至于肉食，血瘀体质者平日应清淡饮食，少食肥腻滋补之品，可适当摄入鸡、牛、猪肉等，如鱼肉则不可过多食用。蔬菜可以选择具有疏肝理气作用的菜品，如茄子、空心菜、荸荠、洋葱、蘑菇、香菇、猴头菇、木耳、海带、葛根、魔芋、金针菇、油菜等，此类蔬菜尚有益气活血、养胃滋肾等功效，因此血瘀体质者可以放心将此列为常食蔬菜。在水果选择上，此类人群适宜食用如波罗蜜、山楂、刺梨、猕猴桃、山竹、葡萄、桃子等，大部分种类的干果也都适宜血瘀质者经常食用。

（2）情志养神：气血是人精神情志活动的物质基础，精神情志为人体气血状态的表象反应，七情不畅可使气机逆乱，导致血行受阻而成血瘀之证，精神愉悦则气血运行畅通，故在情绪调节上应培养乐观、向上的生活态度，保持心情愉悦，有益于气机通畅。气能行血，有益于防范心血管疾病的患病风险。肝藏血之脏，倘若经常动怒，怒则伤肝，肝血扰动，血行脉外，离经之血即为瘀血，形成恶性循环。所以遇事不惊，沉着、冷静、心平气和，有助于血瘀质者日常养生保健。

（3）四时调摄：血瘀质者体质特征在于血行不顺畅。血得温则行，得寒则凝，气行则血行，气滞则血停。因此血瘀质者要注意保暖，避免寒冷刺激，日常生活中应注意劳逸结合，过劳少逸或过于安逸的生活作息均易引起气机升降失常，最终都会导致气血郁滞加重。

（4）针灸按摩调治：血瘀质人群参与体育锻炼有利于使全身经络、气血通畅，进而使五脏六腑调和。因此，应积极开展一些能够促进气血运行的运动项目，如八段锦、太极拳、易筋经、五禽戏及健步走、各种体育舞蹈、健身体操等。另外，规范地按摩血海、足三里、三阴交等穴位有助于经络畅通，达到缓解疼痛、稳定情绪的效果，通过促进气血的运行，协调各器官之间的关系，从而改善人体的整体功能，最终达到阴阳平衡、健康长寿的目的。

（5）药物调衡：治宜活血化瘀、行气解郁。以桃红四物汤、血府逐瘀汤、当归活血汤等为代表方剂。常用中药单品包括桃仁、红花、赤芍、当归、延胡索、川芎、木香、香附、柴胡、莪术。要点如下：

1）养阴活血：由于津血同源，可相互转化，津液不足，血液生化无源，则血枯，血行不畅，日久化瘀，亦是血瘀质的成因之一。所以调整血瘀质也要注重养阴。

2）理气化瘀："气为血之帅"，气行则血畅，脉道通利，气滞则血瘀，故活血化瘀之法常配以枳壳、陈皮、川芎、厚朴、香附等理气之品。

（五）阳虚质高脂血症

1. 体质特征

阳虚质者平素怕冷，手足冰凉，精神倦怠，四肢乏力或见浮肿，面色㿠白无华，眼睑浮肿，口唇色淡，毛发稀疏易脱落，喜食热，舌淡胖嫩，舌边有齿痕，动则汗出如水，常见腹冷腹痛，易五更泄泻，大便溏薄或完谷不化，小便清长。男子多早泄不育，女子多宫寒不孕。

2. 体质调平方案

（1）饮食均衡：阳虚体质就是畏寒的特殊人群，平时应少吃生冷食物，多吃温平补益的食物，如韭菜、虾、桂圆、花生、胡萝卜、山药、牛肉、普洱、红茶、桃子、黑豆、茴香、大蒜等；多食具壮阳效用的食品，如海马、冬虫夏草、羊肉、鹿肉、鸡肉等。根据"春夏养阳"的原则，夏日三伏，每伏可食羊肉附子汤一次，配合天地阳旺之时，以壮人体之阳。

药膳指导：

1）生姜红糖饮：生姜30g，煎汤后，加红糖调匀饮用，有暖胃祛寒的作用。

2）当归生姜羊肉汤：当归30g，生姜数片，冲洗干净，用温水浸泡15~20分钟，切片备用；羊肉200g剔去筋膜，放入开水锅中煮3~5分钟，除去血水后捞出，切块备用；适量食用油加入热锅中，再将当归、生姜、羊肉等入油锅中翻炒至微黄，转入砂锅，加料酒、食盐，以水适量，待旺火烧沸后去除浮沫，再改用小火慢炖，直至羊肉熟烂即可连汤料同食。此为汉代张仲景的名方，具有温中补血、祛寒止痛之功，尤宜手足冰凉、畏寒怕冷之人冬日食用。

（2）情志养神：阳虚质者易抑郁、消极，善恐易悲，需多与乐观的朋友沟通，多出去走走，开阔心境。

（3）四时调摄：阳虚体质对寒暑不耐受。在寒冬，注意避寒就温，保暖；在春夏之际，要注意培补阳气，"无厌于日"。子夜是养阳的最佳时机，日常养成早睡早起好习惯，23点前睡觉是底线。睡觉时候不建议开空调，一定要注意保暖，被子要盖在肚子上起到保暖的作用。运动有助于促进血液循环，而且动则生阳，对于阳虚体质的人群有很大的改善作用。建议到户外阳光里进行有氧运动，例如慢跑、快步走、跳迪斯科、打太极拳、老年人可跳广场舞等。

（4）针灸按摩调治："三伏天""三九天"定期天灸养阳。另外，泡脚也是简、便、效、廉的保健方法。在较深的盆中加入45℃左右的热水至小腿处，浸泡20~30分钟至全身发热为度。有条件者可于热水中可加药粉（如吴茱萸粉），效果更佳。宜在睡前半小时泡脚，有助于舒缓身体、精神，促进睡眠。

（5）药物调衡：可服用金匮肾气丸、右归丸。

四、高脂血症病例二则

病例1

患者，男，56岁，于2015年5月26日就诊，发病节气为小满。头晕、胸闷1月，伴神疲乏力、纳呆、眠差、大便溏。舌淡暗，苔白微腻，脉滑。既往高脂血症病史2年余。平素应酬多，嗜烟酒。查血脂：总胆固醇6.8mmol/L，甘油三酯2.7mmol/L，低密度脂蛋白3.93mmol/L；血压124/70mmHg，心电图、头颅CT平扫正常。

诊断：血浊。

证型：脾虚湿困夹瘀。

证型分析：高脂血症多发病在中年以后，与人体正气亏虚，以及恣食肥甘、情志不畅等因素密切相关。该病案中，患者嗜食肥甘厚味，损伤脾胃，脾脏运化失司，以致水谷不化精微，湿聚生痰，痰浊内阻，痰阻血停而成瘀，痰瘀交阻，则清阳不升，浊阴不降，发为眩晕。痰瘀痹阻心胸，心之脉络不通，故见心胸烦闷。患者易发展为冠心病。

体质分型：气虚质＋痰湿质＋血瘀质。

中医调养方案

【四时调摄处方】

2015 年为乙未年，而 5 月 26 日为二十四节气中的"小满"节气。小满也是进入夏天的第二个节气。从气候特征来看，小满至芒种这段时间，逐渐进入夏季，此时五阳生，气温逐渐升高，雨水开始增多，南北温差进一步缩小。人们在养生中应顺应天地自然规律，寻求阴阳平和，阴平阳秘。正如《内经》所云"人与天地相参，与日月相应"，说的就是这个道理。此时夏季，养生应注重养护心阳。在中医五行里，夏主火，于五脏属心。此时需养护好心阳，不让心阳亢盛或不足，以保全健康。

（1）注意保暖：每年的小满节气前后，气候特点主要是白天温度比较高，并且下雨多，造成白天和夜间的温差较大。尤其在下雨之后，气温下降得更加明显，顺应天气变化添加衣物非常有必要。与此同时，也要保证充足、良好的睡眠，夜间休息时注意保暖，避免受寒而引起外感。

（2）适当强度的体育锻炼：适当的运动能促进血液循环，加快人体新陈代谢，降低血脂。痰湿质者形体多肥胖，应做较长时间的有氧运动，例如慢跑、快步走、跳绳、打太极拳等。运动时间应选择在下午 4 点左右，运动环境应选择温暖宜人之处。

（3）运动强度：建议选择中等强度的运动，运动持续的时间，推荐30～40分钟。而对于那些没有合并高血压、冠心病、中风等心脑血管疾病的血浊患者，则可选择时间较长、速度缓慢、路程较长的有氧运动。高胆固醇、高甘油三酯、血清低密度脂蛋白过高和血清高密度脂蛋白过低者应将控制体重作为主要目标。多进行户外活动，经常晒太阳。运动时间建议选择在午后，运动环境温暖宜人；运动出汗过多时不要对着空调或风扇吹，不要立即冲凉，避免造成内外湿邪相合；运动时衣着应透气散湿，可选择穿一些棉麻等天然纤维的衣服，有利于体内湿气的散发。

【体质调平处方】

见气虚质、痰湿质、血瘀质高脂血症体质调平方案。可用红参、田七、山楂等量打粉，每日服用。积极治疗原发病，顽固而严重的高脂血症，可适当给予药物治疗，但要听从医嘱。并定期复查血脂、血糖等。

【情志养神处方】

夏主生长，重在养心。中医认为，"心为君主之官""心主神明"，调理心的阴阳平衡尤为重要。

（1）夏季养心首先要让心境平静下来，不轻易动怒，不乱不逆。心境平静时，机体的基础代谢随之减慢，燥热感就会减轻。此时清心寡欲、闭目养神都有利于"心"的养护。可听听优美的音乐、欣赏怡神的风景，都有利于调神。

（2）在精神修养方面，保持积极乐观、开朗阳光的心态。做到心胸开阔，愉悦豁达。阳光明媚、闲暇之余可邀亲朋或好友一同踏青，从而增强机体对外界的适应能力。适当增加社会活动，培养兴趣爱好，增加知识，开阔眼界。

【饮食均衡处方】

小满之时，因为受到暑湿气候的影响，容易造成人体脾胃运化功能下降，从而出现纳呆、腹胀、便溏等胃肠功能紊乱。体质虚弱之人亦不宜多吃冷食，因气血运行，遇寒则凝，冷食可导致血管急剧收缩，引发不适。此时在饮食调养上，建议以健脾养胃为主要原则，推荐清淡、容易消化的膳食，少吃或不吃油腻重口味、酸辣刺激、油炸煎炸之品。

（1）肥胖者一定要做到严格控制饮食，切忌暴饮暴食和酗酒吸烟，需要增加机体的消耗，从而使体重逐渐降至标准。摄入的食物要以低盐、低脂、含适量的植物和动物蛋白质为宜。少吃含胆固醇较高的食物，如鱿鱼、动物内脏等。

（2）多吃一些富含维生素的新鲜蔬果，以及含碘相对丰富的海产品（如海带、紫菜等），这些食物都可预防、延缓动脉粥样硬化病变。多吃一些含丰富纤维的绿色蔬菜（如芹菜、油菜、芫荽等），少吃糖和盐，每天盐的摄入量不超过5g。

（3）做到不贪吃、不贪凉、不熬夜：在保护脾胃的基础上适当祛湿，宜多摄取能够健脾、化湿、通利三焦的食物。如怀山药、薏苡仁、赤小豆、扁豆、蚕豆、花生、黄豆、黑豆、青豆、眉豆、猪肉、猪肚、鸡、田鸡、青蛙、海蜇、胖头鱼、鲫鱼、鲤鱼、鲈鱼、红萝卜、苹果、葡萄、扁豆、白术、茯苓、莲子等。体型肥胖的痰湿质者，应少吃肥甘、厚味、辛辣、油腻、酸涩及苦寒之品，如动物内脏、煎炸食品、肥肉、苦瓜、冷饮等。

（4）三餐要规律：早上吃八分饱，中午吃九分饱，晚上吃半饱。清晨阳气生发，消化功能逐渐恢复，头天晚餐摄取的食物已经消化吸收，这时候要开始补充热量，要及时吃早餐。到了中午阳气旺盛，消化功能增强，早餐中得到的热量已经逐渐消耗，要及时吃午餐。到了晚上，阳气已虚，消化功能减弱，进食量应该减少，若晚上吃得过多过饱，则容易损伤脾胃。

（5）荤素搭配要合理：《素问·脏气法时论》有云："五谷为养，五果为助，五畜为益，五菜为充，气味和而服之，以补精益气。"在饮食结构方面，应该以素食为主、荤食为辅，荤素搭配要合理。有营养学家建议荤素搭配的黄金比例为2∶6，以谷物作为主食，水果、蔬菜、肉类等作为主食的辅助和补充。

（6）药膳举例：赤小豆鲤鱼汤。将一条新鲜活鲤鱼（500g）去除鳞、鳃和内脏；将赤小豆30g，广陈皮6g，生姜6g，草果3g塞进鱼肚之中，然后放入汤锅，加入少许料酒、盐、生葱、辣椒，煲汤即可。此汤可振奋脾胃，起到健脾、除湿、化痰之功，用于痰湿体质而症见困倦、纳呆、腹胀者。

【针灸按摩等调治处方】

体湿在每个人的身上表现出的病症不尽相同，祛除体内湿气除了平时进食一些祛湿食物外，还可以利用中医保健的方法来祛除，这样双管齐下，效果更加显著。

（1）穴位按摩：选取足三里、丰隆、水道为健脾化痰湿要穴进行按摩。穴位定位：足三里穴位于小腿外侧，犊鼻下3寸，犊鼻与解溪连线上；丰隆穴位于外踝尖上8寸，胫骨前嵴外2横指；水道穴位于下腹部，脐中下3寸，距前正中线2寸。用大拇指或中指按压足三里、丰隆穴、水道穴，丰隆穴两侧穴位同时操作。每次按压5～10分钟。每日2次，10天1疗程。

（2）针刺疗法：选取中脘、脾俞、气海、内关、丰隆、足三里等健脾、调节气血等要穴进行针刺治疗。穴位定位：中脘穴在上腹部，前正中线上，脐上4寸处；脾俞穴在背部，第11胸椎棘突下，旁开1.5寸；气海穴在下腹部，前正中线上，当脐下1.5寸；内关穴在前臂掌侧，当曲泽与大陵的连线上，腕横纹上2寸，掌长肌腱与桡侧腕屈肌腱之间；丰隆穴位于人体的小腿前外侧，外踝尖上8寸，条口穴外，距胫骨前缘二横指（中指）；足三里穴位于小腿外侧，犊鼻下3寸，犊鼻与解溪连线上。每次选取3~4个穴位，交替使用。捻转进针，得气后留针约20分钟，中间行针1次，每天1次，10次为1疗程。亦可在得气后加电针（频率8~10Hz交流脉冲），持续15分钟。

【药物调衡处方】

治法：健脾燥湿，活血化瘀。

处方：四君子汤加减。

用药：黄芪、党参、白术、苍术各15g，茯苓20g，橘皮6g，法半夏9g，薏苡仁30g，蒲黄10g（包煎），水蛭3g。上方水煎至250mL。5剂，日1剂，分早晚饭后温服。

颜德馨教授辨治高脂血症，以气血为纲，认为高脂血症是人体衰老的具体表现。究其病机，务必抓住四个字"气血失调"。其"气血失调"所涉及的主要脏腑在于脾胃、肝、肾。脾胃为后天之本，亦为生痰之源，脾胃亏虚，痰浊内生，壅塞络脉。故对高脂血症的辨治强调调理脾胃。本方正是立足上述观点，以健脾燥湿、活血化瘀为法，方中苍术性味辛苦温，有运脾燥湿之功；苍术虽香燥，然合于黄芪、党参、白术等补益药中，能助脾运，畅达气机，消除补益药黏腻之性；由于高脂血症的病机在于气血失调，痰瘀交阻，故加橘皮、法半夏、茯苓、薏苡仁以理气祛湿化痰；蒲黄、水蛭化瘀浊。这样则使湿去痰化，清阳上升，瘀血去而气行，达到气血平衡，阴平阳秘，从而有效降低血脂。

病例2

患者，女，45岁，于2015年4月7日就诊，发病节气为清明。胸胁胀痛2周，平日性格内向，忧思多虑，烦躁易怒，近日加重，伴眠差、大便干结。舌暗红，苔白微腻，脉弦涩。查血脂：总胆固醇6.5mmol/L，甘油三酯3.1mmol/L，低密度脂蛋白4.2mmol/L。

诊断：血浊病。

证型：气滞血瘀。

证型分析：患者忧思恼怒，伤及脾胃，且肝失调达，疏泄不及，横逆犯脾，脾失运化，故导致膏脂输布转化失常，变生脂浊，出现高脂血症。

体质分型：气郁质＋血瘀质。

中医调养方案

【四时调摄处方】

2015 年为乙未年，而 4 月 7 日为二十四节气中的"清明"节气。清明期间气候潮湿，常有小雨，是中国人扫墓祭祖、追悼先人的传统日子，因此容易产生忧思落寞的情绪，引起身体不适。中医认为气郁伤肝，气滞则血行不畅，而忧思伤脾，容易造成湿阻脾胃，湿困气滞。所以，清明时节，调肝健脾，行气化湿是养生调摄的重点。如果肝气不舒，就会造成情绪失调、气血运行不畅，从而引发各种疾病。

宜夜卧早起：清明也是春季的第 5 个节气，此时已进入仲春。《素问·四气调神大论》中建议，春季起居宜"夜卧早起，以使志生"，就是要晚一些睡觉，早一点起床。因为春天到了，阳气开始复苏了，一天当中白天来得比冬天要早，夜晚到得要晚一些，所以我们要早一点起床，晚一点睡觉。并且要到庭院里面散步，要"披头散发"，舒缓自己的身体，使神志随着春气而舒畅怡然，这是养生的自然法则。

清明期间虽有小雨，但也有天气晴朗、阳光明媚的时候。其间外出踏青，正有利于体内的阳气升发，促进血液循环。中医认为气为血之帅，气行则血行，所以适当运动能改善血液循环，增强心血管功能，又能促进体内营养物质的输布和代谢物的排泄。研究表明，运动可促进机体的代谢，提高脂蛋白酶的活性，能有效改善高脂血症患者的脂质代谢，促进脂质的运转、分解和排泄，有利于预防动脉粥样硬化病变的发生和发展。高脂血症患者健身时应注意以下几个原则：①选择合适的运动项目：根据自身情况，选择长距离步行或远足、慢跑、骑自行车、体操、太极拳、气功、游泳、爬山、乒乓球、羽毛球、网球、健身操及健身器等。②控制运动强度：运动时心率为本人最高心率的 60% ~ 70%，相当于50% ~ 60% 的最大摄氧量。一般 40 岁心率控制在 140 次/分；50 岁控制在 130 次/分；60 岁以上控制在 120 次/分以内为宜。③掌握适当的运动频率：中老年人，特别是老年人由于机体代谢水平降低，疲劳后恢复的时间延长，因此运动频率可视情况增减，一般每周 3 ~ 4 次为宜。④控制合适的运动时间：每次运动时间控制在 30~40 分钟，下午运动最好，并应坚持长年运动锻炼。

【情志养神处方】

清明时节，正值仲春，春天人体肝气偏旺，肝阳升发，情绪易受影响，再加上清明扫墓容易使人情绪低落、抑郁。合并有心脑血管疾病者，更要注意调畅情志，不要过度悲伤、抑郁。在情志调摄上，应培养乐观、欢乐的心态，精神愉快则气血和。

【饮食均衡处方】

（1）清明是一年中最潮湿的梅雨季节，南方地区更是经常湿雾笼罩。此时湿气萦绕，人体气机运行不畅，饮食应选用具有理气解郁、健脾化湿作用的食物。可多吃黄花菜、海带、玫瑰花等具有行气、解郁、消食、醒神作用的食物。忌食收敛酸涩之食物，如醋、山楂、南瓜、泡菜、石榴、青梅、杨梅、草莓、阳桃、酸枣、李子、柠檬等，以免阻滞气机，气滞则血凝。一切寒冷伤脾困湿的食物均不宜吃，如雪糕、冰淇淋、冰冻饮料等，注意饮食有度，保护好脾胃的正常功能。

（2）控制能量和碳水化合物：能量摄入不宜超过需要量，防止肥胖和超重，如体重过高应减少能量的摄入，并适当增加运动。碳水化合物占总能量的 50%~60%，多吃含较多膳食纤维的各类杂粮，禁食蔗糖、果糖、水果糖、含糖点心和罐头等单糖食物。

（3）限制脂肪和胆固醇：控制脂肪的摄入量，每日 40g 左右，以植物油为主，减少动物脂肪的摄入，不吃肥肉、油炸等油脂高的食物。胆固醇每日摄入量小于 200mg，禁食高胆固醇食物，如动物内脏、猪脚、蛋黄、奶油等。

（4）多食豆类食品及新鲜蔬菜水果。

（5）药膳举例

1）食疗：①橘皮粥。材料：橘皮 15g，粳米 150g。制作方法：将橘皮研成细末；粳米淘洗干净，放入锅内，加入清水；煲至粥将熟时，加入切好的橘皮，再小火煲 10 分钟即成。②黄花菜瘦肉汤。材料：黄花菜干 30g，瘦肉片 150g。制作方法：将水烧沸，瘦肉、黄花菜干下锅，打去浮沫，待沸熟，加入盐、生姜、葱等调味。

2）花茶：①玫瑰花田七花茶。玫瑰花归肝、脾经，可行气解郁、柔肝醒胃、行气活血；田七花清热凉血、行瘀通脉。两者合用，行气祛郁滞、行瘀通脉，是忧愁郁闷者的清凉饮料，适合春季饮用，可养肝、解郁、顺气、助消化。②合欢丹参茶。合欢花舒郁结、理气通滞；丹参活血化瘀、通利血脉。两者合用，既解郁又活血，是情志不畅引起血液瘀阻的上佳清凉饮品。

3）早餐食谱：豆浆煮熟麦片粥（豆浆 100mL，燕麦片 20g），花卷 50g。加餐：苹果 1 个；午餐：米饭 100g，清蒸鱼 100g，炒油菜 150g；晚餐：馒头 100g，鸡块烧土豆（鸡块 50g，土豆 150g），番茄鸡蛋汤（番茄 100g，鸡蛋 50g）。

（6）轻断食疗法：高脂血症患者可根据自己的实际情况，尝试"轻断食"。研究发现"轻断食"用于防治高脂血症、脂肪肝、高血压等代谢疾病的效果很好。"轻断食"又名间歇性断食，起源于英国麦克尔·莫斯利博士的亲身经历和大量的科学调查，他将古老的断食经验与现代人的生活方式结合，进而提出一种"轻度"断食的方法。轻断食就是在一周 5 天里正常进食，其他 2 天则只吃平常餐饮的四分之一的热量。轻断食不是不吃东西，而是吃少一点。另外，轻断食也要遵循营养均衡，不影响正常工作生活的原则，食物以低碳水化合物、高蛋白、高维生素为主，可以吃少量主食，适量鱼肉以及蔬菜、水果、坚果等。可以试试"从两点到两点"的轻断食模式。你可以悠闲地吃一顿"早午餐"，从下午 2 点开始轻断食，晚餐开始轻断食的第一顿，第二天早上吃轻断食的早餐，中午不吃。而第二天的晚上又恢复到平日饮食了。

【体质调平处方】

见气郁质、血瘀质高脂血症体质调平方案。可经常服用逍遥丸，用红参、姜黄、山楂等量打粉，每日服用。

【针灸按摩等调治处方】

（1）穴位按摩：选取太冲、膻中穴进行按摩。穴位定位：太冲穴位于足背侧，第一、二跖骨结合部之前凹陷处；膻中穴位于胸部前正中线，平第 4 肋间，两乳头连线的中点。用大拇指或中指按压太冲穴和膻中穴，太冲穴两侧穴位同时操作。每次按压 5～10 分钟。每日 2 次，10 天 1 个疗程。

（2）耳针疗法：选取内分泌、皮质下、神门、交感、心、肝、肾等耳穴。每次选用 3～4 穴，用碘酒严格消毒后，毫针中等强度刺激，留针 30 分钟，间歇运针，两耳交替使用，隔日 1 次。

【药物调衡处方】

治法：疏肝豁痰，活血化瘀。

处方：柴胡疏肝散加减。

用药：柴胡、枳壳、茯苓、生山楂、白术、泽泻各 15g，薏苡仁、决明子各 30g，丹参、葛根各 20g，三七 10g，陈皮、香附、炙甘草各 6g。上方水煎至 250mL。5 剂，每日 1 剂，分早晚饭后温服。

国医大师颜德馨提出"气为百病之长，血为百病之胎"，认为气、血与百病密切相关，因五脏六腑，非气不生，神静则宁，情动则乱，情志病久，必有瘀血。气、痰、瘀、郁之间相互交杂，互为因果。故调畅气机、活血化瘀、疏肝豁痰为治疗气郁诸症的主要方法。正如《素问·至真要大论》云："疏其血气，令其调达，而致和平。"方中柴胡引药入肝经，疏肝理气；枳壳通畅三焦之气，陈皮理气行滞；香附性平，入气行气而解郁，气行则血行；丹参、三七活血化瘀；山楂、决明子、薏苡仁、泽泻化痰降浊；茯苓、白术健运脾气；葛根助脾胃升清阳，以疏肝理气、活血化痰，恢复脾胃正常的升清降浊功能；炙甘草缓急建中，运脾以杜生痰之源，调和上述药物之性。诸药合用，调整气血平衡以通阴阳之道，使情志舒畅，清阳上升，湿去痰化，膏浊自消。

（蔡小丽）

第二节　高血压的衡法养生

一、高血压概述

高血压（hypertension）是我国最常见的心血管疾病，主要表现为由体循环动脉压增高引起的一系列临床综合征。控制不良的高血压会损害人体重要器官如心、脑、肾等，严重的可导致心力衰竭、脑出血、肾衰竭等并发症，甚至威胁生命。

高血压属中医学之眩晕、头痛等范畴，是脑卒中、冠心病的重要原因，有着高患病率、高致残率、高病死率，且病程冗长，基本上需要终生治疗。从古至今，对于高血压因病机的认识有多种理论及流派，这也说明高血压病因病机的复杂性。现今医家求其病因，多归于体质本虚（或先天不足，或后天久病虚损），情志失调，饮食不节，烟酒不戒，房劳过度等内外因素交杂，损及肝、脾、肾三脏，引起脏腑阴阳的平衡失调而发病。

（一）分类

高血压病可分为原发性和继发性两大类。病因不明的高血压为原发性高血压，占总高血压患者的95%以上，5%的患者血压升高有确定的病因，称为继发性高血压。

（二）诊断

高血压诊断标准参照《中国高血压防治指南（2010）》：持续或3次非同日坐位血压收缩压≥140mmHg和/或舒张压≥90mmHg，或本次血压测量正常，但近2周内服用降压药者。

（三）高血压的筛查

部分人群容易罹患高血压，对于这部分人建议半年测一次血压，鼓励家中备有血压测量计（推荐使用电子血压计），做好筛查工作，做到早发现、早预防、早治疗。建议以下人群定期测量血压：①长期高盐饮食，嗜咸人群；②有饮酒吸烟史；③年龄在55岁以上；④有高血压家族史〔家族中，如父（叔）、母（舅）、兄弟姐妹等几代有亲属关系的人，一人或多人也患有高血压〕；⑤肥胖者：体质指数（BMI）≥28kg/m² 和（或）腰围≥90cm（男），≥85cm（女）。

（四）辨证分型

目前对于高血压的辨证分型尚无统一的标准。我国卫生部于1993年颁布的《中药新药治疗高血压的临床研究指导原则》中将高血压分为肝火亢盛、阴虚阳亢、阴阳两虚和痰湿壅盛4型；2002年国家药品监督管理局修订的《中药新药临床研究指导原则》中仍沿用同样的辨证分型。戴霞等检索高血压相关中医文献，将各研究相关四诊信息进行聚类分析，其中出现频率较高的证型有瘀血阻络、痰湿壅盛、肝肾阴虚、肝火亢盛、阴虚阳亢、肝阳上亢证候类型。新版《中医内科学》将该病分为肝阳上亢、肝火上炎、痰浊上蒙、瘀血阻窍、气血亏虚、肝肾阴虚6个证型。

1. 肝阳上亢

症见眩晕，耳鸣，头目胀痛，口苦，失眠多梦，遇烦劳郁怒而加重，甚则仆倒，颜面潮红，急躁易怒，肢麻震颤，舌红苔黄，脉弦或数。

2. 肝火上炎

症见头目胀痛，眩晕耳鸣如潮，面红目赤，急躁易怒，失眠多梦或噩梦纷纭，甚则狂躁不得眠，口苦咽干，胸胁肋部灼热疼痛，便秘尿黄，或吐血、衄血、咳血，或耳内红肿热痛流脓，舌质红，苔黄，脉弦数。

3. 痰浊上蒙

症见眩晕，头重昏蒙，或伴视物旋转，胸闷恶心，呕吐痰涎，食少寐多，舌苔白腻，脉濡滑。

4. 瘀血阻窍

症见眩晕，头痛，健忘，失眠，心悸，精神不振，耳鸣耳聋，面唇紫暗，舌暗有瘀斑，脉涩或细涩。

5. 气血亏虚

症见眩晕则加剧，劳累即发，面色㿠白，神疲乏力，倦怠懒言，唇甲不华，心悸少寐，纳少腹胀，舌淡苔薄白，脉细弱。

6. 肝肾阴虚

眩晕日久不愈，精神萎靡，腰酸膝软，少寐多梦，健忘，两目干涩，视力减退。

二、高血压的衡法养生指导

国医大师颜德馨教授倡导"气为百病之长，血为百病之胎"，提出了"疏其血气，令其调达"的衡法治则。衡法是中医学治则理论的一大创新和发展。颜教授认为高血压的病机多为素体肝阳偏亢，痰浊内停，复由肝阳化风挟痰浊上扰，清阳受蒙所致，认为治疗本病应以平肝潜阳、宣化痰浊为大法。

（一）四时起居调摄

早在战国至秦汉时期，古人就提出了顺应四时的养生之道，《内经》曰："四时阴阳者，万物之根本也""此其道生……和于阴阳调于四时"，提出"春夏养阳，秋冬养阴"的四季养护之法。四季养生之法因人而异，提倡个人根据自身情况选择适合自己的调护之法。衡法养生强调气血是关键，建立在阴阳互根的基础上，结合四季不同时节调养气血以达"阴平阳秘"而"精神乃治"。

春季始于农历立春，止于立夏，属于阳气升发之季节，万物复苏，对于人体而言，此季节宜早起，可开始锻炼身体，适合进行有氧运动如散步、八段锦、太极等，对于高血压患者不适宜进行过于剧烈的运动。同时注意春季阳气虽渐生，但阴寒未尽，昼夜温差大，且春季的主气为风，容易挟寒、湿、燥、热诸邪侵犯人体，对于高血压患者而言，如有不慎容易变成他病。春季调养可打好一年的基础。

夏季起于农历立夏，止于立秋，为阳气最盛的季节，夏天主长，万物茂盛，内应于心。此时也是人体新陈代谢最旺盛的季节，所以容易使体表血管扩张，血流增加，津液容易通过汗液等流失而使血容量下降，致血压下降。在饮食上，宜食甘寒、清淡少油食品，并且注意补充水分，主动喝水，及时补充盐分。适应夏天的阳光，让精神充实饱满，并使腠理宣通，卫气疏泄，使人心舒畅向外。

秋季起于农历立秋，止于立冬。秋季多湿多燥，在这个季节高血压患者往往容易因气温变化发生咳嗽或者哮喘，引起血压的波动，对于秋天气候的适应性和耐受性较差。秋季干燥应以防燥护阴、滋阴润肺为主。秋季是养生健体的最佳季节，在秋季调理好脾胃，是为冬季进补打好基础。

冬季起于农历立冬，止于立春。冬季阴寒盛，阳气衰，对应人体脏腑的肾脏，易伤人肾阳，所以冬季养生的关键是固护肾阳。冬季的低气温容易引起人体神经系统功能紊乱，导致毛细血管及小动脉的阻力增加，使血压升高。老年高血压患者应特别注意保暖，在饮食上多吃高热量且营养丰富的食物，以增强对寒冷的耐受性，提高抗病能力。

"起居有常，不妄作劳"是基本的养生之道。随着现代生活方式的改变，快餐式的生活使得人们起居不规律，不符合人体阴阳变化的节律。对于高血压患者而言，提倡作息有常、活动有度、劳逸适度。首先就要做到顺应四时，顺应万物生长之气，春夏养阳，做到"夜卧早起"；秋季调摄精神内收，防止阳气发散太多，做到"早卧早起，与鸡俱兴"；冬季应"早卧晚起，必待日光"，保养与收藏体内阳气。

劳逸结合，规律的生活对于高血压患者非常重要，睡眠是身体恢复自我调节，消除疲劳的最好方法，充足的睡眠是血压稳定的基本条件，建议每天要保证 8~9 个小时的睡眠时间，有条件可以午睡半个小时到 1 个小时，有效防止血压波动过大。起居有常，作息有时，可使生命节律有序运转，有利于血压的稳定。还要注意起床时宜缓不宜急；洗漱宜用温水，坚持四季每晚睡前用热水泡脚，洗后按摩足三里、涌泉等穴位，既能起到强身作用，又有利于降压并保持血压稳定。另外，吸烟、饮酒是高血压的两个危险因素，高血压患者应戒烟戒酒。

（二）饮食均衡

对于高血压患者而言，低盐饮食是最基本的要求。饮食上，顺应四时改变，调阴阳畅气血，以"衡"为度。春季宜食平肝降压、助阳化气、理气宽中的食物，如葱、洋葱、荠菜、芦笋、大枣、花生、蜂蜜、山药、薏苡仁等，有助于调节血压。夏季宜食苦味以清热燥湿，注重清肝泻火、平肝潜阳，同时固护脾胃，防止湿盛伤脾，此类食物有芹菜、茄子、大蒜、西红柿、苦瓜、绿豆等，有清热祛湿、凉血降压的功效。秋季宜食酸以收敛固涩，应注重滋阴养阴、润燥生津，此类食物包括山楂、苹果、梨、山药、海带、核桃、菊花等，有滋阴润燥、调脂降压的功效。而在冬季宜食用补益肝肾、利水消痰的食物，如黑芝麻、冬瓜、紫菜、木耳、玉米、枸杞等，能滋阴潜阳、调节五脏气血、益气降压。

鼓励高血压患者以清淡饮食为主，戒烟戒酒。在日常三餐中，早餐可以丰富多样，保证营养；午餐不宜过饱，达到七八分饱即可；晚餐清淡简单，忌吃宵夜。

（三）情志养神

衡法，不能只拘泥于体内气血平衡，更重要的是机体气血运行平衡而自然流露出神采，形与神具，所以身心健康很重要。精神情志变化与人体的气血运行、脏腑生理活动有密切的关系。情绪的波动也是影响血压的关键因素。而《素问·举痛论》曰："大怒则形气绝，而血菀于上，使人薄厥。"即因受到精神刺激，情绪激动，而后出现的猝然昏厥，与西医学的高血压脑血管意外十分相似。

中医的"七情"是指喜、怒、忧、思、悲、恐、惊这七种情绪，七情与疾病的关系密切。对于高血压患者而言，证多见肝阳上亢，多是由于肾阴虚引起的，而肝火旺的患者情绪常易心烦气躁，而情绪波动则可引起高血压的病情变化，甚至加重。所以保持心情的舒畅及平和的情绪对于高血压患者来说有益无害。

（四）运动调治

对于高血压患者来说，不适合做过于激烈的运动，目前较公认适合高血压患者的运动是有氧运动，如散步、游泳、慢跑等。传统的运动养生功法均为有氧运动，比较和缓，适合高血压患者作为运动的选择，包括八段锦、太极拳、五禽戏等。太极拳、八段锦、五禽戏、易筋经是古代流传至今的文化遗产，运动强度低，有效地结合了形体运动与呼吸运动，属于有氧运动，对于血脂和血糖具有一定的调节作用，从而有利于高血压患者的血压控制。

高血压患者运动养生的核心是"衡"，以适度为法。华佗曰："人体欲得劳动，但不当使极耳。"极，就是过度。所以，坚持适量的体育锻炼有益于血压的稳定。对于患者而言，均应在专业医生指导下选择合适的项目进行锻炼。如中、重度高血压患者，运动量应相对降低；如出现严重心律不齐、心绞痛等症状，不应勉强运动。

（五）药物调衡

1. 重视调理气机升降的枢纽——脾胃

高血压临床辨证可分为肝阳上亢、痰浊上扰、阴阳两虚、阴虚火旺等证，多按肝肾论治，然严夏教授临床处方用药注重脾胃作为气机升降枢纽的作用，认为通过健运脾胃，可以维持人体脏腑升清降浊的生理平衡，常用白术、苍术、法半夏、茯苓、党参、陈皮以健脾理气化痰。

2. 活血通络，健脾化痰

活血多用三七、丹参、当归、红花、桃仁、赤芍、牛膝等辛润活血之品，石菖蒲、竹茹、郁金、荷叶化痰降浊，稍用虫类走蹿之物，如水蛭、地龙、僵蚕，可促使痰瘀消散，脉络气血通调，恢复正常血压。平时喜用血府逐瘀汤、温胆汤为基础方，根据辨证情况配伍加减。

3. 辨证论治常用方剂

肝阳上亢者，予天麻钩藤饮加减，常用天麻、钩藤、石决明、生龙骨、生牡蛎、珍珠母平肝潜阳，白芍、酸枣仁、枸杞子、女贞子滋养肝肾，配伍丹参、益母草、牡丹皮等凉血活血，及荷叶、决明子等降痰浊之品。痰浊上扰者，以温胆汤合半夏白术天麻汤加减，酌加白豆蔻、薏苡仁、藿香、佩兰等祛湿之品。阴阳两虚者，予二仙汤合二至汤加减。肝肾阴虚者，予一贯煎加减。

4. 辨病论治，衷中参西，守正出奇

中药药理研究表明，三七、川芎、决明子、山楂、夏枯草均有明显的

降压作用，可以直接起到降压的效果；灵芝、山楂、制何首乌、决明子、荷叶、泽泻、绞股蓝、葛根、蒲黄有降血脂效果；川芎、当归、桃仁、红花、丹参、赤芍能抗心肌缺血。临床辨证配伍选用，可达守正出奇的效果。高血压合并动脉硬化者常用苍术与荷叶，生龙骨与生牡蛎；血糖偏高者常用地锦草、玉米须、天花粉等；伴心律不齐者常用琥珀末、苦参、甘松等。

5. 辨体质论治，治病求本，上工治未病

体质具有可调性，早在《素问·三部九候论》中就有提到："必先度其形之肥瘦，以调其气之虚实，实则泻之，虚则补之。必先去其血脉而后调之，无问其病，以平为期。"张介宾在《景岳全书》中提到"当识因人因证之辨。盖人者，本也；证者，标也。证随人见，成败所由。故当以因人为先，因证次之"的思想，则进一步指出了辨体质论治乃治病求本的体现。

高血压与患者的生活方式、饮食、情绪等因素关系密切。根据患者的不同体质，治病求本，个体化治疗，积极从各方面改善、修正其体质偏颇，可在根本上纠正其脏腑的阴阳偏盛偏衰，以达到气血运行通畅、升降有序、以"衡"为期的目的。进而未病先防、既病防变、病后防复，从而阻断其发展为冠心病、中风等。

三、不同体质高血压的衡法养生

目前，高血压成为心血管疾病中严重危害人类健康的疾病之一。血压长期升高状态容易导致脑血管、心血管疾病，以及肾脏衰竭等并发症。高血压的预后转归情况与血压水平的高低密切相关，许多高血压患者虽有血压升高却没有临床症状，这给中医辨证论治造成困难。中医体质学说认为，体质在疾病的发生发展中起着重要作用，患病个体的体质与疾病的性质和病机密切相关。

心血管疾病的高危人群中，很大一部分就是高血压患者。心脑血管疾病一级预防的重要途径就是预防和控制高血压。中医对高血压的认识有特有的理论体系，强调整体观念、辨证施治、治病求本。名老中医颜德馨教授认为，气血失和是机体病变和脏腑失调的集中反映，它与任何脏腑的病理变化都可发生联系，高血压亦是如此。下面主要是在中医体质学说指导下，研究高血压体质的构成，对高血压的发病原因、规律及体质干预有重要参考价值。

高血压常见于中老年人，随着年龄的增长，器官衰老，血管老化，血流迟缓，新陈代谢速度减慢，常引起气虚质及阳虚质；随着社会的进步，竞争异常激烈、生活节奏加快、压力骤增，使得人们长期处于过度劳累、紧张状态，导致阴虚质、气郁质占很大比例；加之一些不良的生活习惯如嗜食肥甘厚味、喜炙烤，嗜烟酒、少运动等，均是痰湿质、湿热质形成的原因。《素问·异法方宜论》认为，长期的饮食习惯可影响群体体质，是形成地域人群间体质差异的主要原因。不同的地域特点不同，体质构成存在差异，这与气候、地质、水质和饮食习惯不同密切相关，但是现代社会交通方便，人口流动趋于常态化，不同地区的人们相互聚集，倾向一致性，因此由体质类型分布造成的地区差异如今有逐渐缩小并趋于一致的趋势。

高血压的影响因素同时影响体质类型，明确患者体质类型，有助于归纳出患者潜在的高血压影响因素，两者相辅相成，不可分割。从构成各体质影响因素上看，性别特征、是否吸烟、体重体形等因素与相应体质特征密切相关，且女性更易出现体质偏颇。根据中医"三因学说"理论，高血压的体质构成比的不同与地域差异、年龄、性别、遗传、不同生活习惯相关，而以痰湿质、湿热质、气虚质、阳虚质、血瘀质、阴虚质等最为常见。

中医理论认为，中医体质与疾病发生发展具有相关性，体质状态决定发病与否以及发病的倾向性，而体质具有可调节性。因此，基于中医体质辨识结果，针对不同的证候采用有针对性的饮食调养、生活起居、运动养生、情志调摄以及中医适宜技术应用等方面的干预措施，有助于控制疾病的发展及预后。

（一）阴虚质高血压

1. 体质特征

阴虚质高血压患者发病的基本病机为肝阴虚、肾阴虚，容易造成肝阳上亢，故在高血压患者中，阴虚质者占绝大多数，是高血压重要的危险因素之一。《灵枢·口问》云："上气不足，脑为之不满，耳为之苦鸣，头为之苦倾，目为之眩。"表明阴虚体质者，易生内热，热易升发，上扰头目或停滞头络则发为头痛、眩晕；阴虚则阳亢或肝失所养，肝风内动上扰清窍，亦发为此病。

阴虚体质以阴液亏耗，津液匮乏为主要特征，年老者常因后天禀赋不足、肾气亏虚，或久病伤肾，或偏嗜肥甘厚味、情绪波动等因素导致肝肾阴虚，水不涵木，阴不能固摄阳气，阳亢于上，而导致热扰头目。

个体体质的阴阳盛衰、禀赋不足、脏腑亏虚是发病的内因；过度劳倦或强烈的精神刺激是发病的常见因素。而劳累及思虑过度能劳伤心脾，阴血耗损，或纵欲伤精耗液，损伤阴精，均可导致肝肾阴虚，阴虚而肝阳上亢，长此以往致积损，引起血压升高。虽然原发性高血压的发病与先天禀赋关系密切，但后天的不良生活习惯、生活环境的日益恶劣和外界刺激等，容易加重本病的发展。由于素体的肝肾之阴存在不足，加之长期七情过用，五志过极，耗伤正气，损害真元。肝气郁滞日久，势必水不涵木，厥阴邪火上扰清窍，升降失调，头痛、头晕目眩、耳鸣、烦躁、失眠、心悸心慌等症自然出现。

阴虚体质高血压患者的临床表现：除了高血压常见的头痛、恶心、呕吐、眩晕、耳鸣、心悸、气短、失眠、肢体麻木等症状外，患者常伴消瘦、手足心热、盗汗、小便短黄、大便燥结，或见面色潮红、双目干涩、视物模糊、心烦气躁、皮肤枯燥无光泽，或腰膝酸软、五心烦热、面潮红、有烘热感。平素易口咽干、鼻燥、口渴喜冷饮、大便干燥、小便短涩、失眠、耳鸣、健忘，舌红少苔，脉弦细而数。

2. 体质调平方案

（1）情志养神：阴虚体质之人性情容易急躁，多心烦易怒，这是由于阴虚火旺，火扰神明，故应遵循《内经》中"恬淡虚无""精神内守"之养神大法。平素在日常生活工作中，对于无关紧要之事，少与人争，少参加争斗输赢的文体活动，以减少激怒发生。

（2）四时起居调摄：此种人形体较瘦，而瘦人多火，常手足心热、口咽干燥、畏热喜凉，冬寒易过，夏热难受，故在炎炎夏日注意避暑降温，减少长期户外活动。另需节制性欲，因为精属阴，阴虚者当滋阴，而性生活太过可伤精，应节制性生活。

（3）饮食均衡：应保阴潜阳，宜清淡饮食，远离肥腻厚味、燥烈之品；可多吃些芝麻、糯米、蜂蜜、乳品、甘蔗、鱼类等清淡食物，对葱、姜、蒜等辛辣之品则应少吃。

药膳指导：

1）菊花枸杞粥：菊花5g，枸杞子15g，糯米150g。将菊花、枸杞子切碎，与糯米一同加水放置 30 分钟，文火熬制成粥。早晚分食。

2）核桃仁粥：核桃仁 20g，大米 100g，冰糖 15g。核桃仁洗净，大米淘净，同放锅内，加水 500mL。用武火烧沸，文火煮 30 分钟，加入冰糖搅匀即可。（糖尿病患者不加糖）。

3）山楂黑米粥：山楂 15g，黑米 150g。将新鲜山楂或干山楂用温水泡发备用。山楂置锅内放水煮 20 分钟，去渣留汁。再将黑米洗净，放入山楂水中煮粥。

4）核桃芝麻桑椹糊：核桃仁、黑芝麻各 30g，黑桑椹 25g，大米、白糖各适量。将核桃、黑芝麻、桑椹洗净，大米淘净，共捣烂如泥，加适量清水搅拌匀，去渣后，取汁至锅内，加冰糖及适量清水煮成糊吃。

5）银耳枸杞里脊汤：银耳 10g，枸杞子 25g，猪里脊肉 50g，鸡汤、盐、味精、水淀粉适量。将银耳用温水泡发洗净，里脊肉洗净切丝，放入鸡汤中旺火烧开，改小火炖 30 分钟。再加入枸杞子煮熟，加调料调味，用水淀粉勾芡即可。可佐餐服食。

6）山药枸杞甲鱼汤：山药、枸杞子各 50g，女贞子、熟地各 15g，陈皮 10g，甲鱼 1 只，盐、味精适量。将甲鱼去头杂，切块，洗净，与诸药加水同炖至甲鱼熟后，加盐、味精调味即可。可适量服食。

（4）针灸按摩调治：太溪穴是肾经的原穴，位于脚内踝最高的地方向后、跟腱前的凹陷处，有滋补肾阴的作用，经常按摩此穴相当于给肾浇水灌溉。太溪穴配合太冲穴、曲池穴，对阴虚体质的高血压很有好处。每天坚持按揉这三个穴位，200 次以上。

（5）药物治疗：肺阴虚者，宜服百合固金汤；心阴虚者，宜服天王补心丸；肾阴虚者宜服六味地黄丸；肝阴虚者，宜服一贯煎，其他滋阴生津中药如女贞子、山茱萸、墨旱莲等亦可选用。

常用中药：菊花、槐花、山楂、枸杞子、五味子、制何首乌、生地黄、白芍等。常用于食疗的食物有芹菜、银耳、海参、海带、紫菜、禽蛋、鸭肉、瘦肉、甲鱼、龟、燕窝、蜂蜜等。以上食物及药物具有滋阴补肾之功效。

中药茶饮：

1）菊槐绿茶：菊花 6g，槐花 6g，制何首乌 15g，绿茶 6g。

2）桑菊枸杞茶：桑叶 5g，菊花 5g，枸杞子 9g，决明子 9g。

3）菊楂决明茶：菊花 3g，山楂 10g，生地黄 10g，草决明 15g。

（二）痰湿质高血压

1. 体质特征

痰湿体质患者脾胃运化失调，代谢产物在体内凝聚，血中胆固醇、甘油三酯、低密度脂蛋白含量高，血管容易堵塞。痰湿凝聚，以腹部肥满疏松、形体肥胖、面部皮肤油脂分泌旺盛、多汗黏腻、胸闷痰多、口黏腻或甜、喜食肥甘甜黏、苔腻、脉滑为特征。

病因病机：《丹溪心法》载"无痰不作眩""头痛多主于痰"，强调了痰湿在高血压发病机制中的重要作用。痰湿阻滞脉络，脉道失柔，脉壁增厚，血府狭窄，导致血压升高。高血压的发生与肝脾二脏相关，脾为生痰之源，五行属土，主运化水湿，若脾气虚，中阳不振，运化失司，则水湿不化可聚成痰饮。正如李东垣所说："脾胃气虚，运化失司，痰湿内生，浊痰上犯清阳之位，故见眩晕。"肝为风木之脏，主动主升，易于动风，正如《素问·至真要大论》云"诸风掉眩，皆属于肝"，肝木乘土，土虚痰生，木亢风动，风痰相搏而成病。痰湿不仅是高血压发病的始动环节，且贯穿疾病的全过程，与七情、饮食密切相关。《丹溪心法·头眩》载："七情郁而生痰动火，随气上厥，此七情致虚而眩晕。"痰湿体质是目前比较常见的一种体质类型，当人体脏腑失衡、阴阳失调、气血津液运化失调时，易生痰湿，可以认为这种体质状态为痰湿体质，多见于本身肥胖，或素瘦今肥的患者。

肥胖人群的主要体质类型就是痰湿体质，随着现代饮食结构的改变，饮食较之以往花样繁多。素体肥胖，或平素嗜食肥甘厚腻、过度饮酒，或劳倦过度伤及脾胃，皆会导致脾虚运化失调，水谷精微难以运化，升清降浊失常，以致水湿内停，聚集生痰，痰浊阻于中焦，清阳不升。面对这种情况，促进阴平阳秘、阴阳协调才能维持机体正常生命活动，但在生命活动中，阴阳的作用又有主次之分。"阳者阴之根""阳主而阴从""阳统乎阴"，意即阳对于阴有化生、主导和统摄的作用。阳气是生命活动的根本动力，"人生立命全在坎中一阳"，人到中年后元阳逐渐衰微，加之现代不良的生活方式、工作压力和强度的增大，造成阳气亏虚消耗增多，从而转化为气虚质和阳虚质。

痰湿体质高血压患者临床表现：头昏如蒙、胸闷心悸、纳差欲呕、中部痞满、口黏腻或口甜、喜食肥甘、身重如裹、大便不实、小便不多或浑浊、脉濡或滑、舌苔白腻或有舌体胖大、体形肥胖、大腹便便、面部皮肤油脂分泌旺盛、多汗且黏腻、面色淡黄而暗、眼胞微浮、困倦乏力。

2. 体质调平方案

（1）情志养神：痰湿质患者多见少言寡欢、少动懒言之态，应多与乐观朋友交流，开阔心胸，防止忧思过度。

（2）四时起居调摄：居处环境要阳光充足，干燥温暖，通风良好；注意防潮，在阴雨季节尤应防止湿邪侵袭。痰湿体质的人在运动时应当避开寒湿环境，不建议游泳。痰湿体质高血压患者，多形体肥胖，身重困倦，故应坚持阳光下的体育锻炼，如散步、慢跑、球类、游泳、武术、八段锦、五禽戏以及各种舞蹈。活动量应逐渐增强，让疏松的皮肉逐渐转变成结实、致密之肌肉。气功方面，以动桩功、保健功、长寿功为宜，加强运气功法的锻炼。

（3）饮食均衡：节制食量，少食肥甘厚味，不宜多饮酒，忌食过饱。多吃时令蔬果，尤其是一些具有健脾利湿、化痰祛痰的食物，如白萝卜、紫菜、洋葱、枇杷、白果、扁豆、薏苡仁、赤小豆、冬瓜等。而龟鳖、骨头、内脏、阿胶、大枣、核桃、芝麻等几乎都不适合痰湿质人食用。

药膳指导：

1）怀山药冬瓜汤：怀山药50g，冬瓜150g放至锅中文火煲30分钟，调味后即可饮用，有健脾、益气、利湿之功效。

2）赤小豆鲤鱼汤：将活鲤鱼1尾（约800g）去鳞、鳃、内脏；将赤小豆50g，陈皮10g，辣椒6g，草果6g填入鱼腹，放入盆内，加适量料酒、生姜、葱段、胡椒，食盐少许。

3）白菜萝卜汤：大白菜叶子2片，白萝卜、胡萝卜各80g，豆腐半块（约200g），将大白菜、白萝卜、胡萝卜与豆腐洗净，切成大小相仿的长条，在沸水中焯一下捞出待用，倒入清汤，把白萝卜、胡萝卜、豆腐一起放入锅中，大火煮开后加入大白菜，再次煮开，用盐、味精调味，最后撒上香菜末盛出即可，能化痰清热消食。

（4）针灸按摩调治：可选用中脘、内关、丰隆、解溪穴，每个穴位按摩3~5分钟，或者艾灸15~20分钟。

（5）药物调衡：痰湿之邪的产生，离不开肺、脾、肾三脏，所以药物养生的重点在于调理此三脏。若因肺升降失调，津失输布，液聚生痰，宜宣肺化痰，二陈汤主之；若因脾不健运，湿聚成痰者，当健脾化痰，方选六君子汤，或香砂六君子汤；若肾虚不能制水，水泛化痰者，当温阳化痰，应选金匮肾气丸。

中药代茶饮：

陈皮、半夏、茯苓、白术、天麻各5g。

（三）湿热质高血压

1. 体质特征

湿热质高血压的病机多为湿性重浊，阻遏气机。而湿热证病机之根本在于脾胃。湿热体质对高血压的影响主要是通过痰湿质与阴虚质来实现的。痰湿质水液代谢能力较低，水湿易停滞，郁而化热则转为湿热体质；阴虚质的人群脾、肾的水液代谢能力比较差，造成水液停滞，水湿与热相结合而兼夹湿热体质或转化为湿热体质，而湿性黏滞而浊，加之邪热上扰，则发为眩晕、头痛等。故其临床主要表现为头痛，眩晕，困重乏力，肢体沉重，发热多在午后明显，且不因出汗而减轻，舌苔黄腻，脉数。湿热因部位不同而有不同表现：湿热困于脾胃可兼有脘闷腹满、恶心厌食、便溏稀、尿短赤、脉濡数；其他如肝胆湿热表现为肝区胀痛、口苦食欲差，或发热怕冷交替，脉弦数；膀胱湿热见尿频、尿急、涩少而痛、色黄浊；大肠湿热见腹痛腹泻，甚至里急后重，泻下脓血便、肛门灼热、口渴。

2. 体质调平方案

（1）情志养神：湿热体质的人性情较急躁，外向好动，活泼，常常心烦易怒，应节制情绪，安神定志。正确对待喜与忧、苦与乐、顺与逆，保持稳定的心态。此外要保证睡眠，静养心神。

（2）四时起居调摄：湿热体质的人在运动时应当避开暑热环境，选择秋高气爽之时，登高而呼，有助于调理脾胃，清热化湿；不要长期熬夜，或过度疲劳；要保持二便通畅，防止湿热郁聚；注意个人卫生，预防皮肤病变；避免居住在低洼潮湿的地方，居住环境宜干燥、通风；盛夏暑湿较重的季节，应减少户外活动的时间，保持充足而有规律的睡眠。

湿热体质者运动强度可大一些。因此，体质以湿浊内阻、阳气偏盛为主要特征者，适合做大强度、大运动量的锻炼，如中长跑、游泳、爬山、各种球类、武术等。由于高强度的运动可以消耗更多的热量，排泄体内的水湿，从而清热除湿。可以将健身力量练习和中长跑结合进行锻炼，但力量训练需要在健身教练指导下才能进行，防止运动伤害。

（3）饮食均衡：湿热体质是以湿热内藏为主要特征的体质形态，要调理这一状态，宜进食清热化湿的食物，如薏苡仁、白扁豆、绿豆、冬瓜、玉米须、绿豆芽、赤小豆等。体质内热盛者，禁忌辛辣燥烈、大热大补的食物，如辣椒、葱姜蒜等；对于狗肉、鹿肉、牛肉、羊肉、酒等温热食品和饮品，宜少食和少饮。为避免水湿内停或湿从外入，不暴饮暴食、酗酒，少吃肥腻食品、甜味品，保持每日大便通畅。

药膳指导：

1）土茯苓炖水蛇：土茯苓10g，水蛇50g，红枣两粒，姜1片。做法：水蛇处理好，切段，洗干净，飞水（用热水稍微煮一下）待用。然后把土茯苓刮皮、切片。再把红枣、姜片、水蛇段和土茯苓片全部放入炖盅，猛火炖3小时，饮用时再加入食盐调味。

2）鸡骨草炖猪横脷：鸡骨草5g，猪横脷80g，姜1片，蜜枣半粒。做法：先把鸡骨草、猪横脷清洗干净，然后把全部材料一起放进炖盅内，猛火炖够3小时，待炖好后加入食盐调味即可。

（4）针灸按摩调治：按摩曲池、太冲、肝俞、行间、侠溪穴，可以起到清利湿热的作用。每次1～3分钟，每日按摩1～2次。这样做有助于调理湿热，改善体质。

（5）药物调衡：一般要分清湿热的权重。湿重的以化湿为主，可选用六一散、三仁汤等；热重的以清热为主，可选用黄连温胆汤、连朴饮。

（四）血瘀质高血压

1. 体质特征

病因病机：中医古籍中并没有高血压这一病名，后人根据本病的临床表现、病程的发展转归以及合并症，认为高血压属于中医学的"眩晕""头痛""中风"等疾病范畴。关于病因，多与情绪、饮食、体虚、先天因素有关，而这些因素的影响可导致肝肾阴阳失调，气血逆乱，血行郁滞而发病。如大脑失于濡养则发为眩晕，即不荣则痛，不通则痛则发为头痛。正如虞抟有"血瘀致眩"的观点；杨仁斋则认为"瘀滞不行，皆能眩晕"；王肯堂称"瘀塞其经络……郁而生热则脉满，满则痛"为头痛的发病原因。

血瘀体质类型的高血压常常为阳虚质、阴虚质、气虚质、气郁质等体质转化而成。血瘀质人群本有气血津液亏损、寒热失调或痰湿偏重，都可使血行不畅加重，从而经脉阻滞，久病入络，血瘀郁而生热，风阳上扰清窍，发为眩晕、头痛。综上，高血压大致可有以下原因。

（1）气滞血瘀类：气为血之帅，气行则血行，气滞则血停而为瘀，瘀血阻于脉络，故见气滞血瘀之证。

（2）气虚血瘀类：多由于年高，脏器功能减弱，气虚血弱，或思劳过度，或久病而致气虚血亏。气虚不能运血，鼓动无力，可致血流缓慢，日久停而为瘀血。

（3）痰湿血瘀类：因平素饮食不节，过多进食肥甘厚味，脾胃受损，或劳倦过度，以致脾阳受损，不能运化水湿，水湿内停，聚而成痰，或肾虚不能化气行水，水泛为痰，痰阻血络，气血运行不畅而成痰湿血瘀。

（4）肝热血瘀类：《医林改错》有"血受热则煎熬为块"的说法，高血压患者多性情急躁，易肝郁化热，血受热煎熬凝聚，而成热瘀互结，血脉郁滞而导致瘀血。

（5）阳亢血瘀类：《读医随笔》说："阴虚必血滞。"高血压的阳亢是由于阴虚而产生的，阴虚则津液亏虚，载血循经不畅，加上阳亢燥热内生，营血亏虚，血行涩滞不行，导致血瘀。

（6）阳虚血瘀类：此类型多由于久病不愈，阴阳两虚，阴损伤阳，阳虚则阴寒内生，寒凝则生瘀血，正如《医林改错》所说"血受寒则凝结为块"。西医学认为，"血瘀"是高血压末期的病理环节，其病理变化容易引起中风、心脏病及肾病等并发症，对这种体质的高血压患者应予以足够重视。

血瘀质高血压主要临床表现：头晕头痛、头重、郁闷、胸闷，或身痛、肢体麻木。

2. 体质调平方案

（1）四时起居调摄：避免受寒凉刺激，多做有益于血液运行的锻炼，如各种舞蹈、太极拳、八段锦、长寿功、内养操、保健按摩术等，总体原则为适当运动，助机体气血运行。

（2）情志养神：血瘀体质的高血压患者，要保持乐观积极向上的心态。心情愉悦则气血顺畅，卫气营血流通，可改善血瘀体质。否则，心情抑郁、苦闷则可加重血瘀状态。

（3）饮食均衡：可食用桃仁、黑木耳、油菜、黑豆等具有活血祛瘀作用的食物，少酒多醋。避免过食生冷寒凉。

（4）针灸按摩调治：可选用足三里、三阴交、太冲、涌泉穴。每次按摩1~3分钟，或者艾灸10~15分钟。也可以使用丹参注射液1mL，穴位注射双侧足三里，每周两次。有利于改善血瘀体质。

（5）药物调衡：可选用活血养血的药物，如三七、丹参、川芎、当归、五加皮、续断等，也可用红花、桃仁、川芎各5g，三七粉3g中药代茶饮。

（五）阳虚质高血压

1. 体质特征

病因病机：阳虚型高血压属中医学"眩晕""头痛"范畴。阳虚质高血压相对于其他类型比较少见。多是由于素体阳气虚，或年高体虚阳气亏虚，或因热病用寒凉药过度，攻伐阳气，或久病阴损伤阳，都可导致阳气亏虚，阳气不升，头部失荣，则可见眩晕、头痛。阳气虚微，不能司其温煦之职，则心脉鼓动无力，症见心悸怔忡；脾失运化，则其升清泌浊功能失常，症见泄泻下利、完谷不化，难以运化水湿，留滞肌肤，则见面部浮肿、下肢水肿；肾阳虚，则可见腰膝冷痛。膀胱气化无力，则可见小便不利；阳虚则难以温煦四末，则可见形寒肢冷；无以养神，见神疲乏力、精神不振；肝肾同源，精血互生，肝肾虚损即可表现为精血不足的见症。另外，肝肾阴阳关系密切，息息相通，相互制约，协调平衡，既可见阴虚阳亢表现，也可见虚寒证候，虚风内动发为眩晕；肝失温养，上窍亦失去温养，则可见耳鸣、目涩、目痛。

阳虚体质的高血压患者，出现两种截然不同的表现，一是以形寒肢冷为主要的临床表现，伴见面色㿠白或黧黑，腰膝酸软，神疲乏力，或见便泄稀溏，五更泄，或小便频数、清长，舌淡苔白，脉沉细无力等症状，究其原因多是阳气不足，温煦失常；二是头晕头痛、口渴咽痛、面红或颧红、头汗出、心烦不寐，甚至脉浮大或数等颇似阳热的证候表现，此类症状多是由于虚阳浮越，是寒从中生，阳气无所依附而泄散于外，形成虚火，虚火上冲。但究其本质为阳气虚衰，寒气内生，故仍有阳虚证之下肢厥冷、大便不燥甚至下利清谷，小便清长，舌象胖大淡紫、苔白腻，脉按之无力的表现。

故阳虚体质高血压的临床表现，除血压升高引起的头痛头晕的表现外，还可见四肢不温或背部发冷、夜尿多或神疲懒言、气短、乏力、精神不振，舌质淡胖有齿痕，舌苔白滑或白腻，脉沉细无力或浮大或细弱无力等阳虚症状。

2. 体质调平方案

（1）情志养神：《灵枢·本神》中说"肝气虚则恐""心气虚则悲"，

意思是肝脏功能差的人，容易恐惧，心功能差者精神上容易出现悲哀的情绪表现。中医理论认为，气虚的进一步发展则为阳虚，故而阳虚者常表现出情绪不佳，易于悲哀，故必须加强精神调护，要善于调节自己的情感，避免过度悲伤和思虑过度，消除不良情绪的影响。

（2）四时起居调摄：此种体质者多形寒肢冷，喜暖怕冷，耐春夏而不耐秋冬，故阳虚体质者更应重视环境调摄，提高人体免疫力。对于年老及体弱之人，夏季不要在外露宿，不要直吹电扇，亦不要在阴凉处停留过久。因"动则生阳"，所以无论春夏秋冬，每天应进行 1~2 次适度体育运动。

（3）饮食均衡：多吃温性、平性食物，如南瓜、大蒜、韭菜、松子仁等。根据"春夏养阳"的法则、冬病夏治的原理，夏日三伏，可食羊肉附子牛膝汤一次，以羊肉 150g，制附子 15g，牛膝 15g 煲汤，配合天地阳旺，壮人体之阳。

（4）针灸按摩调治：艾灸足三里、三阴交、中脘穴，每次 15~20 分钟，每日 1 次。艾叶 30g，杜仲 30g 煲水放温，每晚睡前泡脚。

（5）药物调衡：心阳虚者，方用桂枝加附子汤；脾阳虚者，选理中汤；肾阳虚者，则服金匮肾气丸。

中药代茶饮：

党参、白术、淫羊藿各 5g，肉桂 2g 代茶饮。

（六）气郁质高血压

1. 体质特征

病因病机：《素问·六微旨大论》指出"非出入，则无以生长壮老已；非升降，则无以生长化收藏"，意思是如果把气的升降出入平衡打破，很容易引起病变。气郁体质是由于长期情志不畅、气机郁滞而形成的体质状态，表现为性格内向，情绪不稳定，情感脆弱，敏感多疑。气郁质与高血压的发生相关性很强。气郁阻于清窍，清阳不升致脑络失养，头晕目眩；气郁化火，肝火上炎导致头晕目眩；气郁致气机不畅水湿内停，化热生痰阻滞脉络，亦发为眩晕、头痛。

故该类型高血压多见于女性，平素性情急躁易怒，易于激动，或忧郁寡欢，胸闷不舒，一旦生病则胸胁胀痛或窜痛，头痛眩晕；形体消瘦或偏胖，面色苍暗或萎黄；女性可见乳房及小腹胀痛，月经紊乱，痛经；咽中如有异物；或颈项瘿瘤；胃脘胀痛，呃逆嗳气，泛吐酸水；腹痛，肠鸣，泄利不爽；舌淡红，苔白，脉弦。

2. 体质调平方案

（1）情志养神：此类体质之人性格偏于内向，神情处于抑郁萎靡状态，根据"喜胜忧"的原则，应多寻求快乐之事，多参加社会集体活动，多看看喜剧，以及具有积极向上意义的电影、电视；多听轻快、激动的音乐以调节情志；多读积极的、鼓励的、有乐趣的、展现美好生活前景的书籍，以培养开朗、豁达的性格，知足常乐。平素需及时排解工作压力和情绪，适当发泄，忌郁积在胸中，周末多和朋友交流，多参加社会活动，培养自己的兴趣，如音乐、电影、阅读、养花、养宠物等，保持心情宁静愉悦，并保证生活作息规律、健康。着重锻炼呼吸吐纳功法，以化郁滞。

（2）四时起居调摄：应多进行阳光下的户外活动，如野外踏青赏花、游山玩水等，春季日暖风和，花红叶绿，最适宜郊游。在风和日丽的日子，去看看蔚蓝的一望无际的大海，对开阔心胸、改善气郁症状很有好处。另外，注意睡好子午觉，早睡早起，有利于改善肝的疏泄功能。

（3）饮食均衡：可适量饮酒，使血脉运行，多吃具有行气作用的食物，比如佛手、橙子、柑皮、小麦、香橼等。

（4）针灸按摩调治：按摩或针刺足三里、太冲、行间穴，每次 15～20 分钟，每日 1 次。

（5）药物调衡：方选越鞠丸，柴胡疏肝饮等具疏肝理气解郁作用的方药。如伴有血瘀症状，当配伍活血化瘀药。

综上，基于高血压与中医体质学说的密切关系以及体质的可调节的特点，了解高血压的易感因素及与中医体质的关联性，平素注意从起居、饮食、情志、运动、理疗等方面进行保健养生，以达到改善体质、调理脏腑气血阴阳偏胜的目的，将病情控制在初始阶段，防止进一步演变恶化。这种既病防变的观点是对《内经》"治未病"思想理论的诠释。为我们研究高血压的病因病机、探索高血压新的治疗方法及治疗药物拓展了思路。

虽然高血压在不同的阶段或合并症不同而临床表现各异，但其主要的证候还是以头晕头痛、耳鸣、气短、心悸心慌、急躁易怒、脉弦为多见。高血压证候要素离不开瘀血、痰湿、气虚、阴虚、火热，在合并不同兼症时，证候要素不同。高血压按照证候分类，由于地域、年龄阶段、人群的差异，其分类各有特点，其中以瘀血阻络、痰浊壅盛、肾气亏虚等证候的分类比重较高。近年来关于高血压证候分类的研究结果显示，"阳亢""肝火"已不再是主要的证候类型，这与以往的认识大不相同。由于中医辨证论治以症状为关键切入点，应强化对高血压的中医证候表现的临床研究总结，拓展临床治疗的思路。中医体质学说与高血压的发生有着特定关系，如某些体质更易于发生高血压。因此，将体质理念引入高血压的防治管理有积极意义，同时针对无证可辨的高血压，体质辨识可能成为辨证论治的切入点，关键要加强证候与体质关系的研究。该领域有待进一步深入研究。

（李淑艳）

四、高血压病例二则

病例1

患者，女，49岁，于2012年2月14日就诊，发病节气为立春。主诉：头痛1周。症状：头痛，伴面部潮红，偶有胸闷不适，纳一般，眠差，二便调。舌暗红，苔薄黄，脉弦细。平素脾气容易暴躁，高血压病史不详，未系统服药控制。既往月经规律，痛经（＋），血块（＋），经前乳房胀痛（＋）。测血压：222/113mmHg。

诊断：头痛。

证型：肝阳上亢，脉络瘀阻。

证型分析：平素患者脾气暴躁，头痛时伴有面部潮红，为肝阳上亢之象；胸闷为气机不畅，瘀血内阻心脉，胸阳不振之象；眠差为阳盛不入阴所致；月经伴血块、舌暗，为瘀血阻络之象；舌暗红、苔薄黄、脉弦为肝阳上亢之象。综上，本病病位在头窍，病机为肝阳上亢，脉络瘀阻之象，病性属实。

体质分析：气郁质＋血瘀质。

中医调养方案

【四时调摄处方】

2012年为壬辰年，壬辰年为木运太过之年，这一年的司天之气辰戌太阳寒水生太过之木，致使风气大行。其发病多累及肝、胆、脾、肺等脏腑，易患眩晕、胁痛、飧泄、痹证等病。《素问·五运行大论》载："太阳在上则太阴在下，左少阳右少阴。"司天之气是太阳寒水，右间是少阳相火，左间是少阴君火。在泉之气是太阴湿土，左间是阳明燥金，右间是少阳相火。年支的六气属太阳寒水，该年中运属于木运，水生木，为气生运，故 2012 年为气盛运衰。而本年度的气候变化主要以气为主，运为次之。万物以春为始发，以春为开端，春气又与肝相对应，而春季的开始正是六气之中的初之气。《素问·六元正纪大论》中记载："初之气（少阳相火），地气迁，气乃大温……"此句提示 2012 年壬辰年春季天气转暖会较其他年份早，该年春季的气温应较其他年份高，且壬辰年风气胜，故人体肝气也会顺应旺盛。气候影响人体健康；发病多因肝气疏泄失调致肝阳上亢、瘀血内停。

【情志养神处方】

《素问·举痛论》中提出"怒则气上"，同时《素问·生气通天论》引出"大怒则形气绝，而血菀于上，使人薄厥"，从而可知情绪剧烈波动可引起血压变化。孙思邈的《千金方·养性》告诫我们："莫忧愁，莫大怒，莫悲恐，莫大惧……莫大笑，勿汲汲于所欲，勿悁悁怀忿恨……若能勿犯者，则得长生也。"壬辰年的岁运是木运太过，故情绪不宜过大波动，需经常保持良好情绪，理智控制不良情绪发作，远离是非，持宽容之心对待事物。

需注意保持情绪舒畅、愉悦，避免剧烈运动，多静养，适度娱乐，培养多种以静为主的兴趣爱好，如书法、绘画、听音乐、养花草养鱼养鸟等。这些兴趣爱好动中有静，能很好地陶冶性情、解除郁闷、控制愤怒。居室环境宜淡雅：淡绿色的家具装饰、柔和的灯光、淡蓝色的窗帘都可以安抚情绪，减少焦躁。目前有研究表明，淡绿色可起到清肝平肝、滋阴潜阳的作用，故能镇静、降血压；而淡蓝色则能使人安定舒适，可起到镇静、降血压等作用。

【饮食均衡处方】

从《内经》可以学习到药食同源的道理，食物中谷豆、蔬菜、瓜果等有寒、热、温、凉四性以及辛、甘、酸、苦、咸五味（此外还有涩、淡二味）。而性味的不同可以产生不同的作用。一般来说，病机属热者可用寒凉之品，病机属寒者可用温热之品。而辛能行气、行血、发散；甘能缓急、补益、和中；酸涩可固涩、收敛；苦可燥泄。结合患者肝阳上亢，脉络瘀阻的病机，饮食上忌烈酒，并少食辛辣之品，以防助火升阳，可多食用菠菜、黄瓜、芹菜、番茄、菊花（代茶）及香蕉、苹果、西瓜、绿豆等食物，均可平肝息风、清热泻火。

（1）每日多食蔬果：每日需要食用新鲜水果 100～200g，蔬菜不少于

400g，因为富含大量维生素 C、果酸、钾盐的蔬果是有助于防治高血压的。此外，富含 B 族维生素的食物，如菌类、鱼、瘦肉、豆制品、蛋类、谷类等，也应该及时补充，以防缺乏。

（2）忌饮烈酒，少食辛辣之品：①应忌的蛋白质类食物：脂肪多的食品（五花肉、鲱鱼、金枪鱼等）、加工品（腊肠、香肠等）；②应忌的脂肪类食品：熏肉、油浸沙丁鱼、动物油、生猪油、浓肉汤；③应忌的碳水化合物食品：干豆类（引起胀气的食物）、番薯、味浓的饼干类；④应忌的其他食物：味精、香辛料（姜、葱、蒜、咖喱粉、辣椒、花椒等）、酒类饮料、咖啡、浓茶、盐浸食物（咸酱类、咸菜类）。

（3）药膳指导

1）食疗：①二花鲫鱼汤：鲫鱼 1 条（约 250g），槐花、菊花各 10g，炖汤食用。作用：平肝潜阳。②芹菜甘草汤：芹菜 10g，大枣 10 枚，甘草 5g。将诸药水煎取汁饮服，每日 1 剂。功能：清热平肝，适用于肝阳上亢之眩晕。③冬瓜海带汤：冬瓜 10g，海带 30g，薏苡仁 10g，糖适量。将海带洗净，切丝，冬瓜切块，三者加水同炖至烂熟后，白糖调，每日 1 剂。功能：可清泻肝火，适用于高血压头目胀痛、面目红赤、心悸胸闷、心情烦躁。

2）药茶：①钩藤降压茶：钩藤 20g 放入杯中沸水冲泡，加盖焖 10 分钟，稍凉取汁加入蜂蜜 5g，每日 1 剂，频频饮用，连服 1 个月。②柿叶绿茶：干柿叶 10g，绿茶 3g，泡茶频频饮用，每日 1 剂，适用于高血压合并动脉硬化、高脂血症、冠心病的患者；③香蕉蜂蜜茶：香蕉 50g，蜂蜜适量，将香蕉去皮研碎，加入适量茶水中，调入蜂蜜饮服，每日 1 剂，可清热润肠，适用于高血压、冠心病患者。

【体质调平处方】

见气郁质、血瘀质高血压体质调平方案。

【针灸按摩等调治处方】

（1）针灸按摩：当血压升高的时候，按摩百会穴、降压沟、曲池穴（10~20 分钟），可达到降压效果。百会穴，又名"三阳五会"，是百脉交会之处，连接手足三阳，按摩此穴能够通达阴阳脉络、平衡阴阳之气，故能缓解头晕目眩症状。耳后的降压沟则具有疏通经脉、控制血压的功效。曲池穴善于清热祛风、游走通导、行气通络，故成了高血压"风邪气滞"的天敌。另外，印堂、大椎、风池、太阴、内关、合谷、足三里、丰隆、三阴交、太溪、涌泉等穴也能够降血压。上述穴位可按摩和针刺，但按摩更加简便廉验，操作性强。

（2）刺血：刺血疗法可通瘀化滞、下行血气、平肝息风。大椎为手足三阳经、督脉之会，能宣发阳气，宣表散邪；合谷、太冲有清热平肝、息风开窍之功效；耳尖为经外奇穴，可清热祛风、解痉止痛。诸穴合用，可降低脑部压力，减轻血管痉挛，改善全身症状。其操作为使用三棱针取大椎、耳尖、合谷、太冲中的 2～3 个穴进行点刺，每穴放血 5～10 滴。治疗10 分钟后血压可下降，同时明显缓解了眩晕、头痛、烦躁、心悸等伴随症状。

（3）气功疗法：气功是以中医理论为指导，通过导引经络、吐纳真气，将意念、呼吸、形态三者有机地结合在一起，起到调节机体的功能活动，诱导和启发人体内部的潜在能力的作用，从而使人身强体健。气功还能很好地调节中枢神经系统，起到降压的作用。强壮功、放松功、站桩功、禅密降压功等功法适用于高血压一级、二级的患者。

（4）足疗：人体十二正经和奇经八脉中都有与足有密切关系的经脉，阴跷脉、阴维脉及足三阴经均始于足部，阳跷脉、阳维脉及足三阳经均终止于足部。此外，十二经脉和奇经八脉均通过足底的涌泉穴，故刺激足心部能直接或者间接影响全身经脉。①足踩鹅卵石疗法：在鹅卵石小径上赤脚（或穿袜）行走、蹬踏、跳跃或奔跑，或者把鹅卵石固定在湿水泥上制成水泥板，或用布袋装上小半袋鹅卵石平放地上，赤脚在上面有节奏地踩踏，15～30 分钟/次，早晚两次；②足部按摩：使用强刺激手法持续按摩足部（肾、输尿管、膀胱、大脑、额窦、甲状旁腺、颈项、心肝、腹腔神经丛、内耳迷路、生殖腺、失眠点等反射区）15～20 分钟。

（5）贴敷疗法：吴茱萸始载于《神农本草经》，辛、苦、热，归肝、脾、胃、肾经，主温中下气、降逆止呕、助阳止泻，起散寒止痛之功。配伍芳香类药物冰片，有芳香开窍之功，达行气活血、温中止痛之效。临床上常用吴茱萸、冰片加醋进行穴位贴敷。一般选取以下几个穴位：位于足心的涌泉穴，是足少阴肾经的井穴，有疏调肝气、补肾益精、培补元气、宁心安神之功。而吴茱萸与冰片外敷涌泉穴，可使肝气下行，气降火亦降，与肾水相交达到阴阳平衡。用法：研磨吴茱萸、冰片，加醋调和，调成糊状贴敷双侧涌泉穴，胶布纱块固定，每晚睡前 1 次，每次 10 小时。

【药物调衡处方】

治法：平肝潜阳，化瘀通络。

处方：天麻钩藤饮加减。

用药：天麻 10g，钩藤 10g（后下），石决明 30g（先煎），杜仲 15g，益母草 15g，桑寄生 15g，首乌藤 15g，牛膝 15g，有瓜石斛 15g，川芎 10g，栀子 10g，黄芩 10g，茯神 15g。7 剂，日 1 剂，水煎服。

该病为气机逆乱，阳不入阴，瘀血内阻所致，治宜平肝潜阳、化瘀通络之法。方中天麻、钩藤为君，均入肝经，平肝息风，天麻对眩晕有专效。石决明平肝潜阳、清热明目；牛膝引血下行，直折亢阳，与石决明共为臣药。益母草活血利水；高血压患者多有肝肾不足，再用杜仲、桑寄生补益肝肾；夜交藤、茯神宁心安神；川芎行气活血止痛。上几味均为佐药。《素问·至真要大论》总结出"疏其血气，令其调达""调气和血，燮理阴阳"的治疗大法，并指出"谨察阴阳所在而调之，以平为期"。故使阳潜于阴，阴阳交合，气血平衡，方可百病不扰，五脏安和。

病例 2

患者，男，65 岁，于 2012 年 11 月 11 日就诊，发病节气为立冬。头晕 3 天，伴目眩、身体困重、胸脘痞闷、纳差、不欲饮、嗜睡，大便烂、小便调，舌胖淡暗，苔白腻，脉滑。测血压：180/93mmHg。

诊断：眩晕。

证型：痰湿壅盛。

证型分析：患者年过六旬且久居岭南之地，脾肾渐虚，运化失施，痰湿内阻。头晕、目眩为痰湿上扰头窍之象；身体困重、嗜睡为脾虚痰湿困阻，气机不畅之象；胸脘痞闷为痰湿内阻，气机不畅，胸阳不振之象；纳差、不欲饮、大便烂为中焦湿阻，运化失施之象；舌胖淡暗、苔白腻、脉滑为痰湿壅盛之象。综上，本病病位在头窍，病机为痰湿壅盛之象，病性属实。

体质分析：痰湿质。

中医调养方案

【四时起居调摄处方】

2012 年的干支纪年为壬辰年，从天干可知，岁运为木运太过之年，说明了全年气候主风。木运太过，风气偏胜，人体随即肝气旺盛，从而引发相关疾病。《素问·六元正纪大论》言："壬辰……其运风，其化鸣紊启拆，其变振拉摧拔，其病眩掉目暝。"由地支可知，司天之气为太阳寒水，在泉之气为太阴湿土。《素问·至真要大论》言："太阳司天，寒淫所胜，则寒气反至，水且冰。"《素问·至真要大论》云："岁太阴在泉，草乃早荣，湿淫所胜，则埃昏岩谷，黄反见黑，至阴之交。"在泉之气统主下半年气候变化，故下半年气候以湿邪为主，湿邪淫其所胜水气，由此推知下半年病候是水饮积聚。《素问·气交变大论》曰："岁木太过，风气大行，脾土受邪。"患者发病节气为立冬，湿胜伤脾。若素体脾虚，健运失司，故易痰湿内生。所以从五运六气可推测出，壬辰年冬季容易出现头晕目眩、身体困重等以痰湿壅盛为主要证候的病症。故饮食上宜避免过食肥甘厚腻，宜适量运动，保持积极愉悦的心情。

注意休息：熬夜、睡眠质量差易损伤阳气，加重痰湿。临床上经常熬夜的患者舌苔多腻。痰湿壅盛者更应保护脾胃阳气，注意休息，不熬夜，规律作息。

适量运动："流水不腐，户枢不蠹，动也"，形气亦然，"形不动则精不流，精不流则气郁"，《吕氏春秋》告诉我们动则健，不动则体衰。痰湿壅盛的患者每天应该坚持运动30分钟，建议深呼吸并轻松散步30分钟。深呼吸是一种内脏运动，推动淋巴液的循环，帮助代谢废物的排泄。运动则可以选择乒乓球、武术、慢跑、羽毛球、游泳、瑜伽，以及各种适合自己的舞蹈，最好以有氧运动为主。

【情志养神处方】

肝主疏泄，脾主运化，肝木克脾土，所以心情不好肝气郁结，木克土，脾失运化，痰湿内生。而本身痰湿壅盛的患者，常气闷郁结于胸，久则损失肝脾气机，脾失运化进一步加重痰湿，痰湿困阻中焦，则纳差。故精神上需要保持积极、愉悦的情绪，保持良好的人际关系，树立正确的价值观，修身养性，少忧思，有正确的抒发情绪的渠道，有助于疏肝健脾，使痰湿渐去。

【体质调平处方】

见痰湿质高血压体质调平方案。

【饮食均衡处方】

从《古今医统大全》中可知"凡肥盛强厚者，自壮至老，衣食与药，并用疏爽"，故痰湿壅盛患者宜清淡饮食，搭配需均衡，多摄取宣肺、健脾、通利三焦、化湿、益肾的食物，如蔬菜类（海带、青椒、生姜、大蒜、芦笋、洋葱、西红柿、卷心菜、胡萝卜、菜花、黑木耳、韭菜、芹菜等）、谷薯类（燕麦、玉米、土豆、红薯、荞麦、小米、糯米、薏苡仁、山药）、水果类（苹果、菠萝、葡萄、草莓、山楂、木瓜等）、豆类（豆腐、豆芽、扁豆、蚕豆等）、奶类（牛奶、酸奶、奶酪）、肉类（鸡蛋、牛肉、鸡肉、羊肉、猪肉、兔肉、鲤鱼、鲫鱼、带鱼等）、坚果类（板栗、杏仁、腰果、核桃等）。清代尤乘《寿世青编·养脾说》中强调：“谷气胜元气，其人肥而不寿。”夕食不可过，过则壅滞而难化。痰湿壅盛患者应当饮食有节，忌暴饮暴食。饥时先进食热物，然后并宜温凉，勿贪食黏滑煎爆烧炙辛辣燥热之味。

（1）食疗：①槐米橘子山楂羹。材料：生槐米 20g，橘子 50g，山楂 50g，白糖 10g。制作方法：将橘子去皮、核，切碎；山楂去核，洗净，切片；生槐米洗净。将橘子、山楂、生槐米放入炖杯内，加 250mL 水，大火烧开后改用小火煮 30 分钟，加入白糖，拌匀即可。功效：和中祛湿，祛瘀化痰。②山药芡薏粥。材料：鲜山药 100g，薏苡仁 50g，芡实 15g。制作方法：将山药去皮，切成细条，然后把薏苡仁、芡实放入锅内，加清水 1kg，用大火煮开后改用小火煮 20 分钟即可。功效：化痰祛湿，健脾益胃。

（2）茶饮：①杜仲橘皮饮。材料：杜仲 15g，橘皮、杏仁、老丝瓜各 10g，白糖少许。制作方法：将杜仲、老丝瓜、橘皮洗净；杏仁去皮一同加入砂锅，加水适量，用大火烧开再改用小火煮 20~30 分钟后去渣，用白糖调味即可当茶饮。功效：理气化痰，祛风通络。②杜仲白术陈皮茶。材料：杜仲 20g，白术 15g，陈皮 10g。制作方法：将杜仲、白术、陈皮洗净，加清水 1kg，大火煮开后改用小火煎煮半小时，过滤后当茶饮。功效：健脾燥湿，养胃消痰。

【针灸按摩等调治处方】

（1）穴位按摩：丰隆穴，祛痰要穴，载于《灵枢·经脉》。它具有祛湿化痰、调和胃气、补益气血、通经活络、醒脑安神等功效。取穴方法：将外膝眼、外踝连成一线，取其中点，距离胫骨前缘外侧大约两指宽，平齐中点的地方就是此穴。每天按压 1~3 分钟，便能奏效。除丰隆穴外，还有几个除湿要穴可供选择：天枢穴，在脐中旁开 2 寸，为胃经要穴，可祛痰湿；委中穴，膀胱下合穴，位于腘横纹中点，股二头肌腱与半腱肌肌腱的中间；三阴交，位于内踝尖直上 3 寸，胫骨后缘，主健脾胃、祛痰湿；

大椎穴，位于第 7 颈椎棘突下凹陷中，是利湿大穴，具有清热除湿的效果。

（2）耳穴压豆：取交感、神门、内分泌、降压沟、心、肝穴。操作方法：置表面光滑的中药王不留行籽，于 0.36cm 的小块胶布正中央，选准穴位，用 75% 的酒精棉球对耳郭的皮肤进行消毒，其后用干棉球擦净，将小方胶布对准耳穴贴紧，进行适度的揉、按、捏、压，以患者耳郭自觉有酸、麻、胀、痛或发热的感觉为宜，每隔三天可贴压一次。

（3）埋线疗法：埋线是将羊肠线埋入某些穴位或特定部位，从而产生持续刺激作用来治疗相关疾病。原理是埋线部位产生炎症反应，不断刺激穴位，从而促进脏腑功能自我调节，使阴阳平衡。内分泌体液调节功能和神经系统紊乱得以恢复，缓解周身动脉血管痉挛，血压自然恢复正常。结合患者高血压情况，一般选取健脾祛湿穴位，如天枢、中脘、关元、气海等穴。

（4）沐足：邓老沐足方。组成：牛膝 30g，川芎 30g，钩藤 10g（后下），吴茱萸 10g，天麻 10g，夏枯草 10g，肉桂 10g。用法：上方加2000mL 水煎煮，沸后再煮 20 分钟，取汁倒进恒温浴足盆内，浴足 30 分钟。功效：活血行气通脉，补益肝肾，疏肝解郁，引肝气下降，疏肝健脾等。对最常见的气虚痰瘀型、痰湿壅盛型高血压疗效尤佳。

【药物调衡处方】

治法：健脾和胃，燥湿祛痰。

处方：半夏白术天麻汤加减。

用药：法半夏 15g，天麻 15g，白术 30g，茯苓 15g，陈皮 10g，竹茹10g，砂仁 10g（后下），石菖蒲 15g，甘草 5g，生姜 5 片，大枣 8 枚。7剂，日 1 剂，水煎服。

该病为脾虚失运，痰湿壅盛所致，治以健脾和胃、燥湿祛痰。半夏白术天麻汤出自清·程钟龄的《医学心悟》，是治疗眩晕（痰湿壅盛）的代表方剂。方中半夏燥湿化痰、降逆止呕，天麻平肝息风止眩，合为君药；臣药白术健脾燥湿，与君药配伍，可化痰祛湿止眩；白术佐以茯苓健脾渗湿，以治生痰之本；砂仁行气化湿和胃，陈皮化痰理气，石菖蒲化痰开窍，远志祛痰益智，竹茹止呕，郁金行气解郁，甘草调和诸药，姜枣调和中焦脾胃。全方重在运脾、化湿、祛痰，故可减轻头重如裹、眩晕、头痛、胸闷等症状。国医大师颜德馨教授提出调畅气机的升降出入，以衡为期。气机的升降有序，有助于人体疾病恢复。作为中焦气机升降的枢纽，脾胃的健运尤为重要。清者升、浊者降，则可运化水湿、化湿祛痰，才能维持人体脏腑升降的生理平衡。

（李静宜）

第三节　心律失常的衡法养生

一、心律失常概述

心律失常是临床常见的心血管疾病，多是由于窦房结激动异常或激动未发生在窦房结，激动的传导阻滞、缓慢或经异常通路传导，即心脏活动的起点和（或）传导受阻导致心脏搏动的频率和（或）节律异常。心律失常是心血管疾病中的一种重要疾病。它可单独存在，亦可合并其他心血管病。心律失常的病因、危险因素、演变过程、是否引起严重的血流动力学障碍等都会影响本病的预后。心律失常可突然发作而猝死，也可长期持续存在而致心力衰竭。心律失常根据获得方式的不同可分为遗传性心律失常、后天获得性心律失常。前者多为基因通道突变所致，如长 QT 综合征、短 QT 综合征、Brugada 综合征等；后者可见于各种类型的器质性心脏病，其中以冠心病、心肌病、心肌炎、风心病最为多见，尤其是在心衰或急性心梗时发生。在健康人群或自主神经紊乱患者中也可见心律失常。其他常见的病因有电解质紊乱、内分泌失调、麻醉、低温状态、心胸手术、药物影响和中枢神经系统疾病等，少部分病因不明。

中医学认为心律失常属于"心悸"范畴，早在《内经》中就有相关论述，《素问·平人气象论》曰："脉绝不至曰死，乍疏乍数曰死。"《素问·三部九候论》曰："参伍不调者病。"但没有命名本病。其病名首见于《金匮要略》和《伤寒论》，如"心动悸""心下悸""心中悸"及"惊悸"等，对于病因的描述认为与受惊、水饮内停、体虚及汗出邪气内扰等相关，并提出了治疗原则，把炙甘草汤作为治疗本病的基本方剂。《丹溪心法》提出"心悸"责之虚与痰的理论。明代《医学正传》详尽描述了惊悸、怔忡的区别与联系。《景岳全书》认为怔忡多由于阴虚劳损。清代《医林改错》认为瘀血内停导致心悸怔忡，方用血府逐瘀汤效果甚佳。

（一）分类

心律失常按其发生原理分为冲动起源异常和冲动传导异常两大类。

（1）冲动起源异常：①窦性心律失常：窦性心动过速；窦性心动过缓；窦性心律不齐；窦性停搏；窦房阻滞。②异位心律：被动性异位心律：逸搏（房性、房室交界性、室性）；逸搏心律（房性、房室交界性、室性）。③主动性异位心律：过早搏动（房性、房室交界性、室性）；阵发性心动过速（室上性、室性）；心房扑动、心房颤动；心室扑动、心室颤动。

（2）冲动传导异常：①生理性：干扰及房室分离。②心脏传导阻滞：窦房传导阻滞；心房内传导阻滞；房室传导阻滞；心室内传导阻滞（左、右束支及左束支分支传导阻滞）。③房室间传导途径异常：预激综合征。

（3）激动起源失常伴传导失常：异位心律、反复心律、并行心律。

另外，临床工作中按其发作时心率的快慢分为快速性和缓慢性两大类。

（二）诊断

临床上可根据患者病史和体征做出初步判断。详细追问发作时心率、节律（规则与否、有无漏搏感等），发作起止与持续时间。发作时有无低血压、昏厥或近乎昏厥、抽搐、心绞痛或心力衰竭等伴随表现，以及发作的诱因、频率和治疗经过，有助于判断心律失常的性质。但要最终确诊需要靠常规心电图或动态心电图。

（三）检查

1. 发作时的体查

主要是判断心律失常的性质及其对血流动力学的影响。

（1）听诊心音：能够帮助了解心室搏动的快、慢和是否有规律，结合颈静脉搏动所反映的心房搏动情况，有助于做出心律失常的初步鉴别诊断。

（2）颈动脉窦按摩：有助于鉴别诊断心律失常的性质，尤其是快速性心律失常的影响。此检查应当在患者平卧状态下且有心电图监测下进行，避免发生低血压、心脏停搏等意外。老年人慎用，有脑血管病变者禁用。不可双侧同时进行，每次按摩一侧，每次按摩持续时间不超过 5 秒，可使心房扑动的室率成倍下降，还可使室上性心动过速立即转为窦性心律。

2. 发作间歇期体检

应着重于检查有无器质性心脏病的相关证据，如有无高血压、冠心病、瓣膜病、心肌病、心肌炎等。而确诊或排除器质性心脏病需要做以下检查：常规心电图、超声心动图、心电图运动负荷试验、放射性核素显影、心血管造影等无创和有创性检查。

其中，体表心电图是诊断心律失常最方便快捷且最常用的方法，心律失常发作时的心电图记录是确诊心律失常性质的重要依据。动态心电图也称 Holter 监测，通过 24 小时连续记录心电图，可能记录到心律失常的发作、自主神经对心律失常的影响等，可弥补体表心电图只能做短暂记录的不足。

（四）中医对心律失常的认识

心律失常可归属于中医学"心悸""怔忡""眩晕""厥证"范畴。最早在《内经》中已经提出心悸的症状并指出其相关病因，如《素问·平人气象论》"……左乳下，其动应衣，宗气泄也"指出宗气的外泄是心悸的原因之一，《素问·痹论》中"心痹者，脉不通，烦则心下鼓"认为心下鼓与心脉痹阻不通有关。张仲景在《伤寒杂病论》中首次提出了"心悸"这一病名，书中对其有多种描述"心动悸""心下悸""心中悸"等，指出了惊扰、水饮、虚劳等为心悸的主要病因，提出了"炙甘草汤""桂枝甘草汤""甘麦大枣汤"等治疗心悸的基本方剂，如《伤寒杂病论》"伤寒，脉结代，心动悸，炙甘草汤主之"等。宋代严用和在其《济生方》中首次提出了"怔忡"的概念，后来朱丹溪等医家认为"心悸""怔忡"的发病应归根于虚证与痰证，在其《丹溪心法·惊悸怔忡》中"惊悸者血虚，惊悸有时，以朱砂安神丸""怔忡者血虚，怔忡无时，血少者多……时作时止者，痰因火动"尤可见之。到明代，医家虞抟对心悸与怔忡的联系及区别做出了详细的描述，如《医学正传·惊悸怔忡健忘证》"怔忡者……无时而作者是也，惊悸者……有时而作者是也"，指出了大凡惊悸多是由于情绪骤变、忧思恼怒、悲哀过度或过度紧张而诱发，呈阵发性，实证居多，不发时和平常人无异，而怔忡多由于病久体虚，心脏血脉受损，虚证居多，常常发作，不能控制。张景岳则在《景岳全书·怔忡惊恐》中认为阴虚劳损亦可导致怔忡的发生。清代医家王清任开始重视瘀血对心悸怔忡的致病作用，其在《医林改错》中提出了以血府逐瘀汤为基本方治疗瘀血内阻证型的心悸怔忡的理论方法。近代众多医家在总结前人理论及临床实践基础上，指出了心悸怔忡主要由于心之气、血、阴、阳虚弱，痰湿郁闭，瘀血内阻等因素引起。

1. 病因

中医认为"心悸怔忡"病因有先天不足、感受外邪、七情所伤、饮食劳倦及药食不当等。

（1）先天禀赋不足，素质虚弱，精气亏虚，心失濡养，发育不全，气血阴阳亏虚，脏腑功能失调，以致心神失养，发为心悸。

（2）感受风、寒、湿三气，合而成痹，痹证于体内日久，外邪牵引，内舍于心脉，痹阻脉络，心血运行受阻，发为心悸；热邪，由血脉内侵于心，耗伤心气心阴，亦可引起心悸；温病、疫毒亦可灼伤营阴，心失所养，或邪毒内扰心神而见心悸。

（3）平素心虚胆怯，突遇惊恐，心神动摇，不能自主而心悸；长期忧思不解，心气郁结，郁而化火生痰，痰火扰心，心神不宁而心悸；思多耗伤心脾，阴血暗耗，心神失养而成心悸；怒气伤肝，肝木横逆，则脏腑失调，气机逆乱，或横逆，或升腾，逆乱冲心，或气机失调，变生郁火、痰浊、瘀血等，诸邪皆可扰乱心神而发为心悸；恐极伤肾，恐则精却，阴虚于下，火逆于上，亦可动摇心神而发惊悸。

（4）平素体质虚弱，或久病伤身，正气亏损，或劳逸过度，脾气受损，生化受阻，气血阴阳失调及脏腑失养，致心神不宁而悸动。

（5）平素体胖，嗜食肥甘厚腻烟酒等，内生痰湿，郁而化火，痰火上扰心神引起悸动，又或误食毒物或药物不当，毒性侵心，心气心阴耗损而心悸。

2. 病机

心悸的病因病机较为复杂，但仍可以概括为气血阴阳亏虚、心失所养、邪扰心神、心神不宁等，病位在心，涉及的脏腑包括肝、脾、肾、肺等。其在病理方面的表现为虚证多见于气血阴阳亏虚，实证多见于痰火、瘀血，虚证实证之间可以相互影响、转化，可以因虚致实，虚实夹杂，本虚标实。

（1）心气虚：宗气外泄，心气不足，鼓动无力，心失所养，发为心悸，如成无己在《伤寒明理论·悸》中提到："……气虚者，由阳气内虚，心下空虚，正气动而悸也。"

（2）心血虚：心血虚不足以濡养心脉，心神失守，发为心悸，如《丹溪心法·惊悸怔忡》谓："……人之所主者心，心之所养者血。心血一虚，神气不守，此惊悸之所肇端也。"

（3）阴虚火旺：阴虚劳损，肾阴不足不能上济心阴，耗伤阴液，心失濡养，内生虚热，导致虚火上扰心神而心悸，如《景岳全书·怔忡惊恐》曰："此证唯阴虚劳损之人乃有之，盖阴虚于下……所以在上则浮撼于胸臆，在下则振动于脐旁……"

（4）心阳虚：心阳不振，虚寒内生，寒凝经脉，心脏失去阳气的庇护则空虚无主，心神失养，所以心中悸动不安。孙思邈在《千金要方·心脏》中论述道："……病苦悸恐不乐，心腹痛难以言，心如寒，恍惚，名曰心虚寒也……阳气外击，阴气内伤，伤则寒，寒则虚，虚则惊掣心悸，定心汤主之。"

（5）痰火扰心：素体痰盛，蕴化成火，或七情化火，炼液成痰，上扰心神，发而成悸，如李梴在《医学入门·惊悸怔忡健忘》中指出："思虑过度及因大惊、大恐，以致心虚停痰，或耳闻大声，目见异物，临危触事，便觉惊悸，甚则心跳欲厥……怔忡因惊悸久而成，痰在下，火在上故也。"

（6）瘀血阻脉：心阳不振，心气不足，运血无力，或年高营血艰涩，脉络不畅，均可导致血行不畅，瘀血内阻，可形成心悸怔忡。王清任明确指出血瘀可致心悸，《医林改错·血府逐瘀汤所治证目》称："心跳心忙，用归脾安神等方不效，用此法（活血化瘀）百发百中。"

3. 辨证分型

（1）心虚胆怯证：症见心悸，善惊易恐，坐卧不安，少寐多梦，食少纳呆，恶闻巨响，舌苔薄白，脉象动数或虚弦。《济生方》指出："惊悸者，心虚胆怯之所致也。"

（2）心血不足证：症见心悸，头晕，面色无华，身倦无力，自汗，动则悸发，静则悸缓，舌苔薄白，舌质淡红，脉细而弱。

（3）阴虚火旺证：症见心悸不宁，心烦少寐，头晕目眩，手足心热，耳鸣腰酸，舌红少苔，脉细数。

（4）心阳不振证：症见心悸不安，胸闷不畅，气短乏力，面色㿠白，形寒肢冷，舌淡苔白，脉虚弱或沉细而数。

（5）水饮凌心证：症见心悸不宁，头晕目眩，胸脘痞满，形寒肢冷，小便短少，或面部浮肿，口渴不欲饮，吐涎，舌苔白，脉弦滑。

（6）心血瘀阻证：症见心悸不宁，胸闷不舒，心痛时作，或见唇甲青紫，舌质紫暗或有瘀斑，脉涩或结代。

（五）衡法在心律失常中的应用

衡法是通过治理气血来疏通脏腑的血气，使血流通畅，气机升降正常，达到祛除各种致病因素的目的，因此对治疗疑难杂症有着独特的方法。王清任认为："周身之气通而不滞，血活而不瘀，气通血活，何患不除。"衡法之关键在于调整阴阳，平衡气血，改善内环境，扶正祛邪。所谓衡者，《礼记·曲礼下》谓"大夫衡视"，犹言平。衡法以"气为百病之长，血为百病之胎""久病必有瘀，怪病必有瘀"为理论基础，故其治法总则为疏其血气，令其调达，且注意固护中焦脾胃，固本清源。

心律失常中医归结于"心悸"的范畴。对于其发病的病因病机，在历代医家专著中均有论述，如《丹溪心法·惊悸怔忡》曰："惊悸者血虚，惊悸有时，以朱砂安神丸。痰迷心膈者，痰药皆可，定志丸加琥珀、郁金。怔忡者血虚，怔忡无时，血少者多，有思虑便动，属虚。时作时止者，痰因火动，瘦人多因血少，肥人属痰，寻常者多是痰。自觉心跳者是血少，四物、朱砂安神之类。"《景岳全书·怔忡惊恐》曰："怔忡之病，心胸筑筑振动，惶惶惕惕，无时得宁者是也。……此证唯阴虚劳损之人乃有之，盖阴虚于下，则宗气无根，而气不归源，所以在上则浮撼于胸臆，在下则振动于脐旁，虚微者动亦微，虚甚者动亦甚。凡患此者，速宜节欲节劳，切戒酒色。"《证治汇补·惊悸怔忡》曰："惊悸者，忽然若有所惊，惕惕然心中不宁，其动也有时。怔忡者，心中惕惕然，动摇不静，其作也无时。"《医林改错·血府逐瘀汤所治之症目》曰："心跳心忙，用归脾安神等方不效，用此法（活血化瘀）百发百中。"

心悸的病位主要在心，由于心神失养，心神动摇，悸动不安。但其发病与脾、肾、肺、肝等脏腑功能失调有关。如脾虚无以生血，心血不足，心神失养则动悸。脾失健运，痰湿内生，扰动心神，心神不安而发病。肾阴不足，不能上制心火，或肾阳亏虚，心阳失于温煦，均可发为心悸。肺气亏虚，不能助心以主治节，心脉运行不畅则心悸不安。肝气郁滞，气滞血瘀，或气郁化火，致使心脉不畅，心神受扰，都可引发心悸。此皆归属于气血失衡，心失所养，故而发为心悸。

颜德馨教授自创衡法疏其血气，令其调达，心有所养。颜教授结合多年临床经验，认为心悸的基本病机为瘀血，倡导"气血失衡"致心悸的理论。心功能正常，则血液通畅无阻，血脉充盈，环周不休；若外感六淫，寒热之邪伤劫血液，或情志不和，波及血行，或生活失节，血阻脉中，均会致瘀血内潜，心血不畅，血流不通，脉道不利，血脉受阻，扰动心神，神不清明，则发惊悸、怔忡。一般而言，轻者为惊悸，重者为怔忡，惊悸发展到怔忡的过程，其实就是由瘀致虚，由实转虚的演变。早期，心血不通，瘀阻气道，心气不行，全身气机受阻，气滞血凝而致悸；中期，瘀阻血道，气滞津停，津液不化，停痰伏饮，积于胸中，干扰心阳，心悸发展为痰瘀交阻型；后期，气血痰饮瘀滞心脉日久，血无以生气，致心气虚弱。然心为阳脏，为"阳中之太阳"，心气虚则心阳无以温煦，心阳不振，血脉不鼓动，心悸进一步呈现虚中夹瘀，虚实并见。

二、心律失常的衡法养生指导

（一）健康教育指导

1. 饮食指导

饮食结构合理化可使病情得到控制，并且可预防并发症。饮食宜低盐、低脂、清淡、易消化、高纤维，多进食新鲜蔬果，保持大便通畅，忌暴饮暴食，过饱饮食，宜少量多餐，每顿七分饱，每日可增至五餐，忌服用刺激性饮料，如浓茶、咖啡等，嗜食烟酒也可诱发心律失常，合并心力衰竭及使用利尿剂时应严格限制钠盐摄入量，多进食含钾食物，以减轻心脏负荷，防止低血钾症诱发的心律失常。

2. 情志与运动指导

保持良好的心态，倡导健康的生活方式，注重生活细节，促进身心健康。无器质性心脏病者可适量体育运动，调节自主神经功能，有器质性心脏病的患者可根据心功能情况适当活动，注意劳逸结合，避免情绪激动、太过兴奋或悲伤；最好由医生根据病情制定运动处方，选择正确合适的运动方式、强度、频率及时间，一般以太极拳、五禽戏、散步等为主，每周3～4次，每次不超过半小时。

3. 日常生活指导

（1）日常生活中避免劳累过度和精神紧张，保证充足的睡眠。冬天避免寒冷刺激，夏天注意室内外温差。

（2）积极防治原发疾病，如高血压、高脂血症、糖尿病、贫血、甲亢等，避免发热、疼痛、饮食不当、睡眠不足等各种诱发因素。使用某些治疗原发病的药物（抗心律失常药、排钾利尿剂等）后发生不良反应时应及时就医。

（3）适度活动与充分休息相结合，平时最好的活动是散步、太极拳等，如活动过程中自觉心动过速、呼吸困难，应立刻停止活动。预防各种感染。

（4）根据医生的治疗方案，遵医嘱，按时服药，不能擅自停药或改变药量，定期门诊复查一次。

（5）患者及家属应掌握测量脉搏和听心律的方法。患者应记录睡醒后起床前的心率及脉搏、活动后的心率及脉搏，并定期测血压，必要时可在每日同一时间及条件下测血压。服用抗心律失常药物的患者，应记录服药前后的心率及脉搏，并记录每天自我感觉的症状。尤其应记录感到症状加重时的心率及脉搏及引起症状加重的因素。

（6）日常生活中，特别是外出时，要携带保健盒，以备急用。安装人工心脏起搏器的患者应随身携带诊断卡。

（7）病人洗澡时应告知家人，在饱餐或饥饿状态下不宜进行。洗澡水温合适，勿过冷过热，时间不宜过长，门不要上锁，注意通风，以防发生意外。

（二）四时调摄

四时养生，就是指根据季节气候阴阳消长变化的规律和特点进行调养，以降低心律失常的发生率，从而达到健康养生和提高生命质量、延年益寿的目的。一年四季气候的交替、阴阳寒热的消长变化，都会直接影响人的生命活动。《素问·四气调神大论》云："逆之则灾害生，从之则苛疾不起。"人体必须对自然界周期性变化做出相应的调整，才能得安康。

1. 春季养生

春季是生发之机，是阳长阴消的开始。人应本着"人与大地相应"的基本原则，顺其自然地向上向外疏发人体之阳气。《素问·四气调神大论》曰："春三月，此谓发陈，天地俱生，万物以荣，夜卧早起，广步于庭，被发缓形，以使志生。"

心律失常在春季的养生有三个重点：首先调摄情志，维持生发之气，保持愉悦心情，诫恼怒和愤恨，则精气不易耗散；其次适量运动，"静以养神，动则养形"，多做有益于阳气升发的运动，如打球、散步、跑步、做操、打拳等；最后使形体利于发陈，宽身，舒缓形体，使气血流通。气血调达舒畅，心有所养，故可降低心律失常发生率。

2. 夏季养生

夏季是生长之机，阳气最盛。《内经》有云："夏三月，此谓蕃秀，天地气交，万物华实，夜卧早起，无厌于日。使志无怒，使华英成秀，使气得泄，若所爱在外，此夏气之应，养生之道也。"即夏季应夜卧早起，不应嫌白天长而让心中充满郁怒之气，并使腠理疏通，暑气疏泄。

中医认为，春养肝，夏养心，秋养肺，冬养肾，四季养脾胃。故护心应成为夏季养生的重点，对于心律失常类疾病尤为重要。中医认为，五脏外应四时，一般是应时的脏器首先受邪发病，所谓"当其时者，必先受之"。因此，春养肝，夏养心，秋养肺，冬养肾就是保护最重要的脏器在最关键的时节不受邪发病。夏季养心宜心态平稳，心静，即俗话说的"心静自然凉"。清心寡欲、闭目养神都有利于"心"的养护。而听舒缓的音乐、看优美的画面，或进行钓鱼、散步、打太极拳等缓慢运动，都有利于调节心神、保持心情愉悦。

"养心"除了能顺应中医理论的夏季养生理念外，也有明显的实际意义。因为在夏季，气温过高就容易使人精神紧张，躁动不安，心理、情绪起伏波动大，加上高温使机体抵抗力降低，患者极易发生血压升高、心律失常、心肌缺血的情况，即便是健康人，也可能出现情绪暴躁等现象。所以养心也是防止情绪起伏，预防心律失常发生的好方法。

对于心律失常的患者，夏季运动量要适度，应以运动后稍出汗为宜，过大、过于剧烈，出汗过多心阴耗损，甚者出现虚脱。夏季依然坚持锻炼身体的人可以选择练太极拳，太极拳动静相兼，刚柔相济，开合适度，与自然的阴阳消长相吻合，可谓是夏季最佳的养心运动之一。

3. 秋季养生

秋季是收敛之机，是所谓的"收容平藏"，阳气渐退，阴气渐长。宜早睡早起收敛阳气，以使心阳内敛，足以温煦心脏活动，心有所养，减少心律失常的发生。

秋高气爽，湿气减少，气候变燥。人体要将津精收敛，以养内脏。此时宜吃些养阴润燥、滋阴润肺的食物。如芝麻、糯米、粳米、蜂蜜、枇杷、菠萝、秋梨等柔润之品，山药、薏苡仁等健脾补胃之品。

秋日起居上宜早睡早起，晨起做些比较平和的运动，如太极拳、保健操等，以疏通全身气血，令气血调达，阴平阳秘，从而预防心律失常的发生。

4. 冬季养生

冬季是收藏之机，自然界阴盛阳衰。冬季养生应注重敛阴护阳，尽量早睡晚起，保持较长的休息时间，使意志安静，人体潜伏的阳气，尤其是心阳不受干扰，同时应防止阴气寒凝之邪客于心包，影响心脏的正常搏动功能，发生心律失常。

中医主张"春夏养阳，秋冬养阴"。在冬季主藏的季节，可适当补养肾精，使得心脏阴阳平和，气血调达舒畅，心脏归于"平衡"状态，从而预防、减少心律失常的发生。女性可服一些补肾养血之品如阿胶、当归、枸杞、核桃仁等，男性可服鹿茸、枸杞、核桃仁、龟板等。冬天宜多吃点羊肉，因其有益精气、疗虚疲、补肺肾气、养心肺、解热毒、润皮肤之效。冬季多寒，宜食温性食物，如高粱、大枣、果仁、龙眼肉、羊肉、鸡肉、黄鱼等。

冬季起居调养宜早睡晚起，保证充足的睡眠；注意保暖，以保养好人体的阳气。晨起可以在阳光充足和避风的地方做一些轻松的运动，如太极拳、保健操、保健气功等。锻炼后要及时擦干汗液。

（三）饮食均衡

（1）莲子百合方：莲子肉9g，龙眼肉15g，百合12g，五味子9g。水煎服，每日1剂。本方尤适用于心虚所致的心悸。

（2）黄芪黄鳝汤：黄鳝1条，瘦猪肉100g，黄芪15g。将黄鳝去内脏后与猪肉、黄芪共煮熟，去药食用，佐餐。本方尤适用于气血虚所致的体倦无力、心悸、气短等症。

（3）甘麦百生汤：小麦50g，甘草9g，百合15g，生地18g，大枣10枚，生龙骨18g。将生龙骨先煎后再与其他药一起煎，每日1剂，分2次服。本方尤适用于心肝阴虚血少所致的心悸。

（4）太子参银耳饮：银耳9g，太子参15g，冰糖适量。水煎饮用。本方适用于气阴不足所致心悸。

（5）砂参药蒸蛋：人参10g，怀山药30g，朱砂6g，鸡蛋1个。将人参、山药研成细面，与朱砂拌匀备用；每次用6g混合药末，与鸡蛋在碗内调搅均匀，放蒸锅上蒸熟即成。每日晨起一碗蒸蛋，连服半月以上。本方补气养血，适用于心脾不足所致的心悸。

（6）蜜汁米汤：生地黄汁30mL，生姜汁、白蜜各10mL，粳米100g，淡竹沥40mL。将粳米煮粥，临熟，下地黄汁、姜汁，煮至粥熟，然后下白蜜、竹沥，搅匀，食后服之，或临卧服1碗。本方滋阴清热，适用于阴虚火旺所致的心悸。

（7）生脉饮：人参6g，五味子、麦冬各9g。将人参与五味子、麦冬共用文火煨煎，反复熬三次，将药液混合，代茶饮，将熬过的人参捞出嚼服。本方气阴双补，适用于气阴两虚所致心悸。

（8）荜茇鲤鱼汤：荜茇 5g，鲜鲤鱼 1000g，川椒 10g，生姜 15g，香菜 30g，葱白 15g，料酒 10g，味精 1g，醋适量。将鲤鱼去鳞鳃、内脏，洗净，切成 3cm 的小块，把葱、姜拍破，再把荜茇、鲤鱼、葱、姜放入锅内，加水适量，置武火烧沸，在文火上炖熬约 40 分钟。加入上述调料后，即可服食。本方温阳利水，适用于心阳不振之心悸。

（9）茯苓桂枝白术甘草汤：茯苓 30g，桂枝 12g，甘草 6g，白术 12g，泽泻 15g，薏苡仁 20g。水煎服，每日 1 剂，分 2 次服。本方温阳化水，适用于水气凌心所致的心悸。

（10）苏子降气汤加减：炒苏子、橘红、半夏、前胡各 9g，肉桂 3g，沉香粉 3g（分冲），厚朴、麻仁、生姜各 9g，大枣 5 枚。水煎服。每日 1 剂，分 2 次服。本方补肾纳气，适用于肾不纳气所致的心悸。

（四）针灸调治

心律失常属于心系疾病，其经络多归属于手少阴心经及手厥阴心包经。临床上以中医经络学说为指导治疗本病多采用体针、皮内针、耳穴压豆、艾灸及穴位注射等治疗措施，选经以心经及心包经居多，选穴以五俞及相应募穴、内关、神门等为主。目前缺乏严格的针刺研究试验，但有关系统评价仍可说明当前证据级别下针灸治疗心律失常的疗效，并为未来的临床试验提供针灸干预的基本知识。现代研究认为，针灸对心律失常具有明显的双相调节作用，可使较快的心率减慢，过慢的心率加快，针灸治疗心律失常与高级中枢整合作用下的自主神经有密切关系，针刺对心脏电生理也有影响。

（五）药物膏方养生

膏方养生是以衡法为指导思想，通过调畅气血以平衡阴阳，寓通补以固本清源，调理脾胃使气血得以化生，有自己独到的治疗特色。膏方养生治疗疾病的特点表现为：①顺应四时变化，重视藏象学说，天人合二为一；②复方相合应用，诸方同施起效，君臣佐使相得益彰；③扶正祛邪，纠正偏倚，求得平衡；④因人而异，动静相结合，病证互参。膏方治疗疾病多以调理补益为主，主要治疗大法取"虚则补之"。膏方对许多疾病尤其是疑难杂症，包括心律失常在内都有较好的养生保健及预防发生次数的效果。病证互参指在制定膏方时首先要全面系统地辨证，同时要兼顾疾病的特点来选方用药。病证结合是中医诊断学诊疗疾病的重要方法，早在《伤寒杂病论》中就已确立了病证方药的诊疗模式。颜德馨教授常在辨证论治的基础上辨病选药，如快速型心律失常者选用万年青、苦参、甘松；缓慢型心律失常者选用具有温阳作用的麻黄、附子、细辛等。颜德馨教授运用膏方经验丰富，对于心律失常的养生保健同样有其独到的见解。颜教授通过运用膏方，畅通气血、平复阴阳，使五脏六腑达到阴平阳秘，故在心律失常方面有很好的疗效。

三、不同体质心律失常的衡法养生

体质是人体的本体体现，与疾病等外界影响相对应，有着相对稳定的性质，对疾病的发生及进展有着极其重要的影响，但本体与外界也能够互相影响，通过疾病调治、地理环境、饮食习惯的影响可以使体质产生变化，而体质的变化又会影响疾病本身，能够促进人体的康复或者预防疾病的发生。可以说体质贯穿于疾病的出现、进展以及预后的整个过程，它既是疾病的前状态，更是治疗疾病的枢纽。正是鉴于体质的这种性质，我们可以通过调体药食、针灸、按摩、心理干预等多种手段干预人的偏颇体质状态，达到有效防治疾病的目的，而心律失常（心悸）作为病因病机复杂的一种疾病，通过体质的辨识，可以更好地认识本病与患者之间的因果联系，提高其临床治疗效果，充分体现了中医的"整体观念"及"辨证论治"思想。

（一）气虚质心律失常

1. 体质特征

气虚质是由于元气不足所致，以乏力、气短、自汗等气虚表现为主要特征的体质状态。形体特征：肌肉松软不结实。症状特点：平素气短懒言，语声低怯，精神不振，肢体容易疲乏，容易出汗，面黄，目光无神，大便溏薄。舌淡红，舌体胖大，边有齿痕，脉象虚缓。

发病倾向：易患虚劳、感冒、消化功能不良、内脏下垂等疾病。调理原则：培补元气，补气健脾。

2. 体质调平方案

（1）饮食均衡：平时多食用具有补气健脾作用的食物，如小米、牛肉、小麦、马铃薯、花菜、胡萝卜、香菇、豆腐、鸡肉、鹅肉、兔肉、鹌鹑、鱼肉等。少食具有耗气作用的食物及水果，如白萝卜、薄荷、柑橘、柚子等。不宜多食生冷苦寒、辛辣燥热的食物。

药膳指导：

1）山药鲫鱼汤

主料：鲫鱼 250g。

辅料：山药 50g，糯米 10g。

调料：花生油 20g，料酒 5g，大葱 10g，盐 6g。

烹饪方法：鲫鱼去鳞、鳃、内脏，洗净，加少许精盐稍腌一会儿；把山药去皮，洗净，切成片；锅置于旺火上，倒入花生油烧热，放入鲫鱼两面煎一下；烹入料酒，加鲜汤、山药煮熟，撒上精盐、葱花，淋香油即可。

2）山药粥

主料：山药 50g，粳米 50g。

烹饪方法：将山药、粳米淘洗干净加水煮熟成粥即可。

功效：具有补中益气功效，适合气虚体质者食用。

（2）情志养神：气虚体质的人多表现为性格内向、胆小而没有活力，需避免过度劳神，过度紧张，保持稳定平和的心态。且不宜过度思虑、悲伤。

（3）四时起居调摄：规律起居，天气炎热时需休息，避免出汗过多，睡眠时间充足。注意穿衣得当，不要劳汗当风，防止外邪侵袭。可微动四肢，以流通气血，促进脾胃运化，改善体质。尤其注意不可过于劳作，以免耗气伤正。不适合激烈的运动，需选择柔缓的健身项目，达到微微出汗最好，如散步、慢跑、自行车、八段锦、太极拳及传统舞等。

（4）针灸按摩调治：气海、关元。用手指按揉穴位数分钟，也可以使用艾灸，因艾灸更有温阳益气的效果。

（5）药物调衡：可选用养心汤、四君子汤、炙甘草汤、补中益气汤、玉屏风散。常用药物主要有人参、党参、太子参、西洋参、黄芪、炙甘草、茯神、远志、五味子、酸枣仁、白术等。若偏肺气虚者，可选用玉屏风散而重用黄芪，酌加益肾气之淫羊藿、熟地等；若兼湿阻者，常配茯苓、薏苡仁等；若兼气滞者，常配木香、陈皮等；若气虚下陷，内脏下垂者，常佐以升麻、柴胡等。

（二）气郁质心律失常

1. 体质特征

气郁质是由气机郁滞导致，以神情抑郁、忧虑脆弱等气郁表现为主要特征的体质状态。形体特征：瘦者为多。症状特点：多闷闷不乐，胸胁胀满，善太息，易怒，或嗳气呃逆，或咽部异物感，或乳房胀痛，失眠，舌淡红，苔薄白，脉象弦。

发病倾向：易患脏躁、梅核气、百合病及郁证等。调理原则：疏肝理气解郁。

2. 体质调平方案

（1）饮食均衡：宜多食陈皮、黄皮、菊花、山楂、玫瑰花、柚子、柑橘、薄荷、黄花菜等具有行气疏肝消食作用的食物。不宜多食收敛酸涩的水果如葡萄、草莓、杨梅、阳桃、酸枣、李子、柠檬，以及醋制食品等。

药膳指导：

1）黄花菜瘦肉汤

主料：瘦肉250g，黄花菜50g。

调料：生姜3片，油5g，盐4g。

烹饪方法：瘦肉切片，加入盐油腌制10分钟；把黄花菜洗净，切长段；将瘦肉及黄花菜置入锅中，加入水，煮沸10~15分钟即可。

功效：此汤具有疏肝解郁功效，适合气郁体质者食用。

2）三花茶

主料：茉莉花、菊花、玫瑰花各10g，开水冲泡10分钟后饮用。

功效：此茶有行气解郁功效，气郁体质者可长期饮用。

（2）情志养神：气郁体质的人群多表现为忧郁，遇事比较悲观脆弱、敏感多疑。宜心态开放，态度乐观，做到"不以物喜，不以己悲"。多参加活动，多结交朋友，参加一些喜庆节目，欣赏一些欢乐的影视剧目。

（3）四时起居调摄：起居规律且居住环境安静，但应尽量增加户外活动，增强自身活力，培养广泛兴趣，睡前避免食用具有兴奋作用的食品。适合参加集群互动性活动，如打篮球、排球、踢足球、合唱跳舞等。

（4）针灸按摩调治：选取合谷、太冲穴，运用指柔方法按摩5~10分钟，每天1~2次，也可以运用针刺方法，使用针灸针针刺穴位，得气后留针15分钟，每天1~2次。

（5）药物调衡：选用小柴胡汤、柴胡疏肝散、逍遥散、一贯煎、半夏厚朴汤、甘麦大枣汤等。常用药物主要有柴胡、枳壳、薄荷、香附、甘草、川楝子、白芍、白术、川芎、郁金等。若兼脘闷不舒之胃失和降证，可加旋覆花、代赭石等；若兼脘腹胀满，可加神曲、麦芽、山楂等加强健脾疏肝功效；若久郁化火，可加丹皮、栀子等清肝泻火；若心神不宁，可加酸枣仁、茯神、柏子仁等宁心安神。

（三）阴虚质心律失常

1. 体质特征

阴虚质是由体内津液精血等亏少所致，以阴虚内热为主要特征的一种体质状态。形体特征：体型瘦小。症状特点：五心烦热，口干咽燥，午后潮热，甚至双目干涩、视物昏花，失眠多梦，舌红少津少苔。小便短涩，大便干燥，脉象细弦或数。

发病倾向：易患虚劳、失精、失眠等病；感受外邪容易化热。调理原则：滋阴降火。

2. 体质调平方案

（1）饮食均衡：宜多食滋阴填精之品，如鸡鸭鱼等血肉有情之品、阿胶、燕窝、蜂蜜、百合、绿豆等；少食温燥烈辛辣、香浓之品，如狗肉、羊肉、辣椒、胡椒、花椒、八角、姜葱蒜、烟酒等。

药膳指导：

1）莲子百合煲瘦肉

主料：瘦肉250g，百合10g，莲子20g。

调料：花生油5g，盐4g。

烹饪方法：瘦肉切片或条，加入精盐、油稍腌一会儿；把莲子去心，百合洗净；将瘦肉及莲子、百合置入锅中，加入水，煮沸10～15分钟即可。阴虚体质常感虚烦失眠多梦者可多食用。

2）银耳百合蜂蜜糖水：百合50g，银耳50g加水煮后调以适量蜂蜜，具有养阴生津润燥的作用，还可以加入雪梨一起炖煮，对咽干口燥、皮肤干燥者就更有疗效。但血糖过高人群不宜使用本方。

（2）情志养神：阴虚体质的心理特征为性情急躁，外向好动活泼，宜多静不宜多动，需培养自己的耐性和修养，尽量控制自己的情绪及陶冶情操，最好在安静优雅环境中从事艺术方面的训练。

（3）四时起居调摄：起居规律，环境安静，保持午睡习惯，切忌熬夜，避免在高温环境下工作。运动需适当，柔和运动比较适宜，锻炼时避免出汗过多，不宜洗桑拿、泡温泉。

（4）针灸按摩调治：太溪、三阴交。用手指按揉穴位十几分钟，每天睡前操作。

（5）药物调衡：炙甘草汤、天王补心丹、六味地黄丸、朱砂安神丸、生脉饮、归脾汤、四物汤等。常用药物有生地、玄参、人参、五味子、麦冬、天冬、沙参、玉竹、枸杞子、当归、朱砂、茯神、酸枣仁、柏子仁等；兼腰酸遗精等肾阴亏虚证，可加龟板、熟地等；若兼血虚证，可加当归、熟地、龙眼肉等；若有阴虚火旺证，可加知母、黄柏等。

（四）阳虚质心律失常

1. 体质特征

阳虚质是由阳气不足所致，以畏寒怕冷、手足不温等虚寒表现为主要特征的体质状态。形体特征：多形体白胖，肌肉松软不实。症状特点：怕冷，四肢不温，喜热饮，面色㿠白，汗出，精神萎靡，昏昏欲睡，大便稀溏，小便清长。舌淡胖嫩边有齿痕，苔白，脉沉弱无力。

发病倾向：易病痰饮、水肿、泄泻、阳痿等。调理原则：温阳补气。

2. 体质调平方案

（1）饮食均衡：多食补脾阳、温肾阳的食物，如狗肉、羊肉、鹿肉、牛肉、海马、肉苁蓉、红参、人参、桂圆、柏子仁等，忌食螃蟹、海带、紫菜、白萝卜、丝瓜、西葫芦、冬瓜、西瓜、香瓜、香蕉、葡萄、梨、甘蔗、绿豆、生冷冰冻食品等。

药膳指导：

1）当归生姜羊肉汤

主料：羊肉 250g，当归 20g，生姜 30g。

调料：花生油 10g，盐 8g，料酒 10g。

烹饪方法：羊肉洗干净剔去筋膜切块，放入锅中焯水后捞出备用；生姜冲洗干净去皮，切片备用；将羊肉、当归、生姜放入锅中，加水大火煮沸，撇去血浮沫，再小火炖熟。这是汉代张仲景《金匮要略》中的名方，具有温中补血、祛寒止痛的功效，是药食同源的著名代表方。

2）生姜红糖饮：生姜 30g，煎汤后，加红糖调匀饮用，有暖胃祛寒的作用。

（2）情志养神：阳虚体质的人性格多沉静、内向，对外界反应不敏感，宜保持积极向上的心态，及时排解自己的不良情绪。

（3）四时起居调摄：居住环境以温和的暖色调及保暖为宜，背部及腹部、四肢部位要注意保暖，减少吹空调，在白天阳光充足的情况下适当进行户外活动，避免在阴暗、潮湿、寒冷的环境下长期工作和生活。白天保持一定活动量，避免打盹瞌睡。每晚用温热水泡脚 20 分钟也是个有效方法，为避免影响睡觉，睡前尽量不要饮水，睡前将小便排净。运动有助于促进血液循环，而且动能生阳，对于阳虚体质的人有很大的改善作用。宜在阳光充足的环境下适当进行舒缓柔和的户外活动，日光浴、空气浴是较好的强身壮阳之法，不应当在风寒时进行运动锻炼。

（4）针灸调治：选取关元、命门，采用温和灸的方法，每隔 2 天进行 1 次，时间约半小时。

（5）药物调衡：选用桂枝甘草汤、苓桂术甘汤、真武汤、四逆汤、参附汤、右归丸等。常用药物有桂枝、甘草、附子、干姜、白术、茯苓、人参、鹿角胶、菟丝子等。若兼胸闷气短，动辄不安，可加龙骨、牡蛎重镇安神；若兼形寒肢冷著者，重用桂枝、附子，可加人参、黄芪；若兼肢体浮肿，可重用附子、茯苓等。

（五）痰湿质心律失常

1. 体质特征

痰湿质是由于水液内停而痰湿凝聚所致，以黏滞重浊为主要特征的体质状态。形体特征：体型肥胖、腹部肥满松软。症状特点：常见身重体胖，汗出不爽，胸闷痰多，口黏腻或甜，容易困倦，喜食肥甘甜腻，男性易阴囊潮湿，女性易带下增多，大便黏，小便不多或微混。平素舌体胖大，舌苔白腻，舌质偏红，脉滑或滑数。

发病倾向：易患消渴、中风、胸痹等病证。调理原则：化痰祛湿。

2. 体质调平方案

（1）饮食均衡：宜选用健脾助运、祛湿化痰的食物，如荷叶、山楂、生姜、冬瓜、怀山药、薏苡仁、茯苓、土茯苓、白术、陈皮、草果、赤小豆、白萝卜等。少食肥、甜、油、黏（腻）的食物如肉类、动物内脏、糖果、雪糕等，以及辣椒、胡椒、花椒及火锅、烹炸、烧烤等辛温助热的食物。

药膳指导：

1）生地土茯苓龙骨汤：土茯苓、龙骨、陈皮、生姜，具有化湿理气、和中清热的功效，适合湿热体质者食用。

2）薏苡仁山药粥：生薏苡仁、山药，具有健脾利湿的功效，适合便溏、大便黏滑不爽者食用。

3）荷叶粥：干荷叶、大米，具有祛湿降浊的功效，适合痰湿体质者食用。

（2）情志养神：痰湿体质的人多温和稳重，较有耐心。宜多参加社会活动运气助气化湿。

（3）四时起居调摄：居室宜避免潮湿，保持干燥、通风。穿衣不要过紧，保持体表干爽，有利于祛除体内湿气。晚上睡觉枕头不宜过高，或宜选择侧身姿势睡眠，防止打鼾加重；起居规律，保持良好的生活作息。保持大便通畅，防止湿热积聚。痰湿质者一年四季要多出汗，出汗是人体平衡阴阳的一种有效手段，所以要坚持长期运动锻炼。适宜活动量较大的运动并长期坚持，如中长跑、游泳、各种球类等。可根据自身的情况调整。

（4）针灸按摩调治：丰隆、足三里。采用指揉法操作 5～10 分钟，每天 1 次。

（5）药物调衡：选用四君子汤、参苓白术散、温胆汤等，常用药物有党参、白术、草果、怀山药、生姜、茯苓、薏苡仁、佩兰、藿香、布渣叶、土茯苓、砂仁、蔻仁、扁豆、半夏、陈皮、橘红等。若痰热化火，加黄连、栀子清心降火；若烦闷不已，加竹茹、半夏、陈皮化痰清心除烦；若大便干结，加大黄泄热通便；脾虚痰湿盛者，则重用党参、白术、茯苓、扁豆、砂仁等健脾化湿。

（六）血瘀质

1. 体质特征

血瘀质是指体内有血液运行不畅的潜在倾向或瘀血内阻的病理基础，并表现出一系列外在征象的体质状态。形体特征：黑瘦人居多。症状特点：面色晦暗、皮肤鳃黑，口唇紫暗，甚至皮下经常出现瘀斑，疼痛，口渴不欲饮水，舌质上还会有瘀点、瘀斑，脉象细涩或结代。

发病倾向：易患出血、癥瘕、中风、胸痹等病。调理原则：活血祛瘀，疏利通络。

2. 体质调平方案

（1）饮食均衡：食宜行气活血的食物，多食山楂、醋、玫瑰花、白萝卜、桃仁（花）、金橘、黄皮、佛手等具有活血、散结、行气、疏肝解郁作用的食物，还可少量饮用葡萄酒、糯米甜酒，有助于促进血液运行。少食收涩、寒凉、冰冻、滋腻之物，如阳桃、柠檬、乌梅、柿子、石榴、苦瓜、西瓜、动物内脏、蛋黄、奶酪等。

药膳指导：

1）黑豆桃仁粥：黑豆、桃仁、粳米，具有补肾活血祛瘀功效，适合血瘀体质者食用。

2）人参三七炖老母鸡：老母鸡、三七、人参，具有活血行气不伤正气功效，适合虚弱的血瘀体质者食用。

（2）情志养神：·血瘀体质者心情易烦躁，常急躁健忘，所以应该保持精神愉悦，注意调畅气机，培养积极进取的拼搏精神，树立正确的价值观，知足常乐，遇事宜沉稳，努力克服浮躁情绪。宜欣赏流畅抒情的音乐。

（3）四时起居调摄：血瘀质者具有血行不畅的潜在倾向，居室宜温暖舒适，不宜在阴暗、寒冷的环境中长期工作和生活，保持足够的睡眠，可早睡早起多锻炼。气血得温则行，受寒则凝滞，要避免寒冷刺激，宜在阳光充足的时候进行户外活动。日常生活中应注意动静结合，不可贪图安逸，避免久坐，长时间打麻将、看电视等，防止加重气血郁滞。血气流通才能对机体产生有益的作用，而运动可以促使全身经络气血运行，达到调和脏腑功能的效果，所以通过进行各种运动项目，持之以恒，如体操、八段锦、太极拳及各种舞蹈等，能够达到改善体质的目的。

（4）针灸调治：选穴期门、血海。期门穴以短针浅斜刺，两穴得气后留针15分钟，每周1次。

（5）药物调衡：血府逐瘀汤、桃红四物汤、桃仁红花煎、通窍活血汤等。常用药物有桃仁、红花、生地、川芎、丹参、郁金、五灵脂、赤芍、牛膝、柴胡、当归、三七等。证见气滞者，加柴胡、香附等；证见血虚者，加枸杞子、熟地等；证见气虚者，加黄芪、人参等；证见阳虚者，加桂枝、甘草、附子，以通心阳，助阳运血。

总之，心律失常的病因病机复杂，中医证型常常非单一因素，合并多种并发症时临床表现更是各异，给临床治疗带来一定困难。而中医体质是人的本体体现，具有一定调节性，与疾病的发生及转变亦有着重要关系，可以说是疾病治疗的"方向标"，通过了解患者的中医体质，指导患者平素的饮食起居及精神调节等，改善患者体质，调节脏腑气血阴阳达到平衡状态，为心律失常的治疗打开了一个更新、更全的局面。

（李春霖）

四、心律失常病例二则

病例 1

患者，女，45 岁，于 2015 年 4 月 15 日就诊，发病节气为清明。反复心悸 1 年余，加重 1 周，伴胸闷，面部偏暗黑、有色斑，烦躁易怒，时有右胁胀痛，纳可，眠差，二便调。舌紫暗，苔薄白，脉弦涩。自诉最近工作压力大，多焦虑。查心电图：室性心动过速。

诊断：心悸。

证型：气滞血瘀。

证型分析：患者素来心悸，近来因工作不顺加重，焦虑、胸闷、胁下时有胀痛、脉弦，此乃肝失疏泄，气机不畅的表现；面部暗黑、有色斑，舌紫暗，脉偏涩，此乃血瘀不通的表现；烦躁易怒、睡眠不佳乃气血瘀滞不通，扰及心神的表现。综上，可判断该患者病机为气滞血瘀。

体质分析：气郁质 + 血瘀质。

中医调养方案

【四时起居调摄处方】

2015 年 4 月 15 日，为乙未年，太阴湿土司天，太阳寒水在泉，金运不及，二之气，主客气为少阴君火相叠，为二十四节气中清明节气。根据五运六气推算，此时节主湿，易脾虚湿停，阻碍气血；患者体质气滞血瘀，阴雨天气会加重气郁，从而加重病情，故须注意保持情绪稳定、舒畅，饮食以清淡为主，避免肥甘助湿，可饮花茶以芳香解郁行气。

《内经》云："春三月，夜卧早起，广步于庭，被发缓行，以使志生。"春季，自然万物复苏，生机勃勃，天人相应，人体经一冬休眠，顺应春季生发之性，体内阳气亦随之向外向上升发，故《内经》中提倡"春夏养阳"。肝主情志，喜条达而恶抑郁，因此在精神调摄上要注意保持心胸开阔，情绪乐观。应多进行户外活动，如野外踏青赏花、游山玩水等，春季日暖风和，花红叶绿，最适宜郊游。患者此次因工作负重引发心悸并加重，故平素需及时排解工作压力和不良情绪，适当发泄，忌郁积在胸中，周末多和朋友交流，多参加社会活动，培养兴趣爱好，如听音乐、看电影、阅读及养花、养宠物等，保持心情宁静愉悦，作息规律、健康。

运动应温和而不剧烈，以舒展身体筋骨为要，室内以瑜伽、静坐等为宜，户外运动宜选择登山、跑步、散步、游泳、放风筝、骑车郊游等，强度温和适中，不可进行太剧烈的运动，不宜进行挥汗如雨的锻炼。中医认为汗为阳气的一种形式，伤汗即伤阳，春季人体阳气刚刚生发，应"生而勿夺"。患者因气血不和引发心悸，运动剧烈易加重心悸，该患者较适合瑜伽、静坐等宁心养神的锻炼方式。在这里着重推荐静坐养生。静坐养生一直都是中国儒佛道家一贯的修行方式，从医学角度讲，它具有很好的养生保健作用，《内经》云："恬淡虚无，真气从之，精神内守，病安从来？"民间也流传一句话："药补不如食补，食补不如神补。"真正的健康应是身心健康。生理、心理与疾病关系密切，西医学研究发现，人的心理对生理健康影响巨大。静坐养生，以养神为主，最直接的效果是能减轻焦虑，稳定情绪，坚持日久，还可以激发机体自我恢复的潜能，可以治疗各种疾病。养生静坐不同于气功静坐，其动作简单，易学可行，现将动作要领简述如下：①姿势：采取自然姿势，以自我感觉舒适为准，一般为端坐、盘腿、闭目等，保持身体放松，不可僵硬；②呼吸：在自然的基础上让呼吸变得深、缓、长、微；③意念：排除杂念，停止任何意识活动，收视返听，专注于自己的呼吸。

【体质调平处方】

见气郁质、血瘀质心律失常体质调平方案。

【饮食均衡处方】

宜食辛甘发散之品，不宜食酸收之味；《素问·脏气法时论》曰："肝主春……肝苦急，急食甘以缓之……肝欲散，急食辛以散之，用辛补之，用酸泻之。"酸味入肝，收敛之性强，不利于阳气升发及肝气疏泄。中医认为，肝病最易传脾，脾运化不及，则不欲饮食，故《摄生消息论》中说："当春之时，食味宜减酸益甘，以养脾气。"春宜升补，即顺应阳气升发之性，食性宜清轻升发，宣透阳气，但应注意升而不散，温而不热，不吃太多的辛热升散之品，故春气菜肴总以辛温清淡为主。

（1）多吃蔬菜：冬季吃蔬菜较少，内积厚味，易蕴热在里，故春季易发温病。今年春季雨水较多，湿气较往年为甚，且岭南地处南方，典型多湿多热气候，最易蕴湿化热，故宜多吃蔬菜清化内积，春应肝，青为肝之色，多食绿色蔬菜，如青菜、菠菜、白菜、花菜、春笋等。其次宜多食富含维生素 B 的食物，如胡萝卜、春笋、花菜等。春季菜肴口味以清淡温和为主，忌过咸、过甜、海味，不宜过食油腻烹煎、大热大辛之物。由于春时阳气生发，天人相应，故在饮食上，可适当选用葱、姜、豉等微带辛温之品，以鼓舞阳气。结合患者体质偏于气滞血瘀，平素可多吃黑木耳、黑大豆、洋葱等偏于活血的食物，并可适度饮用葡萄酒，葡萄酒有显著的行气活血功效，适量常饮可以预防心脑血管疾病，达到延年益寿的作用。

（2）煲汤：广东人喜喝汤，春季做汤当以清淡为主，材料以胡萝卜、冬瓜、海带、春笋等为主，用瘦肉、鸡肉不宜浓，可酌放生姜，一则助味，二则有升发身体阳气之用。

（3）多吃水果：水果含有丰富的维生素、矿物质、膳食纤维和抗氧化物等，其养生保健的功效为人们所认可。但中医认为，水果有寒、热、温、凉等不同，春季食用水果不可过寒过热，应以温性水果为主，如木瓜、菠萝、苹果、香蕉、樱桃、枇杷等，同时符合春季少酸多甘的口味原则。

（4）药膳指导

1）药茶：中国人喜欢饮茶，在长期的生活实践中，总结了一些饮茶经验。一般认为，春饮花茶，夏饮绿茶，秋饮青茶，冬饮红茶。花茶多清香发散，可散发体内郁积之热、浊，同时香气又能促进人体阳气生发，调畅情志。绿茶，性味甘、苦、寒，可清热消暑、生津止渴，适合夏季；青茶，不寒不热，能消除体内余热，秋季饮之，可除长夏之余热；红茶，味甘性温，含有丰富的蛋白质，能助消化、补身体，使人强壮。患者发病于春季，病位在心和肝，辨证为气滞血瘀，整体分析后，可推荐饮茶：①疏郁茶：玫瑰花6g，薄荷6g，白菊花6g，合欢花6g。拣净杂质，除去残留的梗和蒂，瓷器贮存备用。按上方组成比例，放保温杯中，用沸水冲泡，盖焖10～15分钟，代茶频饮。功能：疏肝解郁，和血安神。②山楂银杏茶：山楂2个，银杏叶10g，绿茶10g。拣净杂质，除去残留的梗和蒂，瓷器贮存备用。按上方组成比例，放保温杯中，用沸水冲泡，盖焖10～15分钟，代茶频饮。饮用山楂忌空腹，胃酸过多者慎用。功能：活血化瘀。

2）煲汤：调气活血乌鸡汤。材料：佛手15g，酸枣仁20g，百合15g，紫苏 10g，川芎 10g，乌鸡 1 只。制作方法：将乌鸡洗净，切块，放入料酒，用大火煮开，捞出乌鸡，放进清水里，洗去浮沫，焯掉血腥味，再将乌鸡放入有温水的砂锅里，放入佛手、酸枣仁、紫苏、川芎、百合诸药，用大火煮，待锅开后再改用小火炖。

【针灸按摩等调治处方】

（1）穴位按摩：取内关（前臂正中，腕横纹上 2 寸，即三横指）、膻中（前正中线上，两乳头连线中点）、神门（腕掌侧横纹尺侧端，尺侧腕屈肌腱的桡侧凹陷处）、三阴交（小腿内髁尖上，自己手指四横指处，胫骨内侧缘后际）、血海（膝关节髌底内侧缘上 2 寸，股四头肌内侧头隆起处）。方法：先将双手掌搓热，然后在穴位上各按摩 5~8 分钟，以局部发红发热为度，每天 1~2 次。

（2）经络敲打：敲打手少阴心经、足厥阴肝经、足少阳胆经。考虑操作的方便实用性，多以拍打足少阳胆经为主。足少阳胆经从头到脚贯穿身体侧面，为敲打时方便准确，一般主要敲打大腿外侧。方法：坐在椅子上，一条腿放在另一条腿上，也就是我们日常说的"翘二郎腿"；手握空拳，从臀部开始，沿大腿外侧一直敲到膝盖，敲打时不需太用力，以有轻度酸痛感为宜，每天每条腿敲五分钟左右即可。

（3）推胁：两胁肋部为足少阳胆经及足厥阴肝经走行，通过分推该部位，可以达到疏泄气血、调畅情志的效果。具体操作：双手掌置于腋下，顺肋骨间隙方向，力量适度，以轻微酸痛为佳，自上而下推搓至胸前，然后再返回重复，推搓 20~30 次为宜。

（4）耳穴压豆：根据生物全息理论，耳穴可反映并治疗全身脏腑疾病，尤其对改善失眠、心悸效果比较好；耳穴压豆操作如下：取心、神门、皮质下、交感、内分泌（可参照人体耳穴图）。材料：王不留行籽（也可用小米代替），贴在 0.5cm×0.5cm 大小的胶布中间，对准穴位紧贴压其上。方法：各穴位贴紧后用拇指、食指按捏耳穴片刻，手法由轻到重，使局部产生酸胀感。每天自行按压 3~5 次，进行局部压迫刺激，以加强疗效。

（5）泡脚：足部被称为人体的"第二心脏"；根据人体全息理论，脚底有人体各器官组织疾病的反应区，故脚对人体健康的作用不可小觑。患者心悸，脚底涌泉穴是肾经经气起源鼓动之处，具有交通心肾的功效，亦符合中医上病下取原则。患者气滞血瘀，气血流通不畅，以温热水泡脚，可以促进全身气血循环流通。泡脚时应保持水温在 30～40℃，水面须没过踝关节，以中药红花 10g，玫瑰花 15g，益母草 10g 放入，泡脚时间为 20～30 分钟，以全身微有汗出为度，一周 3～4 次，若每次泡完脚后，配合按揉足部压痛点则效果更佳。

【药物调衡处方】

辨证：气滞血瘀，治以行气活血，兼养心安神为法。

处方：血府逐瘀汤加减。

用药：桃仁 10g，红花 10g，赤芍 10g，当归 10g，川芎 6g，柴胡 15g，枳壳 10g，桔梗 10g，香附 10g，丹参 15g，龙骨 30g（先煎），牡蛎 30g（先煎），酸枣仁 30g，炙甘草 6g。7 剂，日 1 剂，水煎服。

该患者中医辨证为气滞血瘀，气血不畅而致心悸，治当行气活血为主。国医大师颜德馨教授创有衡法理论，认为"气为百病之长，血为百病之胎"，治病重在气血，"疏其血气，令其调达而致和平"，人之所有者，气与血尔；人之为病，不离气血。调气和血，以衡为期；尤其主张从气血角度治疗心脏疾患。患者气滞血瘀，气病及血，血病及气，气血互病而缠绵不愈，治则以行气活血为大法，气血平衡，五脏安和，病何由生？

针对气滞血瘀，血瘀为主的患者，颜教授最喜用血府逐瘀汤加减，方中桃仁、红花、赤芍、当归以活血化瘀见长，以柴胡、枳壳、桔梗行胸中滞气，使气行而血行，血行而胸阳通。对于瘀血较重的患者，颜教授多用虫类药加强活血之力。时医多认为虫类药攻冲破血，力量峻猛而有损伤正气之弊，故临床用药畏首畏尾。颜教授以多年临床经验证明，此种担心大可不必，对于久瘀之人，活血虫类药有着植物活血药不可比拟的效果。久瘀入络，郁而化热而多成干血之证，如《金匮要略》中鳖甲煎丸，大黄䗪虫丸等，开启应用虫类药活血先河。针对心血管疾患，颜教授多喜用地龙、水蛭，尤其水蛭，对于瘀血重者，活血祛瘀而不伤正，临床辨证准确，大胆用之，疗效显著。

病例 2

患者，男，65 岁，于 2016 年 1 月 13 日就诊，发病节气为冬至。反复心慌半月，休息可缓解，劳累时易发作，怕冷，腰膝酸软，精神易疲倦，纳差，眠一般，大便干结，稍受寒则腹泻，夜尿频，每晚 4～5 次。舌淡白，苔薄白，脉沉迟。既往高血压、冠心病病史多年。查心电图：频发室性早搏。

诊断：心悸。

证型：脾肾阳虚。

证型分析：患者年老体弱，肝肾必有亏耗。怕冷，腰膝酸软，夜尿频，为肾阳不足的征象；患者精神较疲倦，大便秘结，遇寒则泻，纳差，为患者脾之阳气虚衰，阳气推动乏力，故见虚秘，阳虚则不能御寒，故遇寒则泻；舌淡白，苔薄白，脉沉迟，为一派阳虚之象。

体质分析：阳虚质＋气虚质。

中医调养方案

【四时起居调摄处方】

患者此次发病时节为冬至，为冬季之开始，冬季，包括小雪、大雪、冬至、小寒、大寒，为一年终之气，主太阴寒水。"冬者，天地必藏，水冰地坼"，根据自然万物生长化收藏的规律，冬季是万物闭藏的时节，天人相应，应减少活动外出，早睡晚起，以应蛰藏之性；天气以寒，治寒以热，起居上注意保暖御寒，饮食上可适当进行温补。

运动：患者年龄较大，适合散步、太极拳、八段锦等运动功法，保证全身各部位活动开即可，不可运动过度，因为高强度的运动、大量的出汗，会"发泄阳气"而起到相反的作用。

（1）散步：每次20分钟至1小时，每日1～2次。以运动后微微汗出为宜。

（2）太极拳：太极拳是最适合老年人的运动方式，其动作柔和、舒缓、连绵，讲求松静，以意导气，以气运身，用意不用力，对全身各系统、慢性疾病都有很好的养生保健作用，尤其对于高血压、心脏病等都有较好的防治作用；打太极拳可以打全套，也可以打半套，甚至单个动作都行，不必拘于套路形式，以领悟太极精神、动作要领为要。

（3）八段锦：八段锦是少林易筋经的一部分，现作为养生保健功法，在社会上广为流行，功法动静结合，具有滋阴助阳、培元补气、疏通经络等作用，特别适合年老体虚之人；八段锦气贯丹田的深长呼吸，可使心律减慢，降低心肌耗氧量，这对于心悸患者，十分适宜。

【情志养神处方】

避免过度劳累和精神紧张，时值冬日，注意保暖，可多晒晒太阳，生活作息保持规律，睡眠要充足，冬季应早睡晚起，心境要平稳，避免大喜大悲、郁闷发怒等，保持周围环境安静，减少噪音。

【饮食均衡处方】

冬季是肾主令，肾主咸味，心主苦味，咸能胜苦。故《四时调摄笺》中指出"冬日肾水味咸，恐水克火，故宜养心"，患者患心疾，饮食之味宜减咸增苦以养心气，以保心肾相交。冬季主寒，寒者热之，冬季饮食原则为以温为主，同时冬季阳气内藏，不可辛热太过，以杀冬藏之令，可适当配合滋阴潜阳。患者年高，消化功能偏于低下，故冬季饮食除了温热之外，还需提倡清淡、熟软，禁忌油腻厚味、黏腻生冷之品，以减轻胃肠消化负担。

（1）宜温补，兼滋阴潜阳：患者年高，辨证为肝肾亏虚，以肾阳虚为主，应当着力温补，而冬季刚好是饮食补养的最好时节，民间有"冬季进补，开春打虎"的谚语。中医认为，冬至乃天地阳气开始振兴、阴气渐敛的日子，故冬至日进补最宜，冬至后，阴气降，阳气升，闭藏中含有生机，此时进补，药力易于蕴藏而发挥效能，是虚弱之体调养的最好时机。如可多食温热性质的羊肉、狗肉、牛肉、韭菜、枸杞、虾、大蒜等，忌食生冷寒滑之品。中医经典《内经》主张"秋冬养阴"，提示秋冬之季不宜过食燥热之品，以免耗伤体内阴液，故冬季温补之余，不忘滋阴潜阳。冬季还应多吃蔬菜，这里不得不提我们冬季里常见的蔬菜，萝卜，它性凉味甘，在中医食疗方面价值极大，民间有谚"冬吃萝卜夏吃姜，不劳医生开药方"，更有"十月萝卜小人参"之说。除萝卜外，还宜多吃菠菜、花菜、莴苣等蔬菜。

（2）多饮热粥、多吃坚果：古代养生家多提倡冬天晨起宜喝热粥，《饮膳正要》中认为冬季宜服羊肉粥以温补阳气，民间腊月初八有吃"腊八粥"等习俗，结合患者情况，可食养心除烦的麦片粥、通补脾肺肾的山药粥、补益肺肾的核桃粥、健脾益心的茯苓粥、益气养心的大枣粥等；二宜温热之品，如多吃牛羊肉、狗肉、龙眼肉、枣、山药、糯米、韭菜等；三宜坚果之品，坚果最能补益，可多食核桃、板栗、花生、芝麻、黑豆、黑米等。

（3）多吃水果：阳虚者吃水果时要多吃偏热、能温阳益肾的水果或干果，比如桂圆、红枣、樱桃、金橘、腰果、板栗、核桃等。这里重点推荐桂圆，桂圆又叫龙眼肉，是我国有名的传统水果。在中医学里，它是有名的一味中药，性温，大补气血，实乃滋益佳品，常以桂圆煮粥食用，可补虚强壮，老年人食用可祛病延年。桂圆专归心、脾二经，擅长补气血、安心神，适于久病体虚、年老人群，治疗心悸、失眠等效果很好。大枣具有益气养血安神的功效，味甘美，补益效果不错，所以民间谚语里有"日食三枣，长生不老"之说。干果中最具有代表性的就数核桃了，它可以温肾益肺，核桃仁形似大脑，中医认为以形补形，功擅补脑，比较适于老年人体质特点。以上这些果品对该患者来说，最适合不过。

（4）冬季调补禁忌：一忌大辛大热峻补之品，冬日阳气内潜，若盲目加大辛大热之品，最易化燥伤阴，如鹿茸、附子、淫羊藿等，患者阳虚，可少量加用，但若有口干、便秘等上火征象，则立即停服；二忌苦寒、生冷、黏腻之品，该类易伤人体阳气，冬天应以温补阳气为主，故冬季慎用；三忌偏补及单纯进补，单独补阴或补阳，容易造成机体的阴阳失衡。五脏之中，唯肾独具二性，为水火之脏，故清代名医张介宾就主张补肾应阴阳俱补，阳中求阴，阴中求阳，创制了左归丸、右归丸等补肾名方。

（5）食疗指导

1）药茶：①苁蓉五味子茶。材料：肉苁蓉 20g，五味子 9g。制作方法：上药研为粗末，纳入热水瓶中，用沸水适量冲入浸泡，盖焖 15～20 分钟，频频饮用。②益心温肾茶。材料：人参、枸杞子各 3g，莲子肉、山药各 9g，肉苁蓉、火麻仁各 12g，大枣、胡桃仁各 2 枚，橘红 3g。制作方法：上药捣碎，作 1 天用量，置于热水瓶中，冲入适量沸水浸泡，盖焖 15～20 分钟，频频代茶饮用。③香蕉茶。材料：香蕉干片 50g，茶叶 10g，蜂蜜少许。制作方法：先用沸水一杯，冲沸茶叶，然后将香蕉干片研碎，调蜜入茶水中，当茶饮用，每日 1 剂。

2）药膳：①归羊肉参芪汤。材料：当归 18g，生姜 30g，羊肉 250g，人参 6g（亦可用党参 30g），黄芪 30g，蜂蜜少许。制作方法：将当归切片，羊肉剔去筋膜，置沸水锅内焯去血水，捞出凉却，横切成长短适度的条块。然后将羊肉块及当归放入洗净的砂锅内，加入清水适量，用武火烧沸，打去浮沫，改用文火炖至羊肉烂熟加盐即可。②山药杞枣炖牛肉。材料：牛肉 250g，山药 10g，枸杞子 20g，桂圆 10g，茯苓 15g，莲肉 15g。制作方法：将山药、茯苓、枸杞子、桂圆、莲子肉洗净，放入炖盅内。将牛肉洗净放入沸水锅中焯一下捞出，切片。锅烧热放油，烧六成熟，倒入牛肉爆炒，加调料后放入炖盅内，隔水炖 2 小时。③薤白粥。材料：薤白 30g，粳米 100g。制作方法：将薤白洗净，粳米淘净，放入锅内，加清水适量，用大火烧沸后，改用小火煮至米烂成粥。每日两次，早晚餐食用。

3）膏方：膏方是中药经浓缩后掺入某些辅料而制成的一种稠厚状半流质、果冻状或固体剂型，具有很好的滋补作用。冬季是一年四季中进补的最佳时节，而冬令进补又以膏方为最佳，冬令膏方亦称膏滋药。

熟地黄120g，肉桂60g，山萸肉100g，怀山药120g，白茯苓100g，补骨脂100g，菟丝子100g，淫羊藿120g，巴戟天100g，紫河车30g，当归100g，炒白术100g，炒白芍100g，红参20g，麦门冬100g，防风100g，炒薏苡仁100g，陈皮100g，炙甘草30g，收膏时添加鹿角胶300g，阿胶200g，冰糖500g，黄酒250g。

【体质调平处方】

见阳虚质、气虚质心律失常体质调平方案。

【针灸按摩等调治处方】

（1）穴位按摩：取内关（前臂正中，腕横纹上2寸，即三横指）、膻中（两乳头连线中间）、神门（腕掌侧横纹尺侧端，尺侧腕屈肌腱的桡侧凹陷处）、命门（后正中线上，第二腰椎棘突下）、关元（前正中线上，脐下3寸，即脐下四横指处）、中脘（前正中线上，脐与胸骨下端连线中点）、足三里（外膝眼下3寸，即其下四横指处）、涌泉（屈足卷趾，足前部凹陷处，脚掌前1/3、人字纹处）。方法：先洗手，将手掌搓热，然后在每个穴位上各按摩5~10分钟，力度适中，局部轻微发红或发热即可。

（2）艾灸：取神阙（即肚脐眼）、命门、关元、足三里、三阴交（在小腿内侧，内踝尖上，自己的手指四横指处，胫骨内侧缘后际）。方法：点燃艾条，悬起，离穴位2~3cm处，以皮肤温热不烫为度，注意防止艾条火星坠落烫伤皮肤。回旋或固定灸20~30分钟，以局部发红、发热为度。灸时注意避风寒，灸后避免立即洗浴。每天2~3次。关元穴具有保健作用，可适当多灸。

（3）泡脚：平常多温热水泡脚，可加入适量中药艾叶，有助于温通人体经脉，水温40℃左右，让水漫过脚踝。浸泡30分钟左右，以感觉全身发热为佳，配合揉搓手脚心涌泉穴等。

（4）摩腹：中医认为，人体的腹部为"五脏六腑之宫城，阴阳气血之发源"，唐代著名医家孙思邈擅长养生，他曾说："腹宜常摩，可却百病。"现代医学研究发现，摩腹通过调节胃肠蠕动，加强胃肠血液循环，可以明显防治消化系统疾病，同时对心脑血管、内分泌系统的慢性疾病的治疗很有助益。该老年患者消化功能较弱，又患心脏疾患，饭前睡前常摩腹实为不错的保健选择。顺时针摩腹有消食、和胃、通大便的作用，逆时针摩腹具有健脾、益气、止泻的作用，平常养生保健可顺逆时针摩腹都做。摩腹宜在饭前或睡前进行，手法以动作轻柔、力量渗透为宜，体位一般采取仰卧位，坐位亦可，摩腹时应心静神宁，注意力集中。另外，急性消化道疾病如急性胃肠炎、消化道出血等，不宜摩腹。摩腹操作方法：首先两手掌搓热，重叠平置于脐部，以脐为中心，以顺时针环转按摩，圆圈由小慢慢变大，最大一圈，上至肋弓，下至耻骨联合，转至30圈，再逆时针方向环转按摩，圆圈由大慢慢变小，直至脐部，摩转30圈。

（5）搓腰：腰为肾之府，搓腰可以达到补肾的目的，简单有效。具体操作：双手紧按双侧腰眼处，稍停一会儿，然后用力揉搓，配合呼吸吐纳，接着扩大范围，上下揉搓至尾闾（长强穴），反复操作30次，每天可不拘时操作。

（6）揉耳：根据生物全息理论，人体的耳朵是一个倒置胎儿的缩影，通过揉搓耳朵，可以达到调理保健全身的效果。其主要操作可分为揉耳郭、捏耳屏、钻耳孔、拉耳垂四个动作。简单易行，各动作反复操作30次，建议每天不拘时勤做。

【药物调衡处方】

辨证：脾肾阳虚。治以温脾肾之阳，兼通胸阳、益心气为法。

处方：保元汤合附子理中丸加减。

用药：黄芪30g，人参10g，肉桂6g，附子6g，甘草6g，薤白10g，桂枝10g，白术10g，茯苓15g。7剂，日1剂，水煎服。

心律失常属中医的"心悸""怔忡"范畴，该患者心悸因于心阳不足，温运不及，《伤寒明理论·悸》云："其气者，由阳气内弱，心下空虚，正气内动而悸也。"阳气为人一身之主宰，其重要性不言而明，尤其在心，心以阳气为主，"若天与日"。清·高士宗《医学真传·头痛》说："盖人与天地相合，天有日，人亦有日，君火之阳，日也。"心之阳气推动心脏搏动，温通全身血脉，使之全身周流不息，一旦心阳衰弱，气血温通不及，阴寒凝滞，气血失和，则致"心悸""怔忡"或"胸痛"，因此，阳虚之心悸，治当温通心阳，阳气温运通畅，血脉通利，气通血行，阴阳平衡，何病之有？

对于阳虚为主的心疾患者，颜教授喜用附子，以附子为温阳通阳之主药，主张胆大心细，适当配伍反佐，以补其不足，制约太过。常配以细辛、桂枝散寒通经，以助附子通行十二经，或兼以人参益气。盖阳虚乃气虚之极，阳虚者多伴气虚，本案患者即如此，此时当以益气温阳为大法，以参、附为主药。临床还多见阳虚水饮上泛者，颜教授多用桂枝（阳虚重者改用肉桂），配合茯苓，以温阳化饮降逆，或兼散寒，或兼益气，或兼化饮，总以温阳为主。

（王玉林）

第四节　冠心病的衡法养生

一、冠心病概述

冠状动脉粥样硬化性心脏病，简称冠心病，指的是冠状动脉粥样硬化导致血管狭窄或阻塞，导致心肌缺血、缺氧的一种心脏病。

本病是由冠状动脉粥样硬化所致，其病因尚不完全清楚。流行病学研究发现，与动脉粥样硬化相关的重要危险因子为血脂异常、高血压、糖尿病、吸烟、肥胖、血同型半胱氨酸增高、体力活动少、高龄和男性等。

中医学将冠心病归属于"胸痹""厥心痛""卒心痛"和"真心痛"的范畴。《内经》最早描述了胸痹的临床特征，《素问·脏气法时论》曰："心病者，胸中痛，胁支满，胁下痛，膺背肩胛间痛，两臂内痛。"《灵枢·厥病》把威胁生命的胸痛，称为"真心痛"，谓："真心痛，手足青至节，心痛甚，旦发夕死，夕发旦死。"汉代张仲景在《金匮要略》中正式将其命名为"胸痹"，并进行了系统和专业的论述。他认为"阳微阴弦"是胸痹的病因病机，即上焦阳气亏虚、下焦阴寒内盛，乃属于本虚标实之证。更多关于胸痹的论述出现在宋金元时期，医家们开创了更加丰富的治疗方法。到了明清时期，有了对胸痹更全面的认识，明确了胃痛与心痛的不同。在前人经验的基础上，后世医家总结了血瘀是胸痹的病机之一，提出了活血化瘀法治疗胸痹，为胸痹的治法提供了更广泛的途径。

（一）分类

由于冠状动脉病变的部位、范围和程度的不同，本病有不同的临床特点，临床上提出两种综合征的分类：一是慢性心肌缺血综合征，包括缺血性心肌病、隐匿型冠心病和稳定型心绞痛等；二是急性冠脉综合征，包括非 ST 段抬高型和 ST 段抬高型，非 ST 段抬高型指的是不稳定型心绞痛和非 ST 段抬高型心肌梗死。

（二）诊断

稳定型心绞痛的诊断需要结合三个因素：一是典型的发作特点，指的是劳累、受寒、情绪激动时诱发，表现为突发的胸部的闷胀或疼痛，或者呈压榨感，时间持续 1~5 分钟，休息或者含服硝酸甘油后可以缓解。二是存在冠心病的危险因素，比如血脂异常、高血压、吸烟、糖尿病、超重和肥胖、年龄等。三是排除其他原因所致的心绞痛。以上三个因素一般可以建立诊断。体格检查对稳定型心绞痛的诊断无重要价值，但可发现基础心脏病的线索。

（三）检查

1. 心电图检查

心电图检查是诊断心肌缺血的最常用的无创性检查。心绞痛发作时心电图检查可见以 R 波为主的导联中 ST 段压低，T 波平坦或倒置，发作过后数分钟内逐渐恢复。其他变化还可有传导阻滞（房室或束支阻滞）、左心室肥大、心律失常等，偶有陈旧性心肌梗死表现。

2. 心脏负荷试验

静息时 50% 以上的患者心电图在正常范围，可考虑动态心电图和（或）心脏负荷试验检查。后者一般指踏车运动试验和平板运动试验。

（1）踏车运动试验：受检者在有功率计的踏车上做运动，负荷量依级递增，每级运动 3 分钟，直到心率达到目标心率。记录运动前、中、后的心电图，通过分析做出判断。

（2）平板运动试验：受检者在活动的平板上运动，依级递增负荷量，直到心率达到目标心率，分析运动前、中、后的心电图变化以判断结果。

3. 超声心动图检查

超声心动图检查可通过观察室壁运动有无异常、心腔形态的改变、心室的射血分数等来判断心肌缺血，也可与运动、双嘧达莫、腺苷、多巴酚丁胺等负荷试验结合应用。近年发展的心肌对比超声心动图有助于了解心肌的血流灌注情况和冠状血流储备。

4. 选择性冠状动脉造影

选择性冠状动脉造影是显示冠状动脉粥样硬化性病变最有价值的有创

性检测手段。可分别显影出左、右冠状动脉直径小至 $100\mu m$ 的分支，从而观察到冠状动脉的阻塞性病变。如与电子计算机数字减影血管造影法结合还能显影更小的分支。

（四）辨证分型

1. 心血瘀阻型

症见心胸疼痛，如刺如绞，痛有定处，入夜为甚，甚则心痛彻背，背痛彻心，或痛引肩背，伴有胸闷，日久不愈，可因暴怒、劳累而加重，舌质紫暗，有瘀斑，苔薄，脉弦涩。

2. 气滞心胸型

症见心胸满闷，隐痛阵发，痛有定处，时欲太息，遇情志不遂时容易诱发或加重，或兼有脘宇胀闷，得嗳气或矢气则舒，苔薄或薄腻，脉细弦。

3. 痰浊痹阻型

症见胸闷重而心痛微，痰多气短，肢体沉重，形体肥胖，遇阴雨天而易发作或加重，伴有倦怠乏力、纳呆便溏、咯吐痰涎，舌体胖大且边有齿痕，苔浊腻或白滑，脉滑。

4. 寒凝心脉型

症见猝然心痛如绞，心痛彻背，喘不得卧，多因气候骤冷或骤感风寒而发病或加重，伴形寒，甚则手足不温，冷汗自出，胸闷气短，心悸，面色苍白，苔薄白，脉沉紧或沉细。

5. 气阴两虚型

症见心前区隐痛，时作时休，心烦气短，伴神疲乏力，头晕肢乏，手足心热，午后益甚，口干，舌红，苔少，边有齿痕，脉虚细数。

6. 心肾阴虚型

症见心痛憋闷，心悸盗汗，虚烦不寐，腰酸膝软，头晕耳鸣，口干便秘，舌红少津，苔薄或剥，脉细数或促代。

7. 心肾阳虚型

症见心悸而痛，胸闷气短，动则更甚，自汗，面色㿠白，神倦怯寒，四肢欠温或肿胀，舌质淡胖，边有齿痕，苔白或腻，脉沉细迟。

二、冠心病的衡法养生指导

《金匮要略·胸痹心痛短气病脉证治》曰："夫脉当取太过不及，阳微阴弦，即胸痹而痛，所以然者，责其极虚也。今阳虚知在上焦，所以胸痹、心痛者，以其阴弦故也。""阳微阴弦"是对冠心病心绞痛病机的高度概括。因为气属于阳，血属于阴，阴阳可以概括气和血的属别。本虚是"阳微"，标实是"阴弦"，"阳虚知在上焦"，指的是心阳不足；"阴弦"，指的是寒凝、血瘀、痰湿、气滞等因素，特别是血瘀最为关键。"正气已虚，劳则气耗。日久则气损及阳，肾阳不足，不能鼓动五脏之阳，致心阳不振；心气不足，血运无力，心脉痹阻，故发为胸痹。"心气（阳）是诸阳中非常重要的阳气，因为心气（阳）是保持血液在脉管内正常循环的基本动力。心主血脉，循环不已，一旦血行不畅，则形成心血瘀阻而作痛。假如心阳不足，则运行血液不行，或气血逆乱，瘀血痹阻心脉，不通则痛而形成胸痹。胸痛是胸痹心痛最重要的症状，不论实证、虚证，均与瘀血有关，无瘀不痛，不通则痛。心气（阳）不足是冠心病心绞痛发生的重要病机，贯穿于冠心病心绞痛整个疾病过程中。

颜德馨教授长期从事心血管病研究，认为冠心病多为气血失衡所致。气血通畅平和，百病不生，气血乖违，则气滞、血瘀、痰生、火起、风动，诸症丛生。若气血逆乱，气逆生风，气积生火，风火激上，则迫血妄行；败血、津液外渗，则痰瘀内生。阳虚阴凝，瘀血阻络，心脉不通，心失所养，则可见心悸、胸痛诸症，甚或猝然胸中大痛，发为真心痛。颜德馨教授以气血辨证为理论观点，从调畅气血出发，用衡法治疗冠心病，在临床上对冠心病心绞痛的治疗效果显著。

气与血是人体的两大类基本物质，在人体生命活动中占有很重要的地位，如《素问·调经论》说："人之所有者，血与气耳。"《景岳全书·血证》又说："人有阴阳，即为血气。阳主气，故气全则神旺；阴主血，故血盛则形强。人生所赖，唯斯而已。"气与血都由人身之精所化，相对言之，气属阳、血属阴，具有互根互用的关系。气有推动、激发、固摄等作用，血有营养、滋润等作用。故《难经·二十二难》说："气主煦之，血主濡之。"气是血液生成和运行的动力，血是气的化生基础和载体，因而有"气为血之帅，血为气之母"的说法。所谓外感六淫、内伤七情，均可引起气机的升降失调，水湿痰饮之邪内生，进而导致气血循行受阻，血脉不通，瘀血乃成。故颜教授认为，邪之伤人，始而在气，继而伤血，主张临床辨证当以气血辨证为主，提出"气为百病之长，血为百病之胎"的观点，倡立"久病必有瘀，怪病必有瘀"理论，并认为气机升降有度、血液流畅平衡，则邪不可干，因此自创衡法。衡法，即为平衡、权衡之意，其有别于中医"汗、吐、下、和、温、清、补、消"的治病八法，主张从平衡气血出发，调整阴阳，改善内环境，达到扶正祛邪的目的。衡法采用"调气活血，燮理阴阳"的治疗大法，调节气机升降，平衡气血阴阳，改善机体内在环境，使瘀血去，血脉通，从而达到扶正祛邪、固本强身的目的。其或从气治，或从血治，或气血双治，要点有二：一曰温运阳气（其中尤为重视气机升降的枢纽——脾胃）；二曰活血化瘀。通过调畅气血，达到"疏其血气，令其调达，而致和平"的治疗目的。

（一）健康教育指导

1. 作息有序，劳逸结合

《素问·上古天真论》指出"起居有常，不妄作劳，故能形与神俱"，就是说生活要有规律，不要随心所欲，我行我素。一日作息，应合理安排劳作、休息、饮食、睡眠和锻炼，使之形成习惯。房事有节，勿损身心。应劳逸结合，适可而止。适当活动有利于改善心肌供血和代谢，患者可根据自身情况选择活动方式，如散步、打太极拳等，以活动后无心悸气短、无心前区疼痛为度。不宜剧烈活动以防劳累过度，发生不测。

2. 居处相宜，顺乎自然

居处相宜就是指胸痹患者居家环境宜安静，避免突发音响刺激。居室空气流通，温湿度适宜。顺乎自然就是使生活起居与四时相应，在气温多变季节要及时增减衣被，防止外邪入侵。做到"和于阴阳，调于四时""虚邪贼风，避之有时"，从而达到"精神内守，病安从来"的目的。

3. 饮食有节，合理搭配

饮食不节，过食肥甘生冷，易致脾胃损伤，运化失健，聚湿成痰，痰阻脉络，气滞血瘀而发胸痹心痛。故饮食调养应遵循以下原则：①节制饮食，少量多餐，胸痹患者应控制进食量，分次进餐，忌饱餐，尤其晚餐更应节制。②合理搭配，不要偏食。《素问·脏气法时论》指出："五谷为养，五果为助，五畜为益，五菜为充。"合理搭配饮食，全面补充营养，是为胸痹患者所需。③限制膏粱厚味，控制食盐。膏粱厚味损伤脾胃，食物过咸抑制心气。④禁止吸烟，少量饮酒。烟草有百害，耗血损身，适量饮酒可活血行气。

4. 调理情志，不惧于物

中医学历来强调七情致病，即所谓"百病皆生于气"。情绪本是人的正常心理现象，只有在过分强烈、持续过久的情况下，才能构成病理现象，损伤脏腑、经络、气血，使气机逆乱，阴阳失调而生疾病。情志失调是胸痹心痛的病因之一。忧思伤脾，郁怒伤肝，均使血行失畅，脉络不利，而致气血瘀滞，或痰瘀交阻，胸阳不运，心脉痹阻，不通则痛，而发为胸痹心痛。现代研究认为，七情过度会引起内分泌失调，导致冠状动脉流量失常，心电活动不稳定，可发生严重的心律失常，甚至室颤而危及生命。因此平素应注意陶冶性情，增强自我身心调节的能力，避免情绪剧变，使气和志达，荣卫通利，则可防止心脉痹阻。患病后应正确认识疾病，解除顾虑，消除紧张，戒除烦恼，避免激动，以防病情加重或恶化。具体说来，可从以下方面调摄心理：①遇事冷静，即《素问·上古天真论》所云"不惧于物""无恚嗔之心"，一事来临，当要动怒时，可选择离开现场，转移注意力，压压怒火，试想"如此发怒伤身犯不着"，使自己冷静下来。清代名士曹庭栋说："事当值可怒，当思事与身孰重，一转意向，可以涣然冰释。"②喜而无过，《古今医统大全·养生余录》云："太喜伤心，积伤损神，故少喜则神不劳。"当大喜来临之时，应及时想到所喜之事并非尽善尽美，则可节制大喜过望之情。③有病早治，良好的精神状态是以良好的身体为物质基础，所以当生病或病情发生变化时，应及早到医院检查治疗，避免因疾病变化导致七情偏激，反过来再加重病情。

（二）四时养生

中医学认为人生于天地之间，一切生命活动都与大自然息息相关，需随时随地与其保持和谐一致，顺从春夏秋冬四季阴阳消长的规律，适应一年寒热温凉的气候变化，才能保持健康、长寿。此为"天人相应"的思想。《内经》中"顺应四时"的养生法则正是在"天人相应"的理论指导下，按照一年四季气候阴阳变化的规律特点，调节人体，从而达到健康长寿的一种方法。

《素问·宝命全形论》曰"人以天地之气生，四时之法成"，即说明人体不仅要靠天地之气提供的物质条件而获得生存，同时还要适应四时阴阳的变化规律才能发育成长。"夫四时阴阳者，万物之根本也，所以圣人春夏养阳，秋冬养阴，以从其根，故与万物沉浮于生长之门。逆其根，则伐其本，坏其真矣。故阴阳四时者，万物之终始也，死生之本也，逆之则灾害生，从之则苛疾不起，是谓得道。道者，圣人行之，愚者佩之。从阴阳则生，逆之则死，从之则治，逆之则乱。反顺为逆，是谓内格。"这正是《素问·四气调神大论》中提出的"四时摄生"的基本原则。五脏的生理活动亦如此，其必须适应四时气候变化以维持生命活动，否则，生理节律就会受到干扰，抗病能力和适应能力就会降低，即使不因感受外邪而致病，也会导致内脏功能失调而发生病变。

1. 春季养生

春季冬残未尽，乍暖还寒，气温回升，万物复苏，为气候交替的过度季节。风为春之主气，素有"风为百病之长""风为外感病先导"之说。而春季肌肤腠理渐开，又易感受邪气，故春季为外感病高发季节。尤其在春分时节，昼夜平分、阴阳交合，暖湿气流和冷空气的活动频繁，早晚温差加大，易患时行感冒、咳嗽等疾病，一些旧病宿疾也易复发，都会加重胸痹患者的病情。故人们应注意保暖，切记随气候冷暖和每日早温、午热、晚凉、夜寒的温度变化，适时增减衣被；忌过食辛热助火之品，以免助春之升发之性。

2. 夏季养生

夏季为一年中最热的季节，也是自然界阳气最旺，阴气最弱的时候，阳长阴消达到顶点。心主血脉，心之阳气是推动血液循环的动力，以维持生命活动。在炎热的夏暑之季，体内血流加快，致使心阳过盛，耗损心阴。"人通天，心属夏"，心之阳气通于夏，因此，夏季为顾护心阳的重要时节，以确保心脏机能旺盛。夏季亦是腠理频开，汗液多泄之季，汗为心之液，气随液脱，心气必耗。在服用清凉解暑的食物的同时，也可适当食酸，酸可敛汗止泻，"心主夏，手少阴太阳主治，其曰丙丁，心苦缓，急食酸以收之"（《素问·脏气法时论》），也提出用酸味收敛心气的观点。此时切忌暴饮，一般而言，一次饮水量不要超过 500mL，以免引起心脏负担加重。同时应注意减慢生活节奏，使心率平缓，呼吸频率降低，心脏得以休息。《素问·四气调神大论》中提出的"夜卧早起，无厌于日"，则提示人们在夏季要晚睡早起，以顺应阳气的充盈和阴气的不足。午后炎热之时，不宜外出，可适当午睡，老弱者在炎夏时坚持午睡，能减少胸痹心痛的发生。在饮食起居方面，注意饮食的清淡，以消暑益气生津为原则；更要保持心静，静则生阴，阴阳协调，方能保养心脏。

3. 秋季养生

秋季是气躁当令的季节，容易导致大便干结，大便不通容易引起心绞痛发作，因此秋季要注意补水，定时、主动多喝温水；多吃新鲜蔬菜、水果；重视精神调养，防急躁、发火，防"悲秋"。

秋季还是进行耐寒锻炼的好时机，可提高人体对气候变化的适应能力，减少感冒等呼吸道疾病。俗语言"春捂秋冻"，但这对于冠心病患者来说并不适宜。寒冷可引起血管痉挛，使血流缓慢，易诱发心、脑血管疾病。

4. 冬季养生

冬季天气寒冷而干燥，寒冷是引起心系疾病的一个重要诱因。中医认为，素体阳虚之人，胸阳不足，阴寒之邪乘虚侵袭，使寒凝气滞，胸阳不振，气机受阻而成胸痹心痛。故保暖、封藏在冬季尤为重要。正如《素问·四气调神大论》中述："冬三月，此谓闭藏，水冰地坼，勿扰乎阳，早卧晚起，必待日光，使志若伏若匿，若有私意，若已有得，去寒就温，无泄皮肤，使气亟夺，此冬气之应，养藏之道也。"人们应远离严寒之地，及时添加衣物，靠近温暖居所，切勿迎风疾走。胸痹心痛患者晨起不宜做剧烈运动，因子午流注时间表中早5点至7点大肠经经气最旺，而肺与大肠相表里，此时肺将新鲜的血液布满全身，交感神经兴奋性增加，血压升高，故应选择一些静养为主的锻炼方法以强体护心。《饮膳正要》指出："冬气寒，宜食黍，以热性治其寒。"在饮食上，冬季应以热食为主，服用一些滋阴潜阳、热量稍高的食物，如藕、木耳、红枣、桂圆等。冬季是肾经旺盛之时，肾味属咸，心主苦，咸胜苦，故应少食咸、多服苦。对于胸痹心痛患者及其发病高危人群来说，一年四季都应注意清淡饮食，降低盐的摄入，避免煎炸炙煿、膏粱厚味之品。《素问·五脏生成》言："多食咸，则脉凝涩而变色。"脉涩则气滞血瘀，易加剧病情，而过食肥甘更易产生痰浊，阻塞经络，使病情加剧。

5. 避四时不正之气

当自然界出现环境急剧变化、气候异常时，即使体质强壮者，有时也难以避免受其影响，故应注意"避之有时"。如疫气盛行之时，需根据疫邪致病的特点，采取多种措施，隔离疫病患者，预防疫气致病。尤其是胸痹心痛患者，更要避免被传染而引发疫病，增加心脏负担。以雾露为例，其亦为四时不正之气,四季皆有而以春季较多。经曰:"霖雾清冥,民病喜呕,呕有苦,善太息,心胁痛不能反侧。"(《素问·至真要大论》)言雾露易致呕吐、叹息、心胸胁痛、不能转侧等,且雾露中常含有病原微生物及浮尘,会通过气道吸入而引起肺系疾病,甚而引发心脏的不适症状。故在大雾弥漫之时,要注意避雾休息,切勿冒雾远行劳作。

(三)饮食调护

莲肉粥:莲子粉,粳米,红糖。将莲子粉、粳米、红糖一起放进锅中,加水 200mL,慢慢熬成粥。每日清晨空腹喝一碗,四季均可食用。适用于胸痹之心气(阳)不足证。

薤白粥:薤白,白米。把薤白和白米洗干净后一起放进锅中,慢慢熬成粥,每日清晨空腹喝一碗,四季均可食用。功效是行气止痛,适用于胸痹之气郁不舒证。

鲜梨蜂蜜饮:鲜梨 2 只,蜂蜜 100g。将鲜梨去核削皮,加水至淹没,沸水煮 30 分钟,去渣后加入蜂蜜,代茶饮,每日均可温服。具有滋阴生津的功效,适用于胸痹之阴液亏虚证,脾胃阳虚或痰湿困阻者慎服。

明目延龄膏:桑叶 60g,菊花 60g,蜂蜜 150g。先把桑叶、菊花洗干净,加入适量的水,先用中火煎熬 20 分钟,捞出药渣;加水再煎煮 20 分钟,两次药液合在一起,加入蜂蜜,用小火煎煮成膏状。每日服用 3 次,每服 15g,可适当喝点温开水送服。具有疏风散热、利咽、清肝明目的功效,适用于老年人肝热目赤、咽喉疼痛、感冒等。

黑木耳醋糖方:黑木耳 20g,红糖、米醋适量。先将黑木耳和醋一起浸泡 6 小时,蒸 2 小时后加入红糖,可当零食食用。具有益气生血的功效,适用于胸痹之气血两虚证。

薏苡仁海带鸡蛋汤:薏苡仁 30g,鸡蛋 3 个,海带 30g,花生油、味精、食盐、胡椒粉各适量。先将薏苡仁洗净,再把海带洗干净切成条,两者一起放入高压锅中,加水煲至烂,在铁锅中放入食油,将打匀的鸡蛋炒熟,倒入薏苡仁海带汤,加食盐、胡椒粉适量,稍煮一下,起锅时加味精,可作为佐餐。具有活血通络、软坚利尿的功效,适用于胸痹之痹阻心脉证。

黄芪桂枝鸡蛋汤:黄芪 20g,桂枝 12g,鸡蛋 3 个。先将黄芪与桂枝加水 200mL 煎煮 30 分钟,滤过药渣;将鸡蛋打入药汁中,煮至蛋熟,服用鸡蛋药汁,每日可服用 1 次,14 天为一疗程。具有温阳益气、固表腠理的功效,适用于胸痹之阳虚证。

三七牛肉汤：三七粉3g，牛肉100g，山药20g。先把牛肉切成小方丁，加水煮熟，再加入三七粉和山药继续烹煮，同时加入食盐、米酒、味精、胡椒粉等调味。适用于胸痹之气虚瘀血证。

（四）针灸疗法

冠心病归属于心系疾病，其经络归属于手少阴心经和手厥阴心包经居多。临床上以中医经络学说为指导治疗本病多采用体针、皮内针、耳穴压豆、艾灸及穴位注射等治疗措施，选经以足太阳经、手厥阴经和任脉居多。足太阳膀胱经以使用其背俞穴为主，背属阳，足太阳经别通于心，因此该经腧穴可扶助心阳。排名第二的是手厥阴心包经，心包为心之外围，具有保护心脏的作用，在生理上代心行事，病理上代心受邪，治疗上代心用穴。《灵枢·邪客》曰："诸邪之在于心者，皆在于心之包络。"因此，临床多选心包经腧穴治疗与心相关的病症，故心包经之络穴"内关"亦成为选用频次最高的腧穴。排名第三的是任脉，任脉对全身阴经之脉气有总揽的作用，为阴脉之海，手足三阴经均在胸腹部与任脉贯通，经脉所过，主治所及，故任脉经穴可治疗胸部病症。选穴以内关、心俞、膻中、厥阴俞、膈俞、足三里、三阴交、神门等为主。其中内关穴使用率最高，内关为手厥阴心包经络穴，《针经指南》曰："若刺络穴，表里皆治。"该穴又是八脉交会穴之一，通阴维脉，阴维脉主一身之里，又是手足三阴经之纲维，因此可治疗胃与心胸的相关病症，刺之宁心安神、理气止痛；心俞、厥阴俞分别为心和心包之背俞穴，背俞穴乃脏腑之气输注于腰背部的腧穴，可扶正补虚，调节脏腑机能，因此此二穴可补益心气，气为血之帅，气行则血行；膻中为心包之募穴，心包之气血输注之处，可通调脏腑，又是气会，能宽胸理气、活血通络；膈俞乃血会，刺之亦可活血通络、宽胸理气；足三里乃强壮要穴，刺之可调理脾胃、补中益气；三阴交乃足三阴经交会穴，刺之可调足三阴经之经气；神门是手少阴心经原穴，刺之可补益心气。

（五）音乐养生

"五音疗疾"理论认为五音可以对五脏产生作用：徵动心，角动肝，宫动脾，商动肺，羽动肾。同时可以根据五行的相生相克理论，来调节人的喜怒悲忧恐五志，从而使五脏的功能更加协调、平顺。因此，五音可以通过影响人的心理和生理来达到养生、保健和防病的目的。中医认为冠心病属于胸痹的范畴，病位在心，涉及肝脾肾等脏。以饮食、情绪、寒邪为诱因，以心肾肝脾四脏气虚、气阴两虚及阳气虚衰为本，血瘀、气滞、痰凝为标。按照"五音疗疾"的方法，就是听徵、角、宫、商、羽五种调式的乐曲。因为徵音可助养心气，促进全身气机的上升，对心血管具有保健的作用，适用于心脉瘀阻型的各种心血管疾病；羽音可补肾养阴，增强肾的功能；角音可助全身气机舒畅，疏肝解郁；宫音促进消化，滋补气血、养脾健胃。总之，多听徵音、羽音，用角音、宫音适当配合，四音合用一定能使冠心病患者心情愉悦，生活质量提高，各种症状有明显的改善。养身音乐处方多选中国民乐，它追求清、静、淡、远的意境，最适合养生与治病。调式选配准确，形式多样，情调悠然，节奏舒缓，旋律典雅，清幽和谐。例如《梅花三弄》（笛曲）、《高山流水》（古筝曲）、《汉宫秋月》（二胡曲）、《萧中妙韵》（琴萧曲）、《大浪淘沙》（琵琶名曲）、《姑苏行》（笛曲）、《草原之夜》（民乐）等。

（赵静）

三、不同体质冠心病的衡法养生

冠心病（冠状动脉粥样硬化性心脏病）归属于中医学"胸痹"和"心痛"范畴。冠心病的发病与多种危险因素相关，包括年龄、肥胖、高脂血症、高血压、糖尿病或糖耐量异常、吸烟等。本病发生多在40岁以后，但动脉粥样硬化的发病基础在青年时期就已开始形成，经历漫长的无症状期（或称亚临床期）后，随着年龄的增长逐渐开始出现劳力性胸闷痛或突发剧烈胸痛、猝死等与心肌缺血坏死相应的临床症状。现代人们物质生活水平日益提高，冠心病人群和因冠心病致死的事件也不断增加。冠心病成为当代威胁人类健康的常见病、多发病。

（一）中医体质与冠心病

1. 中医体质与冠心病发病

体质的形成取决于先天条件、年龄、饮食等各种因素的综合作用，而这些因素同样也决定了冠心病的发生。《太平圣惠方》提出胸痹发病是由于"脏腑虚弱，肾气不足，积冷之气，上攻于心，心气既虚，为邪所乘"。这就说明了肾气的亏虚会影响心脉而导致冠心病胸痹的发生。《素问·奇病论》则指出胸痹是"肥美之所发"，因为古人观察到，胸痹患者多是喜欢肥甘厚味而且体型偏胖的人。《丹溪治法心要》则进一步提出："肥白人多痰湿。"认为过食肥甘，损伤脾胃，聚湿生痰，闭阻心脉，心脉不通，胸阳受遏，而成胸痹。《灵枢·逆顺肥瘦》则认为体型肥胖的人"血黑以浊，其气涩以迟"，即在痰湿基础上，还有痰瘀互结，进而痹阻心之血脉。肾气取决于先天与年龄的增长，饮食偏好决定了痰湿、瘀血等病理因素的形成，因此，影响冠心病的因素也是影响体质的因素，冠心病与中医体质密切相关。

2. 中医体质与冠心病辨证

体质与患病后的证候紧密相关，且决定辨证的方向，因此对体质的正确认识是准确辨证的前提。由于影响因素的差异，不同的个体所具备的体质类型也各不相同，体质作为先决条件，关系到个体容易受哪一类病因的侵犯，也关系到个体感受病因后向疾病的哪一个亚型转变，而这些不同的亚型，就是疾病的证候。张景岳认识到体质对于疾病形成与发展的基础性作用，指出治病"当辨因人因证之别"，这里的"人"就是指每个人的体质，他认为"盖人者，本也。证者，标也。证随人见，成败所由"。所以治病应当先辨识患者的体质，然后才是进一步确定疾病证型。中医常说"同病异证"，之所以会病同而证异，关键也是在于体质的不同，因此，辨证论治必须在辨识体质的基础上进行。例如在调查研究中发现，血瘀质的人患病后倾向于心血瘀阻证、痰阻心脉证和心阳亏虚证；而气虚质的体质类型则与心阴亏虚证、心气亏虚证和心阳亏虚证的分布规律有着密切的关联；痰阻心脉证和心阳亏虚证的患者通过体质辨识多属于痰湿质；阳虚质人群更易于表现为寒滞心脉证、心气亏虚证和心阳亏虚证；心阴亏虚证、心气亏虚证与阴虚质，气滞心脉证与气郁质也有较明显的关联性。以上体质与疾病证候之间的相关性，也是体质决定疾病的发生与证候的有力例证。

3. 中医体质与冠心病治疗

"治未病"是中医重要的治疗理念，其渊源可以追溯到《素问·四气调神大论》，文中强调"圣人不治已病治未病，不治已乱治未乱"，如果疾病已经发生后才想到去治疗它，就好像感到口渴了才去挖水井，战斗开始了才想起打造兵器一样，为时已晚。冠心病可以带来严重的健康问题，但在疾病早期几乎没有任何症状，其病理基础是在日积月累中缓慢形成的，想要有效防治冠心病，就应当在病变形成以前，着重预防，而预防的方法，就是针对每个个体的体质进行有效的干预，以纠正体质的偏颇，从而从源头上减少冠心病的发病基础，这就是通常所谓的养生。对于已经发生疾病的人群，也可以通过调节体质，以减少病情向更严重的方向发展，除了根据病情妥善用药外，还应因人制宜，体现医疗手段的个体化。也就是《灵枢·阴阳二十五人》中所倡导的"审察其形气有余不足而调之，可以知逆顺矣"。中医体质学说在冠心病的防治中，一则要求调节饮食起居、调畅情志等，从而纠正体质的偏颇；二则要求"急则治标，缓则治本"，在疾病初期或迁延期，根据体质灵活使用化痰活血、宣痹通阳、益气温阳等治法。总之要"因人制宜"，注重"治病求本"，充分结合辨证论治与辨体质论治，明确分辨疾病的标本缓急，仔细审察气血阴阳的变化，扶正兼顾祛邪，祛邪不忘扶正，则临床疗效更佳。

（二）冠心病常见的中医体质类型

中医认为，冠心病的病机关键是"阳微阴弦"，即上焦胸阳不振，痰湿、瘀血等阴邪痹阻心脉，因此其发病与正气亏虚、痰湿瘀血内生相关。每一种体质的人群都有可能患冠心病，而因为其特有的发病特点，冠心病的发病又有一定的体质倾向性。临床调查研究表明，以下体质类型属于冠心病的高发体质，需要给予特别关注。

1. 气虚质冠心病

气虚质以精神疲倦、肢体乏力、呼吸气短、易汗出、舌色淡苔白、脉象偏弱等气虚表现为主要特征。气虚又可以分为心脾之气虚与肾气亏虚两种。气虚偏于心脾者，心气虚累及心阳，心阳不振，则无力鼓动血行，血行瘀滞而形成瘀血，瘀血阻塞心脉，则可以诱发胸痹。冠心病病位主要在心，心气虚自始至终是冠心病的病理基础。而气的充盈又归功于脾之运化水谷，脾气虚弱，精微不生，气之化源不足，至而不致，则痰湿等浊阴之邪产生，最终导致心脉闭塞，发为胸痹；气虚偏于肾者，元气已经亏虚，各个脏腑失去濡养则必然出现功能退化，《灵枢·天年》有言："六十岁……血气懈惰。"《医林改错》也指出："元气既虚，必不能达于血管，血管无气，必停留而瘀。"肾为元气之府，有鼓动血脉中气血流动的作用，元气不足，则血脉不畅而生瘀滞之病，发为胸痹。此类冠心病以肾气的亏虚为本，痰湿、瘀血、气滞、寒凝为标，各种病理产物痹阻心脉，又可进一步损伤心肾的气血。因此，不论心脾气虚还是肾气虚，都属于脏腑功能低下的表现，中医认为气为血之帅，气行则血行；气化又是水液代谢的主要机制。气虚鼓动无力，痰瘀等病理产物自生。

现代研究表明，气虚质与性别、年龄和体质指数（又称体重指数、BMI 指数）呈正相关，提示女性、年长、肥胖者易形成气虚质。气虚质血脂异常高于湿热质，气虚质与痰湿质、血瘀质患者的血脂水平、冠脉狭窄程度均高于其他体质，因此相比其他体质类型的患者，气虚质患者可能有更多发生心血管病变的风险。

所谓"久卧伤气"，气虚质人群应避免长时间卧床，想要有效预防冠心病，应当适当运动，以使气血调畅。治疗也应当以益气活血为法。

2. 痰湿质冠心病

痰湿质的主要特点有肥胖、腹满、困倦、口中黏滞感、舌苔厚腻、脉象滑等。此类人群多平素饮食失节，经常进食肥甘厚腻之品，导致中焦脾土受到损伤，肥甘化痰湿，积攒于脾胃，脾胃运化不及，则聚为痰湿，痰湿作为病理产物，可阻滞气机，影响血行，导致血瘀，痰湿瘀阻，胸阳不展，则可导致胸痹。《金匮要略》提出了"阳微阴弦"的病机，其中"阴弦"即是指阴邪太盛，而痰饮、水湿就是常见的阴邪。平素饮食不节，脾胃损伤，则痰湿内生，痰湿上犯清旷之区，阻遏心阳，气机不畅，心脉不通，发为胸痹。并指出应用瓜蒌薤白半夏汤治疗胸痹，以化痰通络、宣通阳气。《金匮要略心典》进一步得出"阳痹之处，必有痰浊阻其间耳"的结论。

现代研究显示，痰湿体质者容易患冠心病是有其病理基础的，因为糖脂代谢、内分泌失调及遗传等多种因素均与"痰湿"的形成有相关性，而肥人则多具有脂质能量代谢紊乱以及内分泌失调的病理表现，因而痰湿质人多肥胖，BMI 较高。中医认为，痰湿性质重浊、黏滞，易于壅塞脉道，现代研究也证实痰湿体质者的血液具有"浓、黏、聚、凝"的特点，血液处于高凝、高黏状态，即血液的黏稠度增高，血小板更易于在血管壁黏附，血栓更易形成，使冠脉逐渐变得狭窄，最终导致冠心病。

故痰湿体质人群在预防冠心病方面，应避免恣食肥肉、甜腻食物或过食辛热煎炸类食物，通过运动减肥，避免长期居住于潮湿环境。治疗应当以祛湿化痰为法。

3. 血瘀质冠心病

血瘀质的主要特征为中医证候中血瘀的表现，如局部刺痛，痛有定处，肤色偏黑偏晦暗，舌紫暗，脉象弦细涩等。陈可冀教授通过临床总结及实验研究，认为瘀血阻滞是冠心病形成的重要机制，其理论渊源可追溯到《素问·痹论》"心痹者，脉不通"的论断。过量进食肥甘厚味，导致脾胃虚弱，运化水谷的功能下降，痰湿内生，痰湿阻滞血脉，则痰阻血瘀，或是因为情志失调，久病内伤，心气亏虚，无力推动血行，也可导致血脉不通，瘀血阻滞。清·龚信《古今医鉴》指出："心痹痛者……素有顽痰死血。"《继志堂医案·痹气门》中指出："胸痛彻背，是名胸痹……此不唯痰浊，且有瘀血，交阻隔间。"《万氏家传保命歌括》则指出："瘀血痰饮之所冲，则其痛掣背……谓真心痛。"可见，血瘀体质易于发为胸痹。

血瘀体质人群易患冠心病的病理基础也有相关的现代研究依据，血瘀质受试者血液标本的血栓素 B_2（TXB_2）、血管性血友病因子（vWF）明显高于正常，说明此类人群身体处于一种高凝的状态，容易在体内形成血栓，即瘀血。血栓形成并阻塞冠脉是冠心病发生的关键环节。

故血瘀体质人群在预防冠心病时，应注意保持心情舒畅，调畅情志，适当运动使气血通畅，从而减少冠心病的发生。治疗上也应当以行气活血为法。

4. 阳虚质冠心病

阳虚质以"虚寒"为主要表现，即通常所说的畏寒，四肢凉，舌质色淡，苔白或薄白，脉沉迟等。《素问·举痛论》关于胸痹真心痛有一段阐述，即"寒气入经而稽迟，泣而不行，客于脉外则血少，客于脉中则气不通，故卒然而痛"。即是指阳气虚衰，五脏之气均失于温养，作用于心则表现为心气不足或心阳不振，心脉痹阻而发胸痹。《金匮要略》云："师曰：夫脉当取太过不及，阳微阴弦，即胸痹而痛，所以然者，责其极虚也。今阳虚知在上焦，所以胸痹、心痛者，以其阴弦故也。"明确提出"阳微阴弦"是形成胸痹的重要病机。《圣济总录》曰："卒心痛者，本于脏腑虚弱，寒气卒然客之。"《诸病源候论》曰："寒气客于五脏六腑，因虚而发，上冲胸间，则为胸痹。"所以说，阳虚则寒，寒凝血脉亦可引起心脉痹阻，引发冠心病。

现代研究表明，冠心病属阳虚型的患者三支及左主干病变占87.5%，病情多较重。阳虚体质者冠心病发生率与年龄相关，提示随着年龄的增长，人体代谢脂质的功能下降，血液流速减慢，发生动脉粥样硬化的几率较大、程度较重，从而导致冠心病等代谢相关疾病的高发。

故阳虚体质人群在预防冠心病时，应当注意保持躯体温暖，避风寒，忌食寒冷及生冷食物，通过饮食及锻炼提高自身免疫力，以避免寒邪入侵。治疗应当以温阳散寒为法。

5. 湿热质冠心病

湿热质即"湿"与"热"相合，临床上常见油光满面、痤疮、口干苦、身重如裹、大便不畅、小便黄、舌红、苔黄腻、脉滑等。湿热体质人群多集中于岭南地区，这与该地气候偏于炎热，且受海洋气候四季潮湿常盛相关，国医大师邓铁涛针对岭南地区冠心病特点提出"痰瘀相关"理论，他认为："痰与瘀都是津液之病变，两者异中有同。"提出痰、瘀之共同源头为湿，说明痰湿、湿热、血瘀三者密切相连，相互影响。故痰湿质、湿热质及血瘀质的人同气相求，更易患冠心病。湿热体质同样是冠心病发病的重要背景，所谓"痰为湿之变，热为火之渐"，湿热与痰火这两种病理因素，虽异名而同源，当早期失治，病程迁延日久，湿热与痰火在体内相合，阻滞气血的正常运行，最终演变成胸痹。

随着人们物质生活的不断提高以及生活环境的变化，现代冠心病发病不断呈现年轻化趋势，相对于以往多见的虚证、寒证，目前实证、热证，特别是湿热证也变得越来越普遍，研究表明，湿热质患者多长期摄入脂肪和糖类等高热量饮食，易于发生脂质代谢紊乱，导致血压凝固性增高，且湿热质患者的超敏 C - 反应蛋白（hs - CRP）水平较高，而 hs - CRP 被认为是冠脉内皮损伤的重要标志。

故此类体质人群预防冠心病应多吃清热化湿的食品，以及富含膳食纤维的果蔬，保持大小便通畅，防止湿热郁积。同时须力戒烟酒。适合做运动量大的锻炼，如中长跑、游泳、各种球类运动等，消耗体内多余热量及水分，达到清热除湿的目的。湿热质的人性情较急躁，常心烦易怒，注意调整情绪，保持心情舒畅，减少冠心病的发生。治疗应当以清热化湿为法。

6. 阴虚质冠心病

阴虚质主要表现为"虚热"，常见的临床表现有口干舌燥、五心烦热、舌红少津等，此类人多为脑力劳动者，劳心过度或经常熬夜，暗耗阴血。生理情况下，肾水与心火互相既济，肾水上济心阴以濡养心阳，从而实现心肾之间的阴阳互补、水火共济；而阴虚体质者，由于长期暗耗阴精，肾阴亏虚，五脏之阴失去了肾阴充足的濡养，阴虚则生内热，脏腑之热又会耗伤营血，导致血液浓度增加，运行黏滞缓慢，心脉不通，故发为胸痹。

研究表明，在正电子发射计算机断层显像（PET - CT）下可以见到，阴虚质患者心肌代谢均匀性增强，提示此类患者心肌消耗氧气及能量较高，对于心肌缺血缺氧更加敏感，更易于因为心肌缺血而发生胸闷胸痛等冠心病的临床症状。也有研究发现，阴虚质患者的平均血脂水平仅次于气虚、痰湿、血瘀、阳虚体质，与此四种体质同属于冠心病的高发体质。

故此类体质人群预防冠心病应劳逸结合，避免劳心过度或熬夜以及不良情绪的影响，防止因情志内伤而暗耗精血，从而预防冠心病的发作。治疗应当以滋阴清热为法。

（王津）

四、冠心病病例二则

病例1

杨某，男，62岁，2008年12月17日初诊。胸闷2个月。有高血压、高脂血症10余年，冠心病2年。患者形体肥胖，平素喜肥甘厚腻之品。症见：反复胸闷、胸痛发作，疼痛部位多在胸骨后，活动或劳累时明显，含服硝酸甘油片可缓解，伴疲乏无力，上腹胀，纳差，嗳气，二便正常，舌质紫暗，有瘀点，苔白腻，脉弦涩。查体：BP 132/88mmHg，P 76次/分，心律齐，各瓣膜听诊区未闻及杂音，四肢无浮肿。

诊断：胸痹。

证型：气虚血瘀。

证型分析：患者年老久病，脏腑失养，气血不足，在心脾气虚基础上，加之调摄不慎，饮食不节，过食肥甘厚腻等，脾虚而致痰浊内生，气滞血液不行。痰浊、血瘀痹阻心脉而发病。气滞血瘀，胸中气机不畅，则胸闷、气短。心脉不通，不通则痛，故心胸疼痛，瘀血凝滞，故痛处固定不移。痰浊之邪困脾，脾主肌肉四肢，脾气受困，则疲乏无力，上腹胀，纳差，嗳气。舌质紫暗，有瘀点，苔白腻，脉弦涩，均为气虚血瘀之象。

体质分析：气虚质＋血瘀质。

中医调养方案

【四时起居调摄处方】

2008年12月17日为二十四节气中"大雪"节气。大雪是"进补"的好时节，素有"冬天进补，开春打虎"的说法。冬令进补能提高人体的免疫功能，促进新陈代谢，使畏寒的现象得到改善。可多食用健脾益气、行气活血的食物。

"起居有常，养其神也，不妄劳作，养其精也"，老年人合理安排起居作息，保养神气，劳逸适度可养其肾精。由于冬季日短夜长，起居要注意早睡迟起，不要熬夜，不要过早起床晨练，应做到"必待日光"。大雪时节是最冷的时候，天寒地冻，不宜户外运动。清晨时，空气中氧含量最少，可等到太阳出来，植物进行光合作用使空气含氧量逐渐增加后再进行运动。

在锻炼上，不适合剧烈运动，如运动量过大，大汗淋漓，毛孔张开，阳气易从皮肤外泄。《内经》曰："冬三月，此为闭藏。水冰地坼，无扰乎阳……去寒就温，无泄皮肤……此冬气之应，养藏之道也。"运动锻炼前应该充分热身，选择强度适中的运动，使身体发热、微微出汗即可，如瑜伽、慢走等轻松的运动比较合适。其次，冬季要多晒太阳，尤其要多晒后背，背部是人体最重要的阳气经脉汇集处，起着运输和管理阳气等作用，经常晒后背，让阳光把脊背晒得微暖，使体内阳气充足，经脉通畅，才能精神抖擞地享受生活。

【饮食均衡处方】

《素问·脏气法时论》中写道："病在心，愈在长夏，长夏不愈，甚于冬。"即心脏有病在长夏容易痊愈，如果长夏好不了，到了冬天就会加重。"饮食之味，宜减酸增苦，以养心气。冬月肾水味咸，恐水克火，心受病耳，故宜养心。"故饮食以甘苦味为主，以养心健脾。针对老年人脾胃虚弱的特点，主张少量多餐，以保证所需营养又不伤脾胃，结合现代营养学观点，饮食应"三多三少"，即蛋白质、维生素、纤维素多；糖类、脂肪、盐少。因此，饮食调养，合理搭配，尤为重要。

（1）宜多食的食物

1）蛋白质：为满足人体的需要，摄取适量的蛋白质。可多食黄豆及黄豆类制品，可每周食清蒸或清炖鱼 2~3 次，每次 200g 左右，切忌油炸、红烧等烹饪方法。每天可饮 200mL 左右脱脂牛奶、羊奶等奶制品。可每日吃一个蛋，如鸡蛋、鸭蛋、鹌鹑蛋等，少吃蛋黄，以减少胆固醇的吸收。

2）维生素：新鲜蔬菜水果富含维生素、矿物质及膳食纤维，深色蔬菜富含膳食纤维、胡萝卜素和维生素 C，可以减少胆固醇的吸收。水果中富含果胶及维生素，而且能量低，特别是山楂，除了含有丰富的维生素 C 和胡萝卜素外，还有黄酮类物质，有扩张冠状动脉和镇静作用。海产品、鱼类、豆制品、乳制品富含甲硫氨酸、钾、镁、铜、碘等微量元素，有利于冠心病的治疗。

3）纤维素：粗粮富含膳食纤维，如玉米、高粱、荞麦、麦麸、小麦等，增加膳食纤维的摄入量，可以减少能量摄入，缩短食物在胃肠道的停留时间，从而减少胆固醇的吸收，增加胆酸排泄，降低血浆胆固醇水平，有利于动脉硬化及冠心病的预防和治疗。

（4）宜少食的食物

1）高脂肪、高胆固醇食物：比如动物油脂、肥肉、猪脑、动物皮脂、动物内脏、蛋黄、鱼籽、鱿鱼、贝壳类及油炸食品。

2）过咸、过甜食品：如腌菜、咸酱、蔗糖、蜂蜜、果糖及蛋糕等。

3）刺激性的饮料：如浓茶、咖啡等，茶叶和咖啡所含的咖啡因及挥发油，能刺激神经系统及心肌活动，引起血管收缩，对冠心病患者有不利的影响，故不宜喝浓茶、咖啡等饮料。但茶叶所含的茶碱，能降脂，对心脏又有保护作用，因此适量的饮茶是有好处的。

（5）药膳指导：大雪，遵循"冬藏"养生之道，宜进补，增加热量和营养。但华南地区气候常年以温暖为主，且湿度较大，湿热天气容易导致"脾虚湿盛"。虽然此时已经是大雪节气，雨水减少，但北风带来的降温较短暂，会在两三日后恢复温暖，因此不可大补、急补，饮食宜清淡平和。

推荐以下粥汤作为饮食参考：

1）补虚正气粥：黄芪 30g，党参 30g。煎药汁 2 次，去渣，加入大米 100g。煮粥，适当调味。

2）党参小麦粥：党参 50g，小麦 100g，煮粥。

3）黄芪瘦肉汤：黄芪 50g，大枣 10 枚，瘦肉 100g，油盐适量，煲汤。

4）田七煲鸡：鸡 250g，洗干净切好，去内脏去皮，田七 15g，打碎与鸡一起煲汤。

【体质调平处方】

见于气虚质＋血瘀质冠心病体质调平方案。

【针灸按摩等调治处方】

（1）按压内关穴：指腹紧紧按压另一前臂内侧的内关穴，内关穴位于手腕横纹上三指处，两筋之间。先向下按，再做揉按，两手交替进行。对于平时心动过速的人，手法由轻到重，同时可以配合震颤并轻揉。对于有心动过缓的人，则要用强刺激手法，用力揉按。每天每侧按压 3～5 分钟即可。

（2）点揉神门穴：神门穴是安神养心最好的穴位之一。点揉此穴能够松弛白天过度紧张焦虑的中枢神经，以扩张冠状动脉，增加冠状动脉血流量，从而有效预防冠心病的发生。用一只手的拇指，放置在另一只手的神门穴上，先向下点压，保持压力不变，然后旋转揉动，当产生酸胀感，即中医所谓"得气"的时候，就产生了治疗效果。这时继续点揉 1 分钟，然后缓缓放松结束治疗。两手交替进行，不限时间和场所。

（3）拍打心前区：用右手的手掌或者半握拳的手势，拍打心前区，拍打 48 次，用力程度以患者感到舒适即可。这对于消除胸闷有一定效果。在拍打的时候，患者最好配合腹式呼吸，改善胸腹腔血液循环，起到对心脏的按摩作用。

【药物调衡处方】

辨证：为气虚血瘀，治当益气活血为法。

处方：予颜氏益心方加减。拟方如下：

党参 15g，黄芪 15g，葛根 10g，川芎 10g，丹参 15g，赤芍 10g，山楂 30g，决明子 30g，石菖蒲 5g，降香 3g，砂仁 6g（后下），甘草 6g，水蛭 3g。7 剂，每天 1 剂，水煎服。

治疗冠心病心绞痛，使用硝酸甘油可缓解症状，但对于反复发作的患者不能起到持久作用。经临床验证，益心方缓解心绞痛迅速而且持久，实验室结果对恢复心肌功能也有较好的作用。冠心病心绞痛的病机特点为本虚标实，本虚主要是心、脾气虚，气滞、痰浊、血瘀等标实之邪痹阻心脉而发病。故治则当为益气化痰、活血祛瘀。方中重用党参、黄芪益气养心为君，以培补中气、宗气。辅以丹参、山楂、赤芍药活血通脉为臣。葛根、川芎升发清阳。降香、决明子降浊止痛，升降相因。加入菖蒲一味引药入心经，兼有化痰开窍之力。其中川芎为血中之气药，既可活血祛瘀，又可行气通滞；黄芪为补气虚之要药，与党参配伍，则补气升阳之效增强；山楂消食导滞，且有降脂化痰之力；水蛭具破瘀血、散积聚、通经脉、利水道之功，散瘀之力尤强，故用于通心脉之瘀痹。诸药相配，共奏益气养心、活血通脉、化痰祛瘀止痛之功。此方一药多效，选药精当，以调气和血为法，"调和"与"通阳"为治疗特点。

病例 2

李某，女，60 岁，2009 年 9 月 26 日初诊。反复胸闷 6 个月，加重 1 周。有冠心病病史 3 年，西医按冠心病二级预防长期用药治疗，病情稳定。半年前开始反复胸前区闷痛不适，多为劳累时诱发，每次持续 10~15 分钟，服硝酸甘油能缓解。近 1 周来患者症状加重，遂来院就诊。诊见：疲倦、面色无华、胸闷、心悸、头晕、咳嗽、痰白、气促，动则加甚，纳差，二便尚可，舌淡暗，苔白腻，脉细数。查体：BP 128/78mmHg，P 106 次/分，R 22 次/分，神志清楚，双肺呼吸音粗，双下肺可闻及少量湿啰音，心率 106 次/分，心律齐，各瓣膜听诊区未闻及杂音，双下肢 I 度浮肿。

诊断：胸痹。

证型：气虚痰瘀。

证型分析：患者年老旧病，脏腑失养。脾为后天之本，气血生化之源。脾胃运化失司，聚湿成痰，形成气虚痰浊。气为血之帅，气虚则血液运行不畅，日久必有瘀，痰瘀互结，痹阻脉络，不通则痛。疲倦、面色无华、心悸、气促、纳差均为心脾气虚之象。胸闷、气促、咳嗽咯痰为痰瘀痹阻脉络之象。

体质分析：气虚质＋痰湿质＋血瘀质。

中医调养方案

【四时起居调摄处方】

2009 年 9 月 26 日为二十四节气中"秋分"节气。"秋分者，阴阳相半也，故昼夜均而寒暑平。"秋分作为昼夜时间相等的节气，在养生中应遵循阴阳平衡的规律。此时节主燥，调节饮食，应以清润、温润为主，补中益气防凉燥。

作为昼夜时间相等的节气，睡眠时间应逐渐调整至早睡早起的状态，即晚上 10 点左右入睡，早上 6 点左右起床。早睡以收藏阴精，以养"收"气；早起以舒长阳气，使肺气舒展。精神方面，"常笑宣肺"，保持神志安宁，减轻秋天肃杀之气对人体的影响，收敛神气，以适应秋天容平之气。

秋高气爽，也是锻炼的好季节。但由于人体阴精阳气正处于收敛内养状态，运动也要遵循这一原则，即运动量不宜过大。运动时要注意保暖，尤其是晨练，应防止运动开始时突受寒风侵袭，因为寒冷刺激可诱发冠状动脉痉挛，加重心肌缺血。但也要避免穿太厚影响散热而增加心率。心率增快会导致心肌耗氧量增加。其实早晨并不适合冠心病患者运动，锻炼时间首选下午16～17时，其次为晚间饭后。冠心病患者的运动锻炼可以有一定的强度，但更重要的是持之以恒。一般每周不少于4次，每次在30分钟左右就行，隔天锻炼最合适，运动后心率不应超过运动前的30%，应以缓慢运动为宜。应该掌握一套身体锻炼和心理调节的方法，如自我放松训练，通过呼吸放松、意念放松、身体放松或通过气功、太极拳等活动，增强自身康复能力。

（1）揉四心：即按揉手心和脚心，可以使干燥的皮肤缓解，预防秋燥。

（2）拉伸筋骨以养秋：秋分天气已转凉，但不寒冷，也不潮湿，是老年人锻炼的好季节。最好以太极拳之类的运动活动筋骨，不要求打得很精准，因为这些动作开合适中，可以使肉、筋、骨都能活动开。

（3）"甩手功"：甩手功的特点是"上虚下实"，动作柔和，精神集中，两手摇动，目的是让肌肉跟筋骨都能得到锻炼。秋天的运动可稍微用力，秋天草木凋零，整个自然界的阳气都在寻找归息的地方，等待冬天的到来（蛰伏聚藏），因此人也容易沉静，身体容易变得沉硬，故必须人为地把筋骨肌肉拉开，提醒它们继续健康地工作。因此，适当的体育锻炼能让人精神振奋。

（4）按肺经：手太阴肺经分布于胸前、上肢内侧前、拇指桡侧，平时可适当敲打，以敲打时稍有酸痛感为宜。

【饮食均衡处方】

秋季饮食宜减辛增酸。《摄生消息论》云："当秋之时，饮食之味，宜减辛增酸，以养肝气。"秋季的养生以养人体阴气为本。饮食宜滋阴润肺，回收阳气，平稳地完成夏冬两季的热、冷交替。可多食性温之品，少食寒凉之物，以巩固体内的正气。同时由于秋天气候有干燥、凉爽等不同变化，饮食也应依据天气的变化而相应调节。

（1）减辛增酸，以养肝气：肺属金，通气于秋，肺气盛于秋。少吃辛味，是要防肺气太盛，损伤肝的功能，故秋天要"增酸"，以增加肝的功能，抵御肺气太盛的侵入。在秋季一定要少吃葱、姜、蒜、椒等辛味之品，而应多吃辛酸、甘润，具有降肺气功效的蔬果，如橙子、柚子、胡萝卜等。秋分养生虽然以多吃"辛酸"蔬果为主，但也不能吃得太饱，以免肠胃积滞。

（2）甘淡滋润：素、淡结合的饮食，对健康是有益处的。甘味养脾，脾旺则金（肺）气足，且甘味食物又有生津的功效。可多吃滋肺润燥的新鲜蔬果，水果如梨、橙子、香蕉等；蔬菜如胡萝卜、冬瓜等，还有豆类及豆制品、食用菌类、海带等。瓜果蔬菜类含有的丰富水分、维生素、纤维素，对预防秋燥大有裨益，可以减少口干、咽干、皮肤干燥、大便秘结等不适。

（3）平衡营养：秋分时节，昼夜均等，养生要遵循阴阳平衡的原则。想要均衡营养，首先要做到不挑食，多样化的食物可保证提供人体全面的营养。如豆及豆制品，主要提供优质植物蛋白质；谷类，主要提供热能和维生素 B_1；新鲜蔬果，主要提供维生素、纤维素及无机盐等。炎热的夏天，人们食欲下降，很容易导致营养缺乏，因此，到了秋季，应保证营养的充足和平衡。

（4）适宜的食物。

1）主食及豆制品的选择：大米、小米、糯米、糙米、玉米、大麦、小麦、荞麦、高粱、黄豆、豆腐、豆浆等。

2）肉类的选择：羊肉、牛肉、猪肉、鸭肉、鱼类、乌骨鸡、蛋类、奶类等。

3）蔬菜的选择：豆芽、菜花、胡萝卜、莲藕、山药、番薯、马铃薯、菠菜、茄子、芹菜、小白菜、莴笋、西洋菜、南瓜、香菇等。

4）水果的选择：橙子、柚子、柿子、山楂、苹果、梨、葡萄、大枣、香蕉、草莓等。

冠心病患者在秋分季节应预防秋燥，养生准则是以养人体阴气为本，饮食甘淡，营养平衡。

（5）药膳指导

1）北沙参粥：北沙参 30g，党参 30g，大米 100g，煮粥。

2）玉竹黄芪三七瘦肉汤：玉竹 30g，黄芪 30g，田七 10g，瘦肉 100g，煲汤，调味。

3）双耳汤：黑白木耳各 20g，冰糖适量，加水炖。

【体质调平处方】

见气虚质＋痰湿质＋血瘀质冠心病体质中医调平方案。

【针灸按摩等调治处方】

（1）艾灸：用艾灸的方法治疗冠心病是有效果的，因为艾灸属于升阳，属于热疗的一种方式，同时艾叶具有舒筋通络、活血化瘀的功效。艾灸治疗冠心病更有疗效的原因在于温热的药气可以活血通络，从而逐渐减少黏滞在血管壁上的杂质。艾灸治疗冠心病可取穴膻中、玉堂、紫宫、厥阴俞、心俞、内关。艾灸的时候可以将一些内服药，比如复方丹参片、丹参滴丸，再加一片硝酸甘油，三样药物碾碎成粉，用香油或陈醋调和成糊状，抹在需要施灸的穴位处，再进行艾灸，效果更佳。

（2）中药沐足：中药药沐是药物治疗与物理治疗的综合体。通过中药煮水沐足，可刺激脚上的穴位，舒经活络，使得药沐液中的有效成分能通过皮肤、黏膜、经脉以及络脉进入体内发挥作用。冠心病的足浴有独特的药方，可以根据症状的不同选取不同药物来沐足。冠心病沐足方由延胡索、赤芍药、当归、川楝子、木香、肉桂等药物组成，具有行气活血、舒心止痛的作用。如有心神不宁、心悸的可添加瓜蒌、薤白、法半夏、陈皮；如手脚畏寒怕冷，遇冷疼痛加重的可加桂枝、淫羊藿；如有高脂血症者可加荷叶、山楂。沐足方法：上方加水 2000mL 煎煮，水沸后 20 分钟，去渣取温汁（41～43℃）沐足，待水温下降后再加热水，时间大约 10 分钟，每晚浸泡 1 次。1 周为一疗程。

【药物调衡处方】

辨证为气虚痰瘀的患者，治疗当以益气化痰、活血祛瘀为法，以温胆汤加减。

处方：法半夏 15g，茯苓 15g，陈皮 5g，炒枳壳 10g，甘草 5g，竹茹 15g，胆南星 10g，石菖蒲 10g，川芎 15g，水蛭 3g，葛根 30g。7 剂，每日 1 剂，水煎服。

本病为本虚标实，本虚为气虚，与心脾相关，标实为痰瘀痹阻脉络。治疗重在健脾，脾胃健运则湿不聚，痰难成，气行则推动血液运行通畅。治疗选用温胆汤加减。方中法半夏燥湿化痰为君。竹茹意在除烦宁神、降逆消痞；炒枳壳代替枳实，行气消痰、宽中理气又防枳实破气伤正；葛根、川芎升发清阳、活血祛瘀；水蛭破瘀血、散积聚、通经脉、利水道为臣。陈皮理气燥湿，茯苓健脾渗湿为佐。加入菖蒲引药入心经，兼有化痰开窍之力。甘草益脾和胃，协调诸药为使。诸药合用，共奏理气化痰、活血祛瘀之效。复诊时加党参益气固本，补益心气，标本同治。

（何志广）

第五节　心力衰竭的衡法养生

一、心力衰竭概述

随着我国人口老龄化的加重，心脑血管发病率逐年升高，导致心力衰竭的发病率也呈逐渐上升的趋势。心力衰竭（简称"心衰"）是各种心脏基础疾病长期导致的心脏收缩或舒张功能不全的一种综合征，具有高病残率和死亡率。患者主要表现为呼吸急促、双下肢浮肿明显、疲倦乏力、面色晦暗、嘴唇发绀、舌质暗淡，脉沉或缓等，临床上由于心脏泵血功能衰竭导致低心排量，主要以组织缺血缺氧、体循环静脉瘀血和（或）肺瘀血为特征。根据病情的严重程度可分为慢性和急性心力衰竭，根据病位可分为左心衰、右心衰及全心衰。其中心功能分级根据患者活动受限程度分为四级，正如《素问·逆调论》所言喘证患者因活动程度而出现不同症状的喘息："人有逆气不得卧而息有音者；有不得卧而息无音者；有起居如故息有音者；有得卧行而喘者；有不得卧不能行而喘者；有不得卧，卧而喘者。"故心力衰竭患者可归属于"喘证"的范畴，根据相关的临床表现还可归属于中医"心痹""心水病""水肿"等病症范畴。

对于心衰，西医学经典的治疗即利用"强心、利尿、扩血管"等方法短期纠正血流动力学的异常，有效地缓解呼吸困难及水肿等症状。随着对心衰发病机制的研究，发现心肌重构在心衰的发展中起到促进作用，通过"血管紧张素转化酶抑制剂（ACEI）、利尿剂、β受体阻滞剂的联合应用"可以逆转心肌的异常，长期使用有利于降低心衰的死亡率。

（一）分类

1. 据病情的急慢分类

（1）慢性心力衰竭：心衰患者存在持续心衰的状态，但病情稳定，暂无气促、双下肢水肿等影响生活质量的症状出现。

（2）急性心力衰竭：在长期心脏疾病基础上首次出现，或者慢性心衰患者在感染等诱因刺激下再次出现喘促等心功能不全加重的一种急性表现，因心脏负荷加重，造成心排血量下降，导致肺循环或体循环静脉压升高。

2. 据心衰的病位分类

（1）左心室心力衰竭：常见劳力性呼吸困难、端坐呼吸、阵发性夜间呼吸困难等呼吸改变，心脏扩大或出现奔马律心音改变，肺底闻及湿啰音和咯粉红色泡沫样痰等肺静脉瘀血症状。因左心室的收缩及舒张功能不全，使左心室泵血能力下降，心排血量减少，不足以维持循环及相关组织的血量所致。早期征兆：患者出现疲乏、运动耐力明显降低、心率加快等症状，继而出现劳力性呼吸困难、夜间阵发性呼吸困难等。

（2）右心室心力衰竭：常见静脉压升高、肝脏肿大、体位性水肿等症状。因右心室的收缩或舒张功能不全，右心输出量减少，体循环瘀血，静脉压增高所致，常伴有下肢水肿，严重时可发生全身性水肿。有时伴有恶心呕吐及上腹疼痛等胃肠道症状及肝区疼痛等。

（3）全心心力衰竭：可同时具有左心衰及右心衰的相关症状。

（二）诊断

1. 症状

喘促多表现为劳力性呼吸困难、阵发性夜间呼吸困难、端坐呼吸；如因低心排血量导致对运动肌供血供氧不足，则表现为疲倦乏力。

2. 体征

双肺听诊肺底部可闻及散在湿性啰音，若有咯痰多为泡沫血样痰；慢性心衰患者可出现心脏扩大、心肌肥厚、闻及第三心音奔马律等；伴有颈静脉怒张等静脉压增高、双下肢凹陷性浮肿等表现。

3. 检查

（1）脑钠肽（BNP）：是辅助判断心衰发作时简便快捷的实验室检验，主要反映心室室壁张力，当心室容量负荷增高时，BNP分泌会增多；同时可用于鉴别心源性和肺源性呼吸喘促。当血浆BNP<100pg/mL时基本可排除心衰的可能。

（2）超声心动图检查：通过了解心脏结构和心室功能来诊断和评价心衰，在各种检查中价值最高。

1）结构：具体包括心脏大小、室壁厚度、室壁运动情况、瓣膜狭窄和关闭不全程度及血管结构。

2）功能：包括舒张功能和收缩功能。根据左室射血分数（LVEF）判断收缩功能，正常值LVEF>50%。LVEF<40%可辅助诊断收缩期心衰。

根据 E/A 值判断舒张功能，当 A 峰增高、E 峰下降时，E/A 值降低。

（3）心电图检查：心电图可有助于判断心脏基础疾病，有助于判断心衰发生的风险，例如左室或右室肥厚时其发生心衰的可能性更高。同时心电图 V1 导联 P 波终末电势（PtfV1）是反映左心功能减退的指标，若 PtfV1 < −0.04mm/s，提示左房负荷过重，反映左心功能不全，同时 PtfV1 的变化可帮助粗略判断心衰的治疗效果。

（4）X 线检查：确定心影大小以区别左、右心衰。左心衰竭多为左心室扩大明显；右心衰竭多继发于左心衰竭者，心脏向两侧扩大；若单纯右心衰竭，可见右房及右室扩大，肺野清晰。同时肺瘀血的程度可判断左心衰竭的严重程度。

（三）中医对心力衰竭的认识

中医学对心衰的认识始于《内经》，如《灵枢·脉胀》曰："心胀者，烦心短气，卧不安。"而第一次出现"心衰"一词，则在孙思邈的《备急千金要方》里。中医认为"心主血脉"，即指经脉气血的运行，需要在心气的鼓动之下完成，如果心气不足，鼓动无力，易导致气滞血瘀，瘀阻血脉。到了疾病后期，气虚血瘀导致机体无法运化水液，出现水停于内的情况。总之，慢性心衰病机可概括为本虚标实，其本为正气亏虚，心气、心阳不振，鼓动血脉无力，其实为瘀血痰阻水停。总之，慢性心衰病因病机较为复杂，多以心气阳虚为本，血脉瘀滞水停为标，属本虚标实、虚实夹杂证。

1. 病因病机

中医认为心衰病因有先天不足、外邪入侵、情志内伤及年老体衰等。①先天禀赋不足：精气亏虚，心失濡养，发育不全，心气虚损，动则益甚，久则发为本病。②外邪入侵：如风寒湿邪侵袭，日久不愈而内舍于心，使心气受损，心之气血阴阳功能失调而发本病。③情志失调：肝失疏泄，肝气郁结，横逆乘脾，或思虑过度，损伤脾气，脾虚失运，痰浊内生，蕴久化热，或肝郁化火，致痰火内盛，灼铄心阴，心阴亏损，心火亢盛，亦可损及心之阴阳气血而发为本病。④久咳耗气：咳嗽日久，伤及肺气、宗气，宗气不足难以贯心脉而行气血，肺气不足使朝百脉与主治节功能失常，并形成血脉瘀阻，继而由肺波及于心，发为本病。⑤老年体衰：心脾肾亏虚，元气阴精渐趋衰弱，心气虚则血行无力，瘀血阻滞；脾气虚则运化失健，痰湿内生；肾阴虚不能上交于心则心火亢盛，肾阳虚无以温助脾阳则痰湿内生，痰停于肺，肺失宣肃，咳气上逆，久则伤肺损心而发本病。

心衰的基本病机可概括为气虚血瘀，在此基础上可有阴虚、阳虚的转化，常兼见痰饮、水湿。病位在心，涉及肺、脾、肾。本虚是心衰的基本病机，决定了心衰的发展趋势；标实是心衰的诱发因素，影响着心衰的病情变化，本虚和标实的相互作用最终决定了心衰的发展演变。由此可见，心衰主要以气虚、阳虚、血瘀证型为主；气虚体质、阳虚体质及血瘀体质也是心衰患者常见的体质类型。

2. 辨证分型

颜德馨教授认为心衰是本虚标实之证，即以心阳虚为本，瘀血阻络为标。心主血脉，心阳虚导致心气推动及调控血液无力，即心的正常功能衰退。阳虚无以推动血行，久之血瘀脉络，阻滞气机，形成恶性循环，故心血瘀阻为心衰的另一重要证型。因此，在临床上将心衰分为心血瘀阻、心气（阳）虚两种证型。心血瘀阻为主者，治法以行气活血为主，心气（阳）虚为主者，温运阳气是关键。

总之，心衰的基本病机是本虚标实，本为心气、心阳不足，而由于气虚、阳虚导致体内血液津液运行不畅所致的瘀血、痰饮为标。因此，早期慢性心衰患者是以虚证为主，但是随着疾病的发展，逐渐表现为虚实夹杂，易出现兼证、变证，使病情复杂，难以处理，故早期干预极为重要。

（四）衡法在心力衰竭论治中的应用

人之血气精神者，所以奉生而周于性命者也。故气血平衡和谐构成了其生命体的形体、心理、社会功能的健康状态。颜德馨教授创立的衡法有平衡和权衡之义，源于《素问·至真要大论》所载"谨察阴阳所在而调之，以平为期"，即通过调治气血来疏通脏腑，使血液畅通，气机升降有度，使机体达到阴阳平衡状态。

1. 从"气"论治

有一分阳气，便有一分生机。心气（阳）虚的心衰患者往往表现为虚寒证候，阳气亏虚导致全身温煦欠佳，常见该证型的心衰患者形寒肢冷、着衣较一般人多；心气、心阳亏虚可导致动则气促，故心衰从气论治即温通、温补和宣通阳气。心主血脉，属"火"，火性光明，烛照万物。当心阳充盛时，气血运行通畅，温通全身血脉，经脉疏通，气血阴阳趋向平衡。颜教授善用麻黄附子细辛汤，附子为百药之长，为通十二经纯阳要药，功能助阳补火、辛温散寒。

2. 从"血"论治

颜德馨教授倡导"久病必有瘀，怪病必有瘀"的观点，认为瘀血乃一身之大敌。心衰患者可见明显舌质暗淡、嘴唇发绀等瘀血症状，故临床治疗中通过化瘀使脉管通畅，血液循环有度，濡养全身。心衰患者多为久病耗气伤津，气虚血行乏力则成瘀血，故从"血"论治除了化瘀血，还应补气。颜教授常以血府逐瘀汤为基础方来调治心衰，以补气药与活血药相伍，达行气活血化瘀的功效。

3. "气血"同治

阳升阴降是人体的基本运动形式。李东垣在《脾胃论》中指出脾胃为五脏气血升降之枢、化生之源。五脏之中，心属火，脾属土，心脾乃母子关系，故在心衰的病理演变中，脾与心的关系最为密切，治疗心衰，其本在于脾胃。"气血"同治即调畅全身气血，在调理中焦脾胃气机的基础上，畅调三焦，以达到脏腑功能正常，心有所养，缓解心力衰竭症状的目的。同时《温病条辨》中指出"治中焦如衡，非平不安"，所以治疗心衰的用药应协调气血升降，忌攻伐太过，应以平和为主。颜教授善用黄芪：黄芪为补气虚之要药，能补肺气、固大肠，治脾胃虚弱，且有升阳利尿、标本兼治之效。常用白术与苍术对药：白术健脾，但多服久服有壅滞之弊；苍术不但健脾，且有运脾之功，故两者合用则"补益与宣通并用"。临床上可选用血府逐瘀汤、温胆汤、补中益气汤加减。

（五）心力衰竭患者的生活护理

对于心衰患者，无论是何种体质，由于其特殊的病理机制，皆必须严格控制饮食，并且必须进行适当的运动，量力而行，进行心脏康复锻炼，避免心功能进一步恶化。

1. 饮食护理

由于心衰患者的活动量减少，加之胃肠道瘀血，往往导致消化能力差，常出现食欲减退的症状。此外，摄入过多的水和盐，都会加重心衰。因此应避免食用刺激性食物，应以清淡易消化流食及新鲜水果为主，增加营养；少量多餐进食，尤其晚餐应少食，避免由于饮食过量而影响睡眠；年长患者应限制钠盐摄入量，每天食用的钠盐量约0.8g，对于伴有水肿且呼吸困难的患者，尤要重视少盐饮食。

2. 运动护理

肌肉犹如人的第二心脏，肌肉的收缩可以起到促进血液流通的作用，因此心衰患者应该在专科医生的指导下，评估整体状况、心脏功能，从而选择合适的运动方式、运动强度。适当的运动可以增加心脏储备功能，从而帮助心脏进行康复锻炼。但对于老年患者来说，在运动时应注意观察，循序渐进，避免因过度运动，而诱发心衰。

二、心力衰竭的衡法养生指导

"治未病"思想一直贯穿于中医发生发展整个过程。若已发生心衰，预防疾病加重及反复是中医养生的重要任务。故心衰患者的调养防护是心衰稳定期常规药物治疗的重要辅助手段。

（一）教育指导

1. 积极治疗基础病

心衰患者多伴有心脏基础疾病，如高血压、冠心病、心肌炎等，按医嘱积极治疗，规律服药，定期复诊，以免加重心衰的发作。

2. 戒烟酒

吸烟作为增加心血管疾病发生风险的明确诱因，可促使冠状动脉血管发生痉挛等，刺激心脏诱发心衰。有相关研究发现，长期吸烟能加重心衰患者死亡率。同样，过度饮酒可以导致心律失常、高血压、心肌炎等，从而增加心衰的发病风险。所以，必须强调戒烟禁酒对心血管疾病的重要性。

3. 劳逸结合

心衰患者应避免干重体力活，不宜剧烈活动。在病情稳定时，选择适合自己的锻炼方式，如散步、打太极拳等，锻炼要循序渐进、量力而行，以锻炼后自我感觉舒适为宜，如无不适可长期坚持。心衰病情稳定时尽快下床，以防下肢静脉血栓形成。在无特殊情况时，心衰患者要保持睡眠时间及质量，避免过度疲劳，或因睡眠欠佳致精神紧张引起心衰的发作，必要时在医师的指导下口服安眠药帮助睡眠。

（二）四时起居调摄

四时养生，是指顺应自然界春、夏、秋、冬的季节变化，通过调养护理的方法，达到健康长寿的目的。如《灵枢·本神》所言："故智者之养生也，必顺四时而适寒暑。"

1. 防感染

四时气候变化常导致的感染性疾病是诱发心衰的原因之一。"春捂秋冻，不生杂病"，故春季要"捂"，不要过早过快地减少衣物，预防感冒、流感等；秋季不要过早过多地增加衣服，季节刚开始转换，气温反反复复，易出汗着风发生伤风感冒。心衰患者阳虚怕冷，冬季最忌严寒刺激，防寒保暖别感冒；夏季虽阳气旺盛，炎炎夏日气温高，汗出腠理疏松，易受风扇和空调等产生的风邪及寒邪致病，诱发心衰。另外，南方夏季炎热、湿气重，易出现胸闷气短、血压异常升高等，甚至因喝水多加重心脏负荷致心衰发作。所以中老年心衰患者应保持体温平和、水量进出平衡，积极控制高血压等基础疾病。

2. 四季气血调节养生

春季万物始生，气血从内向外调动，气血达表时多会出现肝气不畅及肝血不足的状况，故春季以养肝血及疏肝气为重。若肝之气血足，则春困的感觉也会减少。故以药物调节养生时，可根据医师指导口服逍遥丸、乌鸡白凤丸养血疏肝。夏季天气闷热，易耗损阳气致其不足，常见胸闷、气短、汗多等症状，可用生脉散，通过人参补气、麦冬清肺热、五味子收敛心气等益气生津、滋养心气，使机体气血平衡。秋季萧肃，落叶归根，气候干燥，对应肺脏喜润恶燥，肺气宜肃降。故可吃秋梨，因梨具有润肺、止咳等功效，可入肺经助气血从外向内走，肺气足则宗气有力推动心血运行，增强心功能。冬季应藏保精血，《素问·四气调神大论》指出冬季养生应"无扰乎阳，早卧晚起，必待日光，使志若伏若匿，若有私意，若已有得，去寒就温，无泄皮肤，使气亟夺……"除了起居有常外，还可通过金匮肾气丸、六味地黄丸等成药补肾以补足气血，使气血充盛运化，营卫调和，使外邪难以诱发心衰。

（三）情志养神

中医认为情志是由五脏之气化生的，泛指喜、怒、忧、思、悲、恐、惊七种情绪变化以及魂、神、意、魄、志五志。

1. 七情

《素问·调经论》言："血并于阴，气并于阳，故为惊狂。血并于阳，气并于阴，乃为炅中。血并于上，气并于下，心烦惋善怒。血并于上，气并于下，乱而喜忘。"论述了气血运行对情志的影响。同时，《素问·举痛论》有"怒则气上，喜则气缓，悲则气消，恐则气下……惊则气乱……思则气结"之说，说明了情志对气的影响。故情志失调，则容易损伤脏腑气血，诱发心衰。如烦躁恼怒、焦虑抑郁等不良情绪会致肝脏疏泄失职，气机运行不畅，气机失调，或郁怒伤肝，气郁日久化火，加重烦躁等情绪，诱发心衰。甚至思虑过多，伤脾则出现脾气不足，气血不足引起心悸心慌等症状。

2. 五志

《灵枢·本神》言："故生之来谓之精，两精相搏谓之神，随神往来者谓之魂，并精而出入者谓之魄，所以任物者谓之心，心有所忆谓之意，意之所存谓之志。"五脏藏五神生五志，各司其职，《灵枢·本神》云："肝藏血，血舍魂……脾藏营，营舍意……心藏脉，脉舍神……肺藏气，气舍魄……肾藏精，精舍志。"故五志离不开气血而存在。单从影响睡眠质量方面来说，如肝血虚则魂不定，则会出现梦寐恍惚，变幻游行之感，加重心衰患者紧张焦虑情绪，从而引起心衰的急性发作，故调节五志即力求气血平衡。

心衰患者应善于调节自己的七情与五志，即常说的情志。如不要把自己封闭在紧张压抑的心理状态中，选择合适的时间及场合释放内心压力，多和朋友家人交流。调整好自己的心态，防止情绪波动，保持心理平衡，切记勿过喜、过怒、过悲。

（四）饮食均衡

如《素问·热论》所言："病热少愈，食肉则复，多食则遗，此其禁也。"故"食复"是引起心衰等疾病复发的关键病因之一。"食复"即饮食不当引起疾病复发，换种说法即患某种病时要忌口，故饮食养生对疾病预防及恢复有很大的帮助。饮食养生包括荤食、素食及主食、副食等搭配平衡，同时要求饮食有节，控制进食的时间及进食的量等方面。

中医食疗特指药膳，其讲究的是辨证施膳，在充分考虑个人体质特点的情况下，以中医药理论为指导，根据食物及药物的性味功能进行调节，使之与人体阴阳气血、寒热虚实等相符，从而达到防治疾病的目的。中医食疗的基本原则：饮食有节，忌暴饮暴食；食宜清淡，忌膏粱厚味；不可偏嗜，多食五谷杂粮；不勉强进食，不渴强饮则胃胀，不饥强食则脾伤；

怒后勿进食，古人常说食后不怒，怒后不食；饮食不可过冷过热，过冷伤胃气，过热灼伤胃壁；食后不要做剧烈运动，注意食后养生。

心衰患者更需要中医理论指导下的食疗，少量多餐，不宜过饱，清淡饮食，适当高能量高蛋白饮食，补充丰富的维生素及矿物质。禁食刺激性大的饮食，如浓茶、酒等，以防引起心力衰竭发作。具体食疗指导如下：

1. 液体摄入平衡

心衰患者心脏泵血功能衰退，最忌液体摄入过多，加重心脏负荷，诱发心衰。患者可限制每日饮水量，保持每日 1500 ~ 2000mL 的液体摄入，随时观察自身体重变化、排尿量及双下肢是否进行性水肿，若有此种情况应更加严格地控制水分，严重者及时到医院进行治疗。

2. 钠盐摄入平衡

过多的钠盐摄入，导致血液渗透压升高，势必导致过多的液体进入血管，从而加重心脏的负荷，诱发心衰，影响肺的正常功能出现气促，甚至咯粉红色泡沫痰。故心衰患者应清淡饮食，每日钠摄入量控制在 2 ~ 3g，其中腌制品等含盐量高的食物应少食或不食；水肿明显者，可遵医嘱行无盐饮食；长期使用利尿剂的患者，尿量较平时增加时可多食含钾丰富的食物如香菇、茄子等。

3. 服用洋地黄治疗时的饮食注意

当心衰需要长期使用洋地黄治疗时，因钙剂和洋地黄类同时应用可以增加洋地黄中毒的风险，故宜进食低钙食物，不宜多食用如牛奶、海带、紫菜、虾等高钙食物。

4. 少吃多餐，营养丰富和多样化

尽量进食容易消化的食物，不宜过饱；生冷辛辣等刺激性食物也要避免食用；多食富含维生素 C 及纤维素的食物。

药膳指导：

（1）红参配西洋参泡水：主要功效是补气。心衰患者多有疲惫乏力等症状，补气不仅能缓解乏力，亦可增强心脏收缩，提高心功能。开始时红参和西洋参按 1：1 的比例泡水，若服完几次后觉得燥热，可适当地增加西洋参的比例，反之增加红参的比例，直到服完后觉得舒服。

（2）赤小豆鲫鱼汤：功能是利水消肿。心衰患者水液代谢异常，易形成双下肢进行性水肿。赤小豆及陈皮适量塞入鱼腹内，入锅，加水适量，煮成汤，沸后加姜、葱适量，不放盐。午时佐餐，吃鱼喝汤。

心衰之疾，以体用俱病，阳衰气弱为本，瘀血互结为标。颜德馨教授运用衡法通过温通阳气及活血化瘀的方法来疏通脏腑气血，以使阳气足、瘀血化、气机升降有度，使心衰患者气血调和，心功能趋于正常，气促、水肿等症状得以缓解。并运用调节气血平衡的衡法思想，指导心衰的调养防护，通过预防心衰诱发因素的发生，使心衰患者气血更调和，达到稳定病情及延缓疾病发展的目标。

（方良好）

三、不同体质心力衰竭的衡法养生

据调查研究发现，目前，我国大约有 400 万心力衰竭患者，发病率大约为 0.9%。并且，由于饮食及气候的影响，北方地区心血管疾病的发病率明显高于南方，在心衰方面亦如此。而冠心病已经取代风湿性心脏病，成为引起心衰的首要病因。目前，随着我国人口老龄化程度的加深，冠心病的发病率逐渐升高，导致慢性心衰的患者也逐渐增加。因此，对于心衰而言，最主要的是预防及早期治疗，这种治疗理念与中医学"治未病"的思想不谋而合。

体质学说是"治未病"思想最好的体现。根据不同体质，调整阴阳平衡，从而达到早期预防的目的。目前，中医体质学已经被广泛运用于多种疾病的预防与治疗中，在心血管疾病领域也逐渐得到推广运用。目前研究发现，通过探讨人群的体质分布规律并纠正偏颇体质，可以防止疾病的发生及发展，达到早期预防、既病防变的目的。

中医学认为，"正气存内，邪不可干""邪之所凑，其气必虚"，人之所以会患病，主要是体内正气不足。个体体质的不同往往会导致机体对某种致病因子的易感性，即古人所认为的"同气相求"现象。现代研究发现，冠心病患者体质类型以气虚质、阳虚质、血瘀质为主；高血压者体质类型主要为痰湿质、阴虚质。而现代研究发现，冠心病、高血压均影响心脏结构与功能，最终导致心衰的发生，因此，对于偏颇体质的人群，应采取相应的措施，积极纠正偏颇体质，使其恢复平和体质，这对慢性心衰的预防可起到事半功倍的效果。

（一）气虚质心力衰竭

气虚体质患者主要临床表现为气短，精神疲倦，语音低微，精神不振，气虚无力固摄则易出汗，舌象以淡红胖大、边有齿痕为主，脉象多虚缓。此类患者体型多肌肉松软而不健壮，机体抵抗力较差且生病后难以痊愈。对于此类患者，在平时生活中，可以通过饮食调整偏颇体质，平素可多食用黄芪、党参等益气健脾的食物。运动方面，由于此类人群易出汗，故不宜剧烈运动，可采用中医传统的八段锦及太极拳作为平时的主要运动，既可以起到运动的效果，又可以疏通经络。常自汗、感冒者可服玉屏风散作为预防。

（二）阳虚质心力衰竭

阳虚体质患者由于阳虚无力温煦机体，因此常常出现怕冷、四末不温、喜热饮的症状，舌象淡胖有齿痕，脉象虚。此类患者体型多胖，肌肉松软不实，性格多偏内向等。对于此类患者，在平时生活中，可多吃姜、韭菜、桂圆等甘温益气的食物，尽量少食冷饮、西瓜等生冷寒凉食物。另外，可以通过艾灸气海、关元、肾俞等穴位以达到温阳的目的。

（三）痰湿质心力衰竭

痰湿体质患者的主要临床表现是体胖身重不爽，汗多而黏，痰多，平素喜食肥甘厚腻，口黏或甜，同时由于湿易困阻中焦，出现胃纳不佳、大便溏等症状，舌苔多白腻，脉象多滑。此类患者体型多肥胖、腹部肥满松软。对于此类患者，在平时生活中，应多食清淡食物，少食肥肉及甜、黏、油腻食物。运动方面，不易过度出汗，可选择散步、慢跑、游泳、打太极拳等运动。同时避免受寒淋雨，平素可以食用五指毛桃、薏苡仁等健脾祛湿之品。

（四）血瘀质心力衰竭

血瘀质患者的主要临床表现是肌肤甲错，皮肤偏暗，容易出现色素沉着，以及血瘀导致的全身关节酸痛不适。由于内有瘀血，导致血液不循常道而有出血等症状，并因内有瘀血导致新血不生，舌象多暗或有瘀点，舌下静脉迂曲，脉象细涩或结代。血瘀体质的患者体型无明显特点，胖瘦均见。对于此类患者，在平时生活中可多食黑木耳、紫菜、胡萝卜等具有活血、散结、行气、疏肝解郁作用的食物，少食肥猪肉，保持充足的睡眠等。

（五）阴虚质心力衰竭

阴虚质患者主要由于阴液不足而出现相对的阳偏胜，患者易出现五心烦热、口干咽燥、大便干结、失眠等症状，多舌红少津，脉细弦或细数。阴虚体质人群体型多瘦小。对于此类患者，在平时生活中，可多吃百合、麦冬、沙参等甘凉滋润的食物。避免熬夜、剧烈运动，锻炼时要控制出汗量，及时补水等。

四、名家经验

查阅《中国百年百名中医临床家丛书》等相关资料，我们发现名老中医施今墨认为心衰多以心阳不足为主，间有心气心阴（血）虚者。而导致出现临床症状多伴有气逆（滞）血瘀（郁）、水气泛滥。若患者出现心悸气短、纳差肢肿、失眠神疲，则以心脾两虚之证为主，可用归脾汤以益气养血、补心健脾。若以水肿为主，当辨虚实。虚证多为心肾阳虚，轻则主要从心阳论治，以益气强心、通阳利水为主，具体药物如黄芪、党参、桂枝、茯苓；重则需心肾同治，在治疗心阳不足的同时，宜温肾壮阳、利水消肿为主，具体药物以附子、白术、桂枝、黄芪、防己为主。此外，对于顽固性水肿，多兼有痰瘀之象，治疗需标本兼治，除了温补心肾之阳外，还需行活血、行气、利水之法，以气滞血瘀、水气泛滥为标实图治。

作为岭南中医代表的邓铁涛认为，心衰为本虚标实之证，以心阳亏虚为本、瘀血水停为标。在治疗方面，邓老强调阴阳分治，根据阴阳不足分别立法，故立温心阳和养心阴为治疗心衰的基本原则，代表方为暖心方（红参、熟附子、薏苡仁、橘红等）与养心方（生晒参、麦冬、法半夏、茯苓、田三七等）。在此基础上再根据具体情况辨证加减。在心衰用药方面，邓老补气除用参、芪、术、草之外，还喜用五指毛桃，且用量多在30g以上。对于心衰的辨治，邓老强调病证结合，灵活变通。根据心衰的不同病因，适当调整治疗方案。

颜德馨教授则认为心衰病程缠绵，是本虚标实之证，病机关键点是心气阳虚，心血瘀阻，提出"有一分阳气，便有一分生机""瘀血乃一身之大敌""久病必有瘀，怪病必有瘀""气为百病之长，血为百病之胎"的学术观点，善用气血辨证进行治疗。据此制定温运阳气、行气活血基础方。颜教授在临床中治疗心衰疗效显著，现举一例：

男性患者，75岁，既往有冠心病、肺心病病史10年。主诉：反复胸闷、咳喘10年，加重伴肢肿1周。入院症见：胸闷，咳喘气急，难以平卧，神萎，面色苍灰，唇甲青紫，四肢不温，下肢浮肿。舌象：舌质淡紫而胖，苔薄腻；脉象：沉而无力。颜教授认为病机为心肺同病，咳喘日久，水饮内蓄，阻遏心阳，阳气耗损，血脉失畅，致痰、湿、瘀胶结不化。治宜：温阳利水。方药：麻黄附子细辛汤合苓桂术甘汤。

药用：炙麻黄9g，熟附子6g，细辛3g，茯苓15g，桂枝5g，白术30g，半夏9g（先煎），生蒲黄9g（包煎），橘红6g，益母草30g，车前草12g，泽泻15g。每日1剂，水煎服。7剂。

二诊：咳喘大减，渐能平卧，下肢浮肿消退，四肢见温，阳气初复，痰湿渐化，当以益气化瘀善后。药用：党参30g，白术9g，黄芪30g，茯苓12g，生蒲黄9g（包煎），益丹草30g，泽泻15g，法半夏9g，陈皮6g。每日1剂，水煎服。病机把握准确，效如桴鼓。

五、总结

对于慢性心衰患者的中医体质辨识与调护，体现的是中医学"既病防变"的思想。如临床上冠心病、心肌梗死、心脏瓣膜病等疾病均可导致心衰，但是在疾病的早期，心脏功能尚处于代偿期，心衰的临床症状和体征尚不明显，此阶段的患者容易出现活动后胸闷气短、心悸，休息时缓解，并且此期患者胸痛部位较固定，多以刺痛为主，有唇甲青紫，舌质淡暗或有瘀斑，脉沉涩或结代等气虚血瘀的表现。从中医学角度来看，气行则血行，如果出现心气不足，则推动无力，导致血行不畅，停而为瘀，心脉瘀阻。此期的病因病机主要以气虚为本、血瘀为标。从阴阳分属来看，气主升主动，具有阳的属性，因此气虚进一步发展，可伤及阳气，出现阳气亏虚。阳气亏虚一方面导致血行无力，心血瘀阻脉中；另一方面导致运水无力，痰浊水湿内停，出现痰瘀水互结；同时阳气亏虚导致阴寒之邪容易侵袭，因此痰瘀水寒多种致病因素相互结合，导致患者病情进一步加重。阴阳学说强调阴阳互根互用，如果阳虚进一步发展，加之心衰的西医治疗强调利尿，容易出现阳虚及阴，阴阳俱虚，阴不敛阳，阳气虚脱，变生诸证。

纵观心衰的发展过程，临床中应注意在疾病发展的早期，根据病变发展趋势，采取预防性措施，杜绝疾病发展和传变。因此，针对心衰各个时期的病机特点，采取不同的治疗手段。在早期，治疗上应以益气温阳为本、活血通脉为标，使气虚得复，防止疾病的发展及传变。之后，当出现明显的心衰症状时，就是到了"既病防病"的阶段，相当于西医学的三级预防阶段，又称临床预防，此阶段的主要治疗目的是防止病情恶化，预防并发症和减少后遗症。

笔者在临床实践中发现，疾病中期的慢性心衰患者多属气阴两虚兼血脉瘀阻证，患者常表现为心悸气短，胸闷，遇劳则甚，倦怠懒言，面色少华，头晕目眩，舌偏红或有齿印，脉细弱无力或结代。治疗上以益气养阴、活血通络为主。而对于后期心衰患者，多属心阳虚水泛证，患者常表现为心悸眩晕，胸闷气短，胸脘痞满，畏寒肢冷，小便短少，唇甲淡白或青紫，舌象多淡白或紫暗，脉象沉细或沉微欲绝。治疗上以益气温阳、通经利水为主。总而言之，心衰是多种心血管疾病的最后阶段。要防治心衰，必须从源头做起，即"未病先防"；对于已经发生心衰的患者，我们应该在治疗的同时做到"既病防变"。

六、心力衰竭病例二则

病例1

陈某，65岁，反复劳累后气促5年，加重1周。口干口淡，舌暗淡，舌底脉络迂曲，苔薄白，脉弦细。于2014年2月17日就诊，近期查心脏彩超提示：EF40%，BNP300ng/L。既往有高血压病史，否认其他病史及过敏史。

诊断：心衰。

证型：气虚血瘀。

证型分析：患者立春节气病情加重。立春为春天开始的标志，春天为万物复苏、生机盎然的季节，但初春这段时间，春寒料峭，同样为心脏疾病的高发季节。该患者口干口淡，舌淡，气促，为心脾肺气虚之象。肺气虚则气促，特别是劳累耗气后；口淡、苔白为脾胃虚弱，气虚不足之象；脾气不足，水液运化失调，津液不能上承，则口干。心气不足，血行不畅，郁于脉内，久而成瘀，故舌暗，舌底脉络见迂曲，脉弦。

体质分析：气虚质＋血瘀质。

中医调养方案

【四时起居调摄处方】

《素问·四气调神大论》云："春三月，此为发陈。天地俱生，万物以荣，夜卧早起，广步于庭，被发缓形，以使志生，生而勿杀，予而勿夺，赏而勿罚，此春气之应，养生之道也，逆之则伤肝。"春属木，肝为木本，主生发，以气机舒畅调达为要，而心属火、心主血，木能生火，肝气的舒畅有助于颐养心气，气血调和。

早晨，太阳初起，宜于露空的小路上散步，每次 100 米左右，10 分钟左右完成（以不出现气促为度），后休息 20 分钟，如此重复 2 ~ 3 次。此时为人体阳气生发之时，适当活动可以促进阳气生长，由于气能生血，故气生则血生，以此达到治病效果。中午阳光猛烈时，可在树荫下打太极，或练习八段锦等，每次 10 分钟左右。中午阳气生长已达鼎盛，不宜过量运动，过则易为火，少火生气，壮火食气。傍晚以后宜在家里休息。午后傍晚，阳光逐渐减少，阴气逐渐增加，阳气逐渐归于体内收藏，不宜过多损耗。《素问·生气通天论》提出："阳气者，一日而主外。平旦人气生，日中而阳气隆，日西而阳气已虚，气门乃闭。是故暮而收拒，无扰筋骨，无见雾露，反此三时，形乃困薄。"该患者气虚，阳气不足，故治疗当补充阳气。一日之内，随着自然阳气的消长而增减，在晨起自然阳气生长时，逐渐增加运动、活动范围及量，随着阳气衰减，而随之缩减。

患者的运动，重在舒缓、自在，除了散步，还可以打太极拳、踏青问柳、登山赏花等。合理的运动可以增强机体气化功能，有利于气机正常的升降出入，提高人体的抗病能力，从而达到祛病延年的目的。《内经》指出，不同季节应该采取不同的运动方式。人体应适应自然界的阳气变化。春季应升发自身阳气的活力，最佳的运动方式是"广步于庭"，即在环境优美、空气清新的庭院中悠闲地散步。《老老恒言·散步》曰："散步者，散而不拘之谓，且行且立，且立且行，须得一种闲暇自如之态。"说明散步是在随意不拘、悠闲舒适的状态下进行的一种运动，有助于精神的放松、气血的通畅。

春季总体气温偏低，对于该患者，应以有氧运动为主，平时晨练要多穿些衣服，注意保暖。有氧运动是指人在运动时机体细胞以有氧代谢为主，避免因无氧代谢导致机体酸性升高，故有氧运动以户外活动为主。方法是运动前适当热身，可以促进血管扩张，每次至少做 10 分钟伸展、慢走或其他柔和的活动，但不能使脉率超过平时不运动时最大心率的 50%。理想的有氧运动目标是患者在预期的心率范围内，步行或就地蹬车 20 ~ 40 分钟，每周 3 ~ 5 次。如此循环往复。通过间断训练，一般都能达到这一目标。该患者主要为心脏功能不全，心肌细胞供氧不足，故需要改善供氧，可以选择户外阳光下散步、室内行走等，但需与休息交替进行，切勿过量。有氧运动需要循序渐进，一般开始时运动 5 分钟，休息 2 分钟，逐渐过渡到运动达 10~15 分钟，休息 2~4 分钟，总计时间 20~40 分钟，最好能达到持续活动 20~40 分钟。当然，当运动量增加时，当有人在旁边监护，以确保安全。

【体质调平处方】

体质当属气虚质＋血瘀质。平时居家可以每天用红参、三七、西洋参等量研末配合使用。

【情志养神处方】

四时之令在春为生，而春天与肝相应，肝主升发，为将军之官，喜条达而恶抑郁，故怒则伤肝，春天当以养肝为优，肝藏血，主疏泄，主气机，故肝好，血藏得当，气机调顺，因此养肝最重要的是调畅情志和气机。调畅情志，重点是保持精神的愉悦，不宜抑郁或发怒，尽量不着急、不生气、不发怒，保持乐观的心态，以保证肝脏气机的调达。同时舒畅心情，多参加集体活动，多接触外界事物，多向周围的人倾诉，保持良好的心态。

【饮食均衡处方】

《素问·上古天真论》提到"饮食有节"这一观点。饮食有节，一是指饮食要有节度，不应过饥过饱或偏嗜某味，食物合理搭配，正如《素问·脏气法时论》所言："五谷为养，五果为助，五畜为益，五菜为充。"二是指饮食要与季节相适应，在春季应进食与春季相应的食物。肝旺于春，与春阳升发之气相应，喜条达疏泄，在春天应该适应肝气疏泄和春阳升发的需要，适当进食辛温发散类食物，如黄米、葱、芫荽、鸡肉等，但不能过度食用。过食辛温发散之品，肝木过亢，则易伐脾土，影响脾之运化，还可致皮肤腠理过度开泄，反而给病邪可乘之机。药食同源，食材也有四气五味，酸涩入肝，具有收敛之性，不利于阳气的升发和肝气的疏泄；甘缓入脾，具有补脾和中之功。总之，调摄饮食是养生的重要方法，同样也是配合治疗的重要方法，在春天应多进食粳米、大枣、山药等甘味的食材。本病患者应多食粗杂粮，适量饮水，少量吃盐，戒油腻，多食蔬菜。即每天以精细优质的食物为主，结合五谷杂粮，控制水的摄入量为每日 1500~2000mL，盐每天 3~6g，肥腻难消化的食物尽量不吃。

食疗指导

(1) 牛乳怀山黄芪粥：牛乳半斤，粳米五两，鲜怀山药三两，黄芪

30g，白糖适量。做法：粳米淘洗干净，鲜怀山药刨洗干净，同黄芪一起放入锅中，加清水适量，同煮至半熟，再加牛乳，煮至粥成，调加白糖进食。此汤可以大补阴血、健脾益气。牛乳为血肉有情之品，牛属土入脾，益中气。怀山药、黄芪为益气健脾之良材。

（2）乌贼猪瘦肉当归山药粥：鲜乌贼鱼肉、猪瘦肉各半斤，当归 15g，鲜山药半斤，黄酒、酱油、白糖各适量，粳米三两。做法：乌贼鱼肉、猪瘦肉清洗干净，鲜山药洗净去皮切条备用，粳米洗好备用，当归洗净备用。首先将乌贼鱼肉、猪瘦肉、山药放入锅中，加当归、足量清水，武火烧沸后加粳米煮至乳糜状，后加黄酒、酱油、白糖调和，再用文火煮至熟烂即可食用。本粥可以健脾益气、养血活血。

（3）猪里脊板栗黄芪粥：猪里脊、粳米各 250g，鲜板栗 50g，黄芪30g，食盐、茴香、香油皆适量。做法：板栗去壳，洗净，备用；将里脊洗净，剁成肉末，加入食盐、花椒、茴香、香油调拌均匀，待用。先放入板栗、黑枣煮熟后，加入粳米煮粥，粥将成时放入猪里脊原料，再煮至肉熟米烂，每日 1 顿。猪里脊即猪脊背上的瘦肉，结缔组织较少，质地细嫩柔软，无腥臊异味，入馔效佳。《随息居饮食谱》称猪肉："补肾液，充胃汁，滋肝肾，润肌肤。"配方中猪里脊滋阴血、润肌肤，黄芪、板栗健脾益气，粳米健脾益气，茴香既可调味，又可温中补虚，故共用可以滋养阴血、补中益气。

（4）人参粥：粳米 100g，人参 10g。做法：将人参切成小块，用清水浸泡40分钟，放入砂锅内，先用武火煮开，后改用文火熬约2小时，再将粳米洗净放入参汤中煮成粥。早晚各食用 1 次，以补中益气健脾，达到补血功效。食用期间，忌食白萝卜和茶。切忌用铁器煮或盛。

（5）黄芪蒸鸡：嫩母鸡 1 只，黄芪 30g，食盐 5g，料酒 15g，葱、生姜各 10g，味精、胡椒粉各适量。做法：母鸡宰杀后，去毛，剁去爪，剖去内脏，洗净后先入沸水锅内焯后用凉水冲洗，滤干水待用。黄芪洗净，切成6~7cm长的段，每段再对剖成两半，整齐地装入鸡腹腔内。葱、姜洗净后切段、片待用。将鸡放入蒸锅内，加入葱段、姜片、料酒、清水、盐，武火蒸至沸后约2小时。拣出葱段、姜片，把黄芪片从鸡腹内取出，码放在鸡上，加胡椒粉调味即可食用。本食疗方具有益气升阳、养血补虚功效。

（6）桂圆补气兔：兔肉 250g，桂圆 50g，怀山药、黄芪、枸杞各 20g，及盐、葱、黄酒、姜、香油适量。做法：将兔肉洗净切成块，浇上香油搅拌均匀备用，姜去皮切片，怀山药去皮切块，桂圆、黄芪、枸杞用温水洗净；点火，锅中倒入水，先放入兔肉、桂圆煮沸，然后放入姜片、怀山药、黄芪，用文火煮熟烂，再加入枸杞、黄酒、葱调味烧炖即可食用。本食疗有健脾养胃、滋补气血、安神补虚的作用。

【针灸调治处方】

本病患者主要表现为活动后气促，可以温针刺内关、心俞、厥阴俞、膻中、足三里，或艾灸上述腧穴。若患者合并胸闷痛等不适，可以选择内关、大陵、至阳、膈俞等穴位。若合并心慌心悸，可以选择内关、心俞、厥阴俞、足三里等穴位。患者容易因气促不适而导致紧张、焦虑、胆怯、失眠等自主神经功能紊乱状态，可以考虑使用百会、四神聪、神庭、内关、神门、太冲等穴针刺。

【药物调衡处方】

可用心衰 2 号方：桃仁 9g，红花 9g，赤芍 9g，当归 9g，川芎 9g，生地 12g，柴胡 4.5g，枳壳 6g，牛膝 9g，桔梗 6g，降香 2.5g，黄芪 15g。

心衰 2 号方是在血府逐瘀汤基础上加减而成。方中以桃仁、红花、赤芍、川芎为君，以活血化瘀、畅通血脉。气虚血瘀，故用黄芪补气，臣以桔梗、柴胡、枳壳、牛膝、降香，以理气行滞。其中桔梗开胸膈、宣肺气，以行上焦气滞；柴胡、枳壳疏肝理气，以畅中焦气滞；牛膝、降香导瘀下行，以通下焦气滞，如此使三焦气畅，瘀血可除。佐以生地、当归，养血和血；甘草为使，调和诸药，防止他药伤胃，诸药相配，活血兼以养血，理气兼以补气，攻补兼施，共奏调畅气血之功。

病例 2

陈某，60 岁，反复劳累后气喘 3 年，加重 3 天。伴咳嗽，痰声漉漉，痰质稠、色白，怕冷，肢体不温，舌暗淡，舌底脉络迂曲，苔白腻，脉弦滑。于 2015 年 11 月 12 日就诊。近期查心脏彩超提示：EF35%，BNP350ng/L。既往有冠心病病史，否认其他病史及过敏史。

诊断：心衰。

证型：阳虚痰瘀内阻。

证型分析：该患者高龄、久病，五脏虚弱，阳气不足，则气促、怕冷、肢体不温，特别是劳累耗气之后，气促明显；阳虚水泛，停而成痰成饮，贮存于肺，则喘促、咳嗽、痰多、痰声漉漉；舌淡、苔白为阳虚之象，脉弦滑为痰饮内停、瘀血阻滞之象。心气不足，鼓动无力，血行不畅，郁于脉内，久而成瘀，故舌暗、舌底脉络见迂曲、脉弦。该患者以阳气虚衰为本、痰瘀内阻为标。

体质分析：阳虚质＋痰湿质＋血瘀质。

中医调养方案

【四时调摄处方】

患者疾病加于冬至节气。冬至是阴阳转化的关键节气，阴极之至，阳气始生，这段时间天气寒冷，为心脏病人高发季节。

《素问·四气调神大论》认为："冬三月，此为闭藏。水冰地坼，无扰乎阳，早卧晚起，必待日光，使志若伏若匿，若有私意，若已有得，去寒就温，无泄皮肤，使气亟夺。此冬气之应，养藏之道也，逆之则伤肾。"脉管行走于人体，以肌表最为丰富，血液流行于内，最终流入心脏，如遇寒冷，寒邪自体表而入，侵入血脉，令血脉挛缩，血得寒而凝，可导致心血管疾病发生，故冬日治病防病以御寒为首务。冬季心衰患者当以室内活动为主，避免受寒，也可以在阳光下活动。上午日出后，阳气生发时，宜在有阳光的小路上散步，路程每次 100 米左右，10 分钟左右完成（以不出现气促为度），后休息 20 分钟，如此重复 2～3 次。患者心功能不全，故活动量十分关键，少了治疗效果会打折，过了就加重病情。虽然患者既往有过不愉快的感受，如活动后会心累气紧，这种难受让患者主观上不愿意活动，宁愿一直躺着、坐着，因为这样舒坦，但用进废退，机体不用就容易废用性萎缩，形成血栓的概率也增加，因此一定要进行适度的运动。

肺为娇脏，易受风寒，肺虚则痰湿内聚、积存，故表现为痰多，冬季寒冷时节尤为明显。适当的活动能促进血液循环，从而鼓动阳气，温通肢节，通达肺脏，因此减轻肺储存痰液的负荷。本病患者的运动，重在舒缓、循序渐进，除了散步，还可以打太极拳、太极剑等。但运动需要选择合适的时间，以上午 9 时到下午 15 时为宜。这段时间阳光充足、寒气较少，有利于气血温运。本病患者可以适当增加些力量运动，如做扩胸运动配合深长呼吸，目的是增强呼吸肌（膈肌和腹肌）的运动，可减轻呼吸困难，促进痰液排出，改善生活质量。

【体质调平处方】

见阳虚质＋痰湿质＋血瘀质心衰体质调平方案。平时可用金匮肾气丸、附子理中丸口服温阳治本。

【情志养神处方】

冬至以寒冷为主，这个时候的机体活动随气候的变化而处于"藏"的状态，特别是一些中老年人，在目睹冬季万物凋零萧条的景况后，常常产生凄冷的情感。患者已入暮年，加上久病，更容易在冬季触景生情，产生悲凉抑郁的心绪，影响气血运行，导致疾病恶化。治疗上以舒畅心情为主，多参加集体活动，多接触外界事物，多向周围的人倾诉，保持良好心态。所以，此时注重养"心"，情志调节是冬季保健的重点。

【饮食均衡处方】

本病患者饮食上需要遵循"精食物、粗杂粮、适量水、少量盐、戒油腻、喜蔬菜、减少肥腻及甜食"的原则。每天以精细优质的食物为主，结合五谷杂粮，控制水的摄入量为每日 1500mL，盐每日 3~6g，油腻食物尽量少吃。

食疗指导：

（1）红枣当归黑豆陈皮兔：兔肉半斤，黑豆三两，党参半两，当归 15g，陈皮 15g，马蹄一两，红枣 10 枚，及姜、葱、蒜、盐、香油适量，上汤一碗。做法：红枣洗净，去核；陈皮、黑豆洗净，去杂质；当归、党参洗净，去杂质；兔肉洗净，切方块，浇上香油备用；马蹄去皮，对切成两半；姜去皮切片，葱切段；把兔肉、红枣、黑豆、党参、陈皮、当归、马蹄、姜、葱、蒜、盐，同放炖锅内，注入上汤或清水三碗；把炖锅置武火上烧沸，去除浮沫，用文火煲 1 小时左右至黑豆熟透即可。每日食用 1 次。功效：补益肝肾、生津养血、理气祛痰。

（2）橘红红枣丹参羊肉汤：用料：橘红一两，红枣 10 枚，丹参半两，羊腿肉半斤，姜、调和油、盐、料酒、醋适当。做法：羊腿肉洗净、切块，热水淬后备用；橘红、红枣、丹参洗净备用。先以水 2L，加入橘红、红枣、丹参、生姜煎煮半小时，后加入羊腿肉、料酒、醋，然后熬煮 30 分钟左右，加入调和油、盐调好即成。羊肉为血肉有情之品，最具补益气血之功，橘红理气消痰，红枣养血，丹参活血散瘀，故本汤具有补益气血、消痰化瘀的功效。

（3）党参当归红花羊肉汤：用料：党参一两，当归半两，红花 10g，瘦羊肉半斤，生姜、料酒、黄油、盐适量。做法：瘦羊肉洗净、切块，用水煮沸淬后备用；当归、党参、红花洗净备用；先煮沸清水 2000mL，加入当归、党参、红花熬煮 1 小时，后加入瘦羊肉，调上生姜、料酒、黄油。同煮半小时，加入适量盐后即可食用。本品具有活血化瘀、祛痰之功效。

【针灸调治处方】

处方一：以心俞、厥阴俞、膻中、内关、足三里、丰隆、上巨虚、素髎、郄门、神门穴为主穴，配穴加阳陵泉、水分、肾俞、阴谷、复溜，艾灸，每次 15～20 分钟，15 次为一疗程，疗程间隔 5～7 天。

处方二：以丰隆、心俞、百会、关元、足三里、内关为主穴，配穴加中脘、建里、肝俞、脾俞、水道、水分、三焦俞、阴陵泉，用艾条和艾炷灸法进行治疗，1～2 次/天，每穴艾条悬灸 15～20 分钟或艾柱灸 3～4 壮，15 次为一疗程。

【药物调衡处方】

心衰 1 号方：熟附子 6g，炙麻黄 9g，细辛 3g，生蒲黄 9g（包煎），丹参 15g，葛根 15g。

心衰 1 号方中附子大辛大热，走而不守，助阳补火、散寒解凝，有退阴回阳之功。配伍辛温发散之麻黄、温经散寒之细辛、升阳散邪之葛根，使心阳得宣，寒凝得解，为治本之药。丹参、蒲黄同入少阴，可活血化瘀、通络止痛，以解心经瘀血，为治标之药。故此方标本兼治，可收温运阳气、活血化瘀之功。

（梁灿）